中山大学2016年度重点教材建设项目基金资助

临床药理学
Clinical Pharmacology

黄 民 ◎ 主编

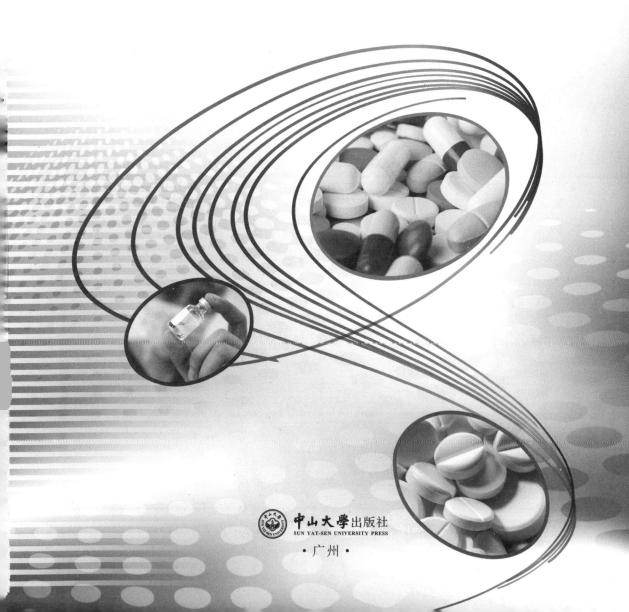

中山大学出版社
·广州·

版权所有　翻印必究

图书在版编目（CIP）数据

临床药理学/黄民主编. —广州：中山大学出版社，2017.8
ISBN 978-7-306-05992-5

Ⅰ.①临…　Ⅱ.①黄…　Ⅲ.①临床医学—药理学　Ⅳ.①R969

中国版本图书馆 CIP 数据核字（2017）第 021836 号

出 版 人：王天琪
策划编辑：鲁佳慧
责任编辑：鲁佳慧
封面设计：曾　斌
责任校对：谢贞静
责任技编：黄少伟
出版发行：中山大学出版社
电　　话：编辑部 020-84111996，84113349，84111997，84110779
　　　　　发行部 020-84111998，84111981，84111160
地　　址：广州市新港西路 135 号
邮　　编：510275　　传　真：020-84036565
网　　址：http://www.zsup.com.cn　E-mail：zdcbs@mail.sysu.edu.cn
印 刷 者：佛山市浩文彩色印刷有限公司
规　　格：787mm×1092mm　1/16　18 印张　450 千字
版次印次：2017 年 8 月第 1 版　2022 年 2 月第 2 次印刷
定　　价：55.00 元

如发现本书因印装质量影响阅读，请与出版社发行部联系调换

本书编委会

主　编：黄　民

参编人员（按姓氏笔画排列）：

　　　　王雪丁（中山大学药学院）

　　　　毕惠嫦（中山大学药学院）

　　　　乔海灵（郑州大学医学院）

　　　　李嘉丽（中山大学药学院）

　　　　金　晶（中山大学药学院）

　　　　钟国平（中山大学药学院）

　　　　徐月红（中山大学药学院）

　　　　黄　民（中山大学药学院）

本教材基金资助：

中山大学2016年度重点教材计划建设项目基金

国家重点研发计划项目（编号：2016YFC0905000）

广东省新药设计和评价重点实验室基金（编号：2011A060901014）

"111"引智项目（编号：B16047）

国家自然科学基金国际合作项目（编号：81320108027）

科技部重大科技发展项目（编号：2012ZX09506001-004）

广东省重大科技项目（编号：2011A080300001）

主 编 简 介

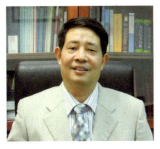

　　黄民，男，二级教授，博士研究生导师。现任中山大学临床药理研究所所长。享受国务院政府特殊津贴专家。中国药理学会临床药理专业委员会主任委员、国家药典委员、国务院学位委员会第七届药学学科评议组成员、国务院学位委员会药学专业学位教指委委员。国家科技部重点研究计划首席专家。

　　从事临床药理学、药代动力学的教学与科研工作30余年，长期担任"临床药理学""生物药剂学与药代动力学"课程以及国家级继续教育项目"药物临床试验技术与GCP学习班"负责人。在面向全日制医学及药学本科生、研究生、继续教育本科生、研究生进修班等的课程教学中积累了丰富的教学经验。熟悉临床药理学、药代动力学专业教育教学改革与发展动态。主编或参与编写有关药动学专著和教材11部，其中临床药理学专著5部。已培养博士研究生41名，硕士研究生107名，博士后3名。

　　研究方向集中于药物代谢及药代动力学、药物基因组学与合理用药等方面。发表SCI收录论文110余篇。承担"重大新药创制"重大专项（"十一五"项目、"十二五"项目）、国家自然科学基金、教育部"985"重点建设专项、省部重大项目等20多项的研究课题，获得资助达3000多万元。

前　言

随着我国临床药理学的迅速发展，精准医学成为研究热点，开设临床药理学课程的全国高等医药院校日益增多，这对提高和培养医药学生安全合理用药的能力起到了积极作用。目前，国内出版的临床药理学方面的书籍大多为参考书，教材为数不多，且篇幅较大，适合教学用者寥寥无几。本教材尽量精简，突出了临床药理学的基本知识与基本理论，缩减了各论关于各系统疾病的临床用药，减少了与《治疗药理学》及《基础药理学》的较多交叉内容。

本教材的基本内容包括临床药理学概论、药动学基础及其临床应用、治疗药物监测、药物基因组学、老人/孕妇/儿童等特殊人群的安全用药、药物相互作用、疾病对药动学的影响、药物不良反应、药源性疾病、药品注册管理、药物经济学、药物临床研究、临床合理用药基本原则等。教材内容注重基本知识与研究进展的紧密结合。在教材撰写中，除了充分参考国外的先进教材，还充分整合目前我们在科研工作中获得的第一手资料，极大地保证了教材的思想性、科学性、先进性、启发性、适用性，突出反映了教学与科研工作的紧密结合。各章末附有精选的思考题、临床案例及案例分析，以期全面培养学生获得知识和整合知识的能力、分析与解决临床用药遇到的实际问题的能力。本书内容新颖、全面，希望能在教学、科研及药物临床应用中发挥更大的作用。

本教材结合编者30余年的临床药理学教学与科研经验，既着重临床药理学的基础内容的阐述，使读者熟识和掌握临床合理用药的基本规律，同时理论结合实际，加强了实际应用，并反映了临床药理学新进展及发展趋势，内容丰富，包含了教学各个环节所需要的资料，适合临床药理学本科生、研究生和进修生教学使用。教学时数设置可为50～60学时。

由于临床药理学的日益发展，加之编者本身的知识所限，书中不全面或欠妥之处，恳请广大读者批评指正，提出宝贵意见。

编者
2017.6

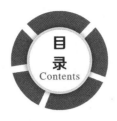

第一章 概论	1
第一节 临床药理学的定义	1
第二节 临床药理学的研究内容	1
第三节 临床药理学的任务与职能	6

第二章 临床药代动力学	10
第一节 药物的体内过程	10
第二节 药代动力学参数	25
第三节 临床药代动力学应用	36

第三章 治疗药物监测	52
第一节 治疗药物监测的概述	52
第二节 治疗药物监测在临床上的应用	58

第四章 药物基因组学	68
第一节 遗传学基础知识与基因多态性类型	68
第二节 药物代谢酶的遗传多态性	72
第三节 药物转运体的遗传多态性	77
第四节 药物受体的遗传多态性	79
第五节 遗传变异与临床用药	80

第五章 妊娠期和哺乳期妇女用药	84
第一节 妊娠期妇女临床用药	84
第二节 哺乳期妇女临床用药	92

第六章 小儿临床用药	96
第一节 小儿的药动学特点	96
第二节 小儿的药效学特点	101
第三节 影响小儿用药的因素	104
第四节 小儿合理用药	106

第七章　老年人临床用药 ... 111
第一节　概述 ... 111
第二节　老年人的药动学特点 ... 113
第三节　老年人的药效学特点 ... 119
第四节　老年人的用药原则 ... 122

第八章　药物相互作用及其临床意义 ... 127
第一节　药代动力学方面的相互作用 ... 127
第二节　药效学方面的相互作用 ... 138

第九章　疾病对药动学的影响 ... 142
第一节　概述 ... 142
第二节　肝脏疾病对临床用药的影响 ... 145
第三节　肾脏疾病对临床用药的影响 ... 148

第十章　药品不良反应分析与判断 ... 162
第一节　药品不良反应概念、分类及影响因素 ... 162
第二节　药品不良反应的推断方法 ... 168

第十一章　药源性疾病 ... 174
第一节　概论 ... 174
第二节　药源性肝脏疾病 ... 175
第三节　药源性肾脏疾病 ... 178
第四节　药源性血液系统疾病 ... 181
第五节　药源性精神障碍 ... 185
第六节　药物依赖性 ... 187
第七节　其他药源性疾病 ... 191
第八节　药源性疾病的诊断、治疗及预防 ... 191

第十二章　药品注册管理 ... 197
第一节　药品及新药的概念与分类 ... 197
第二节　新药申报与审批 ... 201
第三节　药品临床试验管理规范（GCP） ... 204
第四节　基本药物与基本药物政策 ... 213
第五节　药品的分类管理 ... 215

第十三章　药物经济学 ... 221
第一节　概述 ... 221

第二节　药物经济学的研究方法 …………………………………………… 221
　　第三节　药物经济学的作用 ………………………………………………… 228

第十四章　药物临床试验 ………………………………………………………… 231
　　第一节　药物临床试验的基本情况 ………………………………………… 231
　　第二节　Ⅰ期临床试验 ……………………………………………………… 237
　　第三节　临床随机对照试验 ………………………………………………… 246
　　第四节　以药动学参数为终点评价指标的化学药物仿制药人体生物
　　　　　　等效性研究 ………………………………………………………… 256

第十五章　临床合理用药的基本原则 …………………………………………… 263
　　第一节　临床合理用药的必要性 …………………………………………… 263
　　第二节　药物的有效性与安全性 …………………………………………… 265
　　第三节　治疗方案的合理性 ………………………………………………… 271

第一章 概 论

第一节 临床药理学的定义

临床药理学（clinical pharmacology）是一门研究药物与人体（主要是患者）之间相互作用及其规律的新兴学科，也是一门联系实验药理学（experimental pharmacology）和药物治疗学（pharmacotherapeutics）的桥梁学科。和实验药理学一样，临床药理学的研究内容包括药效学（pharmacodynamics）和药动学（pharmacokinetics）；但不同的是，实验药理学的研究对象是动物，而临床药理学的研究对象是人（健康人及患者）。临床药理学是药理学研究的最后综合阶段，它运用药理学的理论和方法，研究人体对药物的处置作用（药动学），研究药物对人体的效应作用（药效学），阐明药物与人体之间相互作用的机制和规律。

在新药研发阶段，需要通过新药的临床试验（clinical trail）了解候选药物在人体的安全性、有效性以及体内过程，决定候选化合物最终是否可以用于人体而被批准上市，并根据体内过程的特点制定合适的给药方案。新药临床试验在新药研发过程中耗时最长（平均 6 年），耗费最多（占研究经费约 70%），因此，科学、合理地设计临床试验方案可以节约新药研发的时间和经费，大大提高新药研发的效率，是转化医学研究的重要内容之一。在药物被批准上市以后，需要知道不同的个体对药物反应不同的原因，阐明药物反应个体差异的机理（如生理病理因素、环境因素、遗传因素以及药物相互作用等），以此为临床合理用药提供重要依据，这也是个性化医疗或精准医学研究的重要内容之一。临床药理学从 20 世纪 70 年代以来得到世界各国的重视，随着对人体生命过程认识的不断深入以及新的技术手段的不断涌现，临床药理学也得以迅速发展。

第二节 临床药理学的研究内容

临床药理学的研究内容是在人体中进行药效学与药动学两方面的研究。药效学包括药物疗效和安全性评价研究；药品不良反应也属药效学研究的组成部分，目的是对上市药品进行监测，保证人体用药的安全有效。药动学主要研究药物在人体内吸收、分布、代谢和排泄过程和用药的关系，目的是制定合理的给药方案。

一、药物临床研究

药物临床评价主要研究药物对人体的有利作用（疗效）和不利作用（毒副反应），并比较不同药物的治疗效果。它包括新药临床评价和上市药物的临床再评价。

（一）新药的临床评价

新药的研究过程一般要经过三个阶段，即实验研究、临床前研究和临床研究三个阶段，第一、第二阶段的研究主要在体外和动物体内进行。然而，由于动物种属对药物反应的差异，因而动物机体的反应与临床效应并不一定符合，或者即使动物实验结果与临床效果基本一致，但在剂量与效应的关系、不良反应等方面，动物与人之间还会有很大的差距。所以，每一个新药都必须有步骤地进行临床试验，才能做出正确的评价。因此，新药临床试验研究是评价新药的一个重要环节。

药品的临床研究包括临床研究、临床药动学研究、人体生物利用度（bioavailability）和生物等效性研究。新药和改变给药途径的药品的临床研究主要进行临床试验，已上市药品改革剂型和已有国家标准的药品注册的化学药品可进行生物等效性试验，研究者应根据我国药品注册管理办法规定进行临床试验或生物等效性试验。

1. **临床试验**

药品临床试验分为Ⅰ、Ⅱ、Ⅲ及Ⅳ期。各期的目的与要求如下：

Ⅰ期（phaseⅠ）临床试验：是初步的临床药理学及人体安全性评价试验。观察人体对新药的耐受程度和药物的体内过程，为制定给药方案提供依据。

Ⅱ期（phaseⅡ）临床试验：治疗作用初步评价阶段。其目的是初步评价药物对目标适应证患者的治疗作用和安全性，也包括为Ⅲ期临床试验研究设计和给药剂量方案的确定提供依据。

Ⅲ期（phaseⅢ）临床试验：治疗作用确证阶段。其目的是进一步验证药物对目标适应证患者的治疗作用和安全性，评价利益与风险关系，最终为药物注册申请获得批准提供充分的依据。

Ⅳ期（phaseⅣ）临床试验：新药上市后由申请人自主进行的应用研究阶段。其目的是考察在大人群广泛使用条件下的药物疗效和不良反应，评价在普通或特殊人群中使用利益与风险关系，改进给药方案等。

2. **生物等效性试验**

生物等效性试验（bioequivalence testing）是以受试药品对于参比药品的相对生物利用度为基础的研究，它反映了受试药品与参比药品吸收进入血循环的程度和速度，经过规范性的统计学方法证明两种制剂生物等效，即受试药品在临床上与参比药品具有相似的疗效和安全性。由于生物利用度研究是以血药浓度曲线下面积（area under the curve，AUC）来计算的，并非直接观察药品的疗效和安全性，因此，该评价方法主要用于血药浓度与疗效、毒性相关的药品，用于局部治疗的药物或疗效与血药浓度无明显相关的药物都不适用。同时，参比药品必须是原研药或者是疗效确切、安全性好的已上市药品。由于生物等效性试验可节省人力、经费和时间，在临床试验评价中越来越被重视，对口服的剂型改革新制剂和仿制药更为常用。

临床试验和生物等效性试验都是在人体进行的，必须遵守《药品临床试验管理规范》（good clinical practice，GCP）规定。新药临床试验须获得国家食品药品监督管理局（China Food and Drug Administration，CFDA）的药物临床研究批文，仿制药生物等效性试验必须在 CFDA 备案，并经有关部门检验合格的药品方可用于临床研究。药品临床研究实施前，应将已确定的临床研究方案和临床研究负责单位的主要研究者姓名、参加研究单位及其研究者名单、伦理委员会审核同意书、知情同意书样本等报送国家食品药品监督管理局备案，并报送临床研究单位所在地省、自治区、直辖市药品监督管理局，并且受试者必须签署知情同意书后方可进行临床试验研究。

（二）上市后药品的临床再评价

上市后药品的临床再评价包括两部分，其一是Ⅳ期临床研究试验，目的是考察在广泛使用条件下的药物的疗效和不良反应，评价在普通或者特殊人群中使用的利益和风险关系，改进给药剂量等；其二是药品已上市多年，经广泛临床应用发现尚存在疗效的确切性或安全性的问题。因此，也可以说已上市药品的再评价大多数是有针对性地进行的，评价的结果可供药政管理部门作为撤药、改进生产工艺或修改药品使用说明书的科学依据。CFDA 对于该项工作高度重视，2016 年启动了对基本药物目录中的仿制药一致性评价工作，今后将开展中药注射剂、其他仿制药以及一些疗效有争议的药品再评价工作。通过再评价，一些疗效不确切或不良反应多的药物将被淘汰。此外，药品再评价的结果也是遴选国家基本药物、非处方药的重要依据。

二、临床药动学研究

临床药动学主要研究药物在人体内的吸收、分布、代谢和排泄等体内过程的动态规律，并运用数学图解或方程式来表达其规律。药物的治疗和毒性作用的强度常取决于药物对特殊受体结合的效应和作用部位的药物浓度，而后者与血药浓度相关，并取决于药物的体内过程和给药方案。因此，药动学的研究对指导新药设计、优选给药方案、改进药物剂型，提供高效、速效或长效、低毒副作用的药物或制定合理的给药方案等方面都有十分重要的意义。

（一）制定合理用药方案

1. 拟定新药给药方案

Ⅰ期临床试验时，在人体耐受性试验中获得药物最大的安全剂量后，进一步研究该药的体内动力学研究，要求通过在治疗量范围内设置 3 个剂量的单次用药获得的药动学参数，如峰浓度（C_{max}）、达峰时间（T_{max}）、消除速率常数（K）、消除半衰期（$t_{1/2}$）和清除率（CL）等参数，为Ⅱ期临床制定试用的给药方案。

2. 制定上市药物个体化给药方案

由于新药的给药方案是基于少部分人群的药动学数据，是将人群看成是均一的整体情况下制定的。药品在上市以后，不同的个体对药物的反应不同，需要针对每一个个体制定个性化给药方案，因此，必须阐明引起药物反应个体差异的机理（如生理病理因素、环境因素、遗传因素以及药物相互作用等），才能进一步制定更加精准的给药方案。由于人们对生命现象和生命过程认识的局限性，研究药物反应个体差异的原因也是一个不断深入的永无止境的过程。

3. 治疗药物监测

一些治疗范围较窄而药物体内过程个体差异较大的药物，如强心苷（cardiac glycoside）、苯妥英（phenytoin）、氨基糖苷类抗生素（aminoglycoside antibiotics）、茶碱（theophylline）等在应用时，要达到使药物充分显效，又不产生不良反应的浓度，有时需要根据每个患者具体情况制定治疗方案。对于肝、肾功能不全的患者，调整用药方案更为必要，而进行治疗药物监测（therapeutic drug monitoring, TDM）就能达到此目的。近年来，我国 TDM 工作已逐步开展，并规定为三级甲等医院必须具备的医疗条件。目前，较常进行监测的药物有地高辛（digoxin）、苯妥英（phenytoin）、卡马西平（carbamazepine，酰胺咪嗪）等抗癫痫药及环孢素 A（ciclosporin A）等。

（二）加深对药物相互作用及其原理的认识

药物相互作用（drug interaction）是指并用或者先后用两种以上药物时发生药效降低或毒性增加的作用。药物间的相互作用可分为三种：一是在体外两药以上配伍时，药物直接相互作用导致理化性质的改变，如沉淀、变色等，使药物疗效降低或毒性增加，常称为配伍禁忌；二是在体内两药合用产生药效学（包括疗效和毒性）的协同和对抗；三是在体内两药在药动学过程的相互干扰，使药物的吸收、分布、生物转化和排泄发生变化，使血药浓度过高或过低，从而引起疗效及毒性的变化。药物在吸收上的相互作用，受 pH 值或离子因素等的影响。例如：抗结核药利福平与对氨水杨酸（PAS）合用时，可妨碍利福平的吸收；二价或三价金属阳离子可与氟喹诺酮类抗菌药络合，使其吸收减少，吸收减少的药物其血药浓度下降，疗效降低。药物在分布上的相互作用，一些血浆蛋白结合率高的药物，一旦被另一种药物竞争结合使其结合率发生改变，游离血药浓度增加，就会引起中毒。例如，抗凝血药华法林（warfarin）的血浆蛋白结合率为 98%，当它与保泰松（phenylbutazone）、水杨酸（salicylic acid）类或苯妥英钠（phenytoin）联合应用时，如果华法林的血浆蛋白结合率下降 2%，那么其药效就相当于常用量的 1 倍，就可能导致致命的出血。药物体内生物转化过程的相互作用是最常见和最重要的例子，由于对肝药酶细胞色素 C 氧化酶（CYP）的深入研究，已知涉及 CYP1A2、CYP3A4、CYP2C 及 CYP2D6 的底物有 60 多种（或类，如 β 受体阻断剂，HMG-CoA 还原酶抑制剂等），其中属 CYP3A4 底物的药物尤为常见，因此，当这些药物与这些 CYP 亚酶的诱导剂或抑制剂联合使用时，就会出现疗效降低或毒性增加。例如：环丙沙星（ciprofloxacin）与茶碱（theophylline）合用时可出现中枢兴奋、心悸等茶碱中毒现象；红霉素（erythromycin）或酮康唑（ketoconazole）与特非那丁（teldane）或阿斯咪唑（astemizole）合用时，可使特非那丁和阿斯咪唑产生心电图 Q-T 间隔延长，严重者可引起尖端扭转型心动过速致死。药物在排泄方面的相互作用主要是尿中 pH 值的变化，影响肾小管的重吸收或通过竞争肾小管细胞的主动转运系统，减少其中一种药物的排泄。例如，丙磺舒（probenecid）与头孢菌素（cephalosporin）合用，可抑制后者的肾小管排泄而血药浓度上升，增强其全身的抗菌效果。

（三）遗传药理学/药物基因组学研究

遗传药理学（pharmacogenetics）/药物基因组学（pharmacogenomics）是研究个体

药物基因差异对药物反应的影响，由于基因突变，引起其下游的蛋白分子（酶、转运体、受体等）表达变化或者活性改变，导致功能变化从而使药物在体内的疗效发生改变。可表现在药效学和药动学两方面。近年来，由于基因检测技术的快速发展，越来越多的药物基因组学研究成果运用到临床，指导个体化用药。早期的研究成果主要反映在与药物体内过程相关的药物代谢酶和转运体的基因多态性（polymorphism）以及跟疗效和毒性相关的受体或靶标的基因多态性。通常，对于这些引起药物疗效改变的分子，成为生物标志物（biomarker），临床上可以检测这些生物标志物来指导临床个体化用药。近年来，表观遗传学（如基因修饰、核受体调控、小分子RNA）、转录组学、代谢组学等的研究发现了很多其他因素也可以影响药物的疗效。

（四）促进新药的发展

新药的开发可来自药效学的筛选结果，也可以通过药动学和生物制剂研究发展新药。

1. 发展新药

通过药动学的研究可以了解药物在吸收、分布和消除过程，发现药物存在疗效低或产生不良反应的因素，从而选择出优良的新药。例如：氨苄西林（ampicillin）口服生物利用度低（30%～50%），但在苯环上加上羟基的阿莫西林（amoxicillin）生物利用度可达90%；二代、三代头孢菌素如头孢呋辛（cefuroxime）、头孢他美（cefetamet）和头孢泊肟（cefpodoxime）注射剂，临床上是有效、安全的抗菌药，然而，口服时不易吸收，故治疗效果差，但它们与酯结合成前体药，在胃肠道黏膜水解后释出原药就可发挥其抗菌作用。因此，提高药品的生物利用度是发展新药的重要途径。另一方面，改变药物体内代谢环节，提高疗效或降低不良反应是发展新药的另一途径，例如：第二代抗组胺药的特非那丁在肝代谢后的活性代谢物非索非那丁（fexofenadine）药效比原药强，但心脏毒性明显降低，因而成为新的抗组胺药；碳青霉烯类抗生素亚胺培南（imipenem）体外试验时，具有抗菌谱广、杀菌力强，对多数β-内酰胺酶稳定等优点，但体内试验时，却疗效不佳，经动物体内药动学研究发现，亚胺培南在动物和人体近端肾小管细胞中被脱氢肽酶代谢失活，其代谢物对某些动物肾脏有一定毒性，如果加入脱氢肽酶抑制剂西司他丁（cilastatin）（1∶1）联合应用，就可以提高疗效、减低毒性。通过药动学研究寻找疗效高，不良反应轻的新药的例子极多，受到国际上制药企业的重视。

2. 研制新剂型

研制新的药品剂型的目的，不仅外观上具有色、香、味等诱人乐于服食的特点，更重要的是根据临床用药的需要而设计释药特点。例如，分散片、咀嚼片、混悬剂等速释制剂，可迅速地使药物释出，通过胃肠道吸收而发挥疗效，这些制剂通常可在服药后20～30 min 内达峰浓度，起效快，退热止痛药的速释制剂就是例子。但对于治疗慢性病的药物，相反地，缓（控）释制剂更为合适，因为缓（控）释制剂可以减少用药次数，增加患者依从性，保证疗效，同时还可能降低因药物峰浓度过高而产生的不良反应。例如，硝苯地平（nifedipine）、氨茶碱（aminophylline）、沙丁胺醇（salbutamol）等缓（控）释制剂都是深受医生和患者信赖的药品。不同释药特点制剂的研制都是以药动学参数稳态血药浓度（steady state plasma concentration，Css）和生物利用度为依据的。此外，生物利用度研究还可以作为衡量药品和制剂的质量标准，也是药品临床研究的一种途径。

三、药品不良反应监测

药品不良反应（adverse drug reaction，ADR）是指合格药品在正常用法用量下出现的与用药目的无关或意外的有害反应。由于药物质量问题、超量、用药途径与方法不当引起的与用药目的无关或意外的有害反应，在广义上说亦属药品不良反应，但不属于药品不良反应监测的范畴。

虽然上市药品已通过较详细而又系统的临床前药效学、药动学和安全性试验（包括急性毒性、长期毒性、致突变、致畸及致癌试验）及临床试验，然而，临床前的安全性试验是在动物身上进行的，药效反应与药物代谢与人存在明显差异。据文献报道，人体用药的不良反应与药品动物毒性研究结果相关率仅5%~25%，而且，上市前药品的临床试验也有很大的局限性，对于一个创新的一类药，从Ⅰ期到Ⅳ期临床受试人数不超过3 000例，临床上要监测一项不良反应的可能性（95%概率）所需病例要增加3倍。因此，一些较罕见但又严重的不良反应往往在上市后才被证实。例如：非那西丁（phenacetin）引起的急性肾乳头坏死的严重毒性更是在临床应用十几年后才发现；1985年调查上海某儿科医院发现庆大霉素引起耳聋并非少见，这也在应用庆大霉素（gentamicin）多年后才了解到的。此外，不合理的多药合用，药物的不良反应更多见。国外报道，合用6种或更多种药时，不良反应率可达81.4%。然而，要搞好这项工作必须建立不良反应监督系统，经常收集详细登记的报告材料，并对资料加以科学处理，这样才可以及时掌握药物在人群中的不良反应情况，及早作出判断和采取必要措施，淘汰毒副作用大的药物。我国卫生和计划生育委员会及食品药品监督管理总局为了加强药品不良反应监管工作，联合制定了《药品不良反应报告和监测管理办法》，明确指出：药品不良反应报告和监测的目的是为了加强上市药品的安全监管，规范药品不良反应报告和监测的管理，保障公众用药安全；并建立了各级药品不良反应监测专业机构明确其职责；规定了药品生产企业、药品经营企业、医疗卫生机构是实施药品不良反应制度报告主体，拟定了奖励和处罚方法。这些措施对我国药品不良反应监测工作发挥了巨大的积极作用。

第三节 临床药理学的任务与职能

临床药理学是一门新兴学科，它不仅与临床用药有密切关系，更重要的是它对国家药品的生产和管理都起着支持和促进作用。临床药理学的任务与职能如下。

一、药品临床评价

药品临床评价包括新药临床试验和已上市药再评价，这是国家药政管理部门对加强药品管理的重要措施，是保证人体有效安全用药的科学依据。而药品临床评价是临床药理学研究的重点。在临床评价过程中,要求遵照药品临床试验管理规范(GCP)的规定,获得药品有效性与安全性的各项可靠性数据,并正确地应用合适的统计方法,取得结论,为药品监督管理部门提供新药的审批。图1-1是美国新药研发的过程。

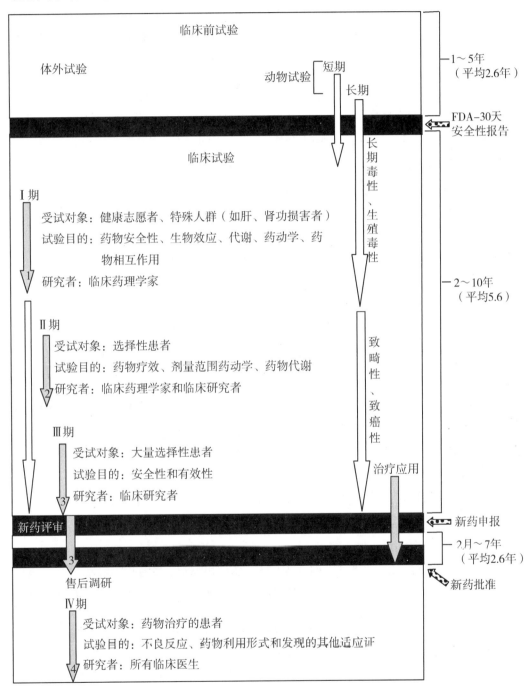

图1-1 美国药物研发的分期

资料来源:Young P t. The role of the FDA in the effort against AIDS [J]. Public Health Rep. 1988, 102(3): 242-245.

二、药品不良反应监测

药品上市后,除了要继续观察其疗效外,由于新药上市前研究仍存在不足,对一些罕见的严重不良反应常未能发现,因此,要防止可能发生或潜在的药品不良反应,加强药品不良反应监测是非常必要的。我国于1989年已成立卫生部药品不良反应监测中心,2002年药品监督管理局与卫生部共同发出通知,加强药品不良反应监测组织机构的健全,制定了有关药品不良反应监测的制度与方法等。2004年国家卫生部、国家食品药品监督管理局发布施行《药品不良反应报告和监测管理办法》,使我国药品不良反应监测工作得到进一步加强和规范。药品不良反应监测是临床药理学的重要内容之一,是各临床单位的一项经常性研究任务,也是临床药理研究单位协助药品监督部门加强药品管理和监督的一项重要工作。

三、指导临床合理用药

通过已上市药用药规程的研究、药物相互作用研究、遗传药理学等研究,我们对提高临床用药的合理性有了进一步的认识和了解。这些研究结果紧密联系临床,在指导用药方面有重大的现实意义。治疗药物监测(TDM)是直接指导临床用药剂量个体化的措施,已被各大医院所广泛接受。临床药理学的发展,对提高医疗用药水平有重要的促进作用。

四、医学教育与临床医师的培训工作

临床药理学科对新药开发、药品管理和提高临床用药质量等方面均有着重要的促进作用。由于该专业的发展迅速,因此,临床药理学人才的培养也是重要的任务。经过多年的建设,我国已逐步完善了临床药理学硕士研究生、博士研究生的培养体系,但各地区发展水平极不平衡。临床药理学的研究发展非常迅速,新知识和新的技术手段不断涌现,但是这些新的研究成果如何应用到临床,特别是如何普及到基层医院和欠发达地区还需要做大量的工作。

五、药政管理的咨询和临床服务

临床药理学的研究内容与药政管理和临床用药有着密切关系,因此,应积极发挥其专业特点,为国家医药事业做出贡献。

(1) 通过药品临床试验研究,向政府药品监督管理部门及生产、研制和使用单位提供各项咨询意见,包括新药审评、上市药再评价、基本药物的遴选和非处方药的选择等提供意见,发挥积极的作用。

(2) 通过药品不良反应监测、治疗药物监测和临床药理学会诊,协助临床医生解决有关专业的治疗用药问题,指导临床合理用药等。

(3) 精准医学计划全球关注,药物基因组学作为精准医学计划的核心内容之一的发展非常迅速,新的生物标志物不断发现,这些成果的临床应用还需要做大量的普及工作。我们需要不断的知识更新以及不断的推广普及,使临床用药更加合理。

【思考题】
1. 结合临床药理学的主要研究内容，简述其在新药研发过程中的作用。
2. 简述临床药理学与合理用药的关系是什么？
3. 简述临床药理学的发展与其他生命科学的关系。

（黄民）

第二章 临床药代动力学

临床药代动力学（clinical pharmacokinetics）简称为临床药动学，它是以动力学的基本原理和基本规律为理论基础，研究药物在人体（主要是患者）内吸收（absorption，A）、分布（distribution，D）、代谢（metabolism，M）和排泄（excretion，E）等过程，即 ADME 体内过程，并运用数学图解或方程计算等来阐明其动态变化规律。临床药代动力学研究旨在阐明药物在人体内的吸收、分布、代谢和排泄的规律，是全面认识人体与药物间相互作用不可或缺的重要组成部分，涉及新药设计与评价、制剂筛选、药物相互作用、药物浓度监测、PK/PD（药动学/药效学）等研究领域，可为新药研发、老药再评价、临床制定调整合理用药方案等提供参考依据，在促进新药研发的效率和质量、探讨药物体内作用机制、合理拟定或调整个体给药方案等都具有十分重要的意义，是精准用药的关键所在。

第一节 药物的体内过程

药物的体内过程是药物经过给药部位进入体内直至排出体外的过程，包括药物的吸收、分布、代谢和排泄（ADME）四个基本过程。其中，分布、代谢和排泄是机体处置的过程，可统称为药物处置（disposition）；代谢和排泄是机体消除药物的方式，可合称为药物消除（elimination）。药物的体内过程直接影响药物在机体作用部位的浓度和有效浓度维持的时间，从而决定药物作用的发生、发展和消失。因此，药物的体内过程是药物发挥药理作用、产生治疗效果的基础，是临床制定用药方案的依据。

一、药物的转运机制与转运体

（一）药物的转运机制

药物在体内的吸收、分布、代谢和排泄过程中，均需通过各种具有复杂分子结构与生理功能的单层或多层生物膜（biological membrane），如细胞膜、胞内的线粒体膜、内质网膜、溶酶体膜及核膜等的亚细胞膜、毛细血管壁、胃肠道黏膜、肾小球和肾小管壁、血脑屏障及胎盘屏障等，这一过程称为药物的跨膜转运（trans-membrane transport）。药物的转运方式与生物膜特性、药物的理化性质（如脂溶性、解离常数）及分子大小有关，其转运机制可分为被动转运（passive transport）和载体转运（carrier-mediated transport）两大类。

1. 被动转运

被动转运是指药物从高浓度侧经细胞膜向低浓度侧的转运过程，该过程不消耗细胞能量、无饱和现象，也不被其他物质竞争而受抑制。被动转运包括滤过（filtration）和简单扩散（simple diffusion）两种方式。滤过对药物的肾排泄、脑脊液清除某些药物有意义，但对大多数药物的转运并不重要。简单扩散又称脂溶扩散（lipid diffusion），是药物转运的一种最常见、最重要的形式。由于生物膜的脂质特性，药物的简单扩散主要与药物的脂溶性（油/水分配系数）与解离度有关。非极性物质、解离度小或脂溶性强的药物容易通过膜的类脂相，极性大、解离型或脂溶性小的药物，一般不易通过生物膜。

大部分药物属于有机弱酸或有机弱碱，即属于弱电解质，它们的解离度影响它们的油/水分布系数，从而影响药物的简单扩散。解离度大小取决于药物的解离常数 Ka 及所处溶液的 pH。

弱酸性药物在酸性环境中不易解离，而在碱性环境中易解离。弱碱性药物则相反，在酸性环境中大部分解离，在碱性环境中不易解离。例如，口服弱酸性药物丙磺舒（pKa = 3.4）后，药物在胃液（pH = 1.4）中解离约 1%，而在血液（pH = 7.4）中解离约 99.99%。当生物膜两侧的 pH 不同时，弱酸性药物在酸性侧解离少，以非解离型为主，这样就容易通过生物膜而转运到弱碱性侧；弱酸性药物在碱性侧则解离多，非解离型少，不易通过生物膜。因此，在弱酸性药物（如巴比妥类）中毒时，碱化尿液可加速这些药物的排出。

酸性和碱性很弱的药物，在生理 pH 变化范围内大多数是非解离型，扩散速率较快，与 pH 的关系不大；强酸或强碱性药物在生理 pH 变化范围内可全部解离，扩散速率很慢，pH 变化的影响也不大。而受影响较大的药物主要是 pK_a 值为 3~7.5 的酸性药物，如阿司匹林、保泰松、甲苯磺丁脲等，以及 pK_a 值为 7~11 的碱性药物，如苯妥英、茶碱及麻黄碱等，这些酸性或碱性药当环境 pH 改变时，药物解离度将发生明显改变。

2. 载体转运

这种转运由载体介导。生物膜的双脂质中镶嵌的蛋白质（蛋白、脂蛋白、糖蛋白等）具有载体作用，当被催化激活时能与底物（如药物）结合，产生构型改变，使底物通过生物膜，然后解离，载体恢复原状。载体转运的速率大大超过被动扩散。

载体转运又可分为主动转运和易化扩散两种。主动转运的特点是：①膜上载体对药物有特异选择性；②药物可以逆浓度梯度或电化学梯度通过生物膜；③需要消耗细胞能量，代谢抑制物能阻断此过程；④以同一载体转运两个化合物时，可出现竞争性抑制；⑤转运过程有饱和现象。肠、肾小管及脉络丛的上皮细胞都有主动转运过程。一些内源性代谢物及某些药物可借主动转运机制在生物膜上转运，如 L-氨基酸、维生素、糖、嘌呤、嘧啶等，药物如青霉素、α-甲基多巴等。

易化扩散的特点是：①膜上载体对药物有特异选择性；②药物的转运是顺浓度梯度进行的，不耗能；③转运系统可被某些物质抑制或竞争，在药物浓度高时可出现饱和现象。葡萄糖进入红细胞以及维生素 B_{12} 通过胃肠黏膜的过程属易化扩散过程。该转运方式的意义在于能加快药物的转运速率。

（二）药物的转运体

药物的体内 ADME 过程都涉及药物对生物膜的通透。药物能否透过生物膜主要由其理化性质决定，脂溶性通常是决定药物吸收、肝脏转运和脑部通透程度的关键因素。然而，有时增加药物的亲脂性，并不一定能增加生物膜对药物的通透性。进一步研究表明，许多组织的生物膜存在特殊的转运蛋白系统介导的跨膜转运，称为转运体（transporter）。

近年来，对体内药物转运体的研究取得了长足的进展。许多药物已被证明是转运体的底物或抑制剂，人们对药物转运体在药物吸收、分布、代谢和排泄中的作用、药物转运体的分子结构、功能及应用、药物转运体基因多态性等方面有了新的认识，转运体在药物体内转运过程中的重要性日益引起关注。

1. 药物转运体主要类型

药物转运体按其转运的方向不同大致可分为两类：一类为摄取性转运体（uptake transporter, influx transporter），可转运底物进入细胞，增加细胞内底物浓度，已知有机阴离子转运多肽（organic anion-transporting polypeptide, OATP）、有机阴离子转运体（organic anion transporter, OAT）、有机阳离子转运体（organic cation transporter, OCT）、肽转运体（peptide transporter, PEPT）、核苷酸转运体（concentrative nucleoside transporters, CNTs）和单羧化物转运体（monocarboxylate carriers, MCTs）等均属此类转运体。另一类为外排性转运体（efflux transporter），是依赖 ATP 分解释放的能量，将底物逆向泵出细胞，降低底物在细胞内的浓度，主要包括 ATP 结合盒式（ATP binding cassette, ABC）转运体家族成员，如 P－糖蛋白（P-glycoprotein, P-gp）、多药耐药蛋白（multidrug resistance related protein, MRP）、乳腺癌耐药蛋白（breast cancer resistance protein, BCRP）、肺耐药蛋白（lung resistance protein, LRP）等均属此类（表 2 - 1）。

表 2 - 1　选择性转运体介导的临床重要的药物 - 药物相互作用

基因	别名	组织	功能	相互作用药物（受影响药物）	底物（被影响药物）	底物血浆 AUC 变化（AUC 比值）
ABCB1	P-gp MDR1	肠上皮细胞 肾近曲小管 肝细胞（微管） 脑血管内皮细胞	外排	决奈达隆 奎尼丁 雷诺嗪 替拉那韦/利托那韦 替拉那韦/利托那韦	地高辛 地高辛 地高辛 洛哌丁胺 沙奎那韦/利托那韦	2.6 倍 1.7 倍 1.6 倍 0.5 倍 0.2 倍
ABCG2	BCRP	肠上皮细胞 肝细胞（微管） 肾近曲小管 脑血管内皮细胞	外排	GF120918	拓扑替康	2.4 倍

续表 2-1

基因	别名	组织	功能	相互作用药物（受影响药物）	底物（被影响药物）	底物血浆 AUC 变化（AUC 比值）
SLCO1B1	OATP1B1 OATP-C OATP LST-1	胎盘 干细胞 乳腺（哺乳期） 肝细胞	摄取	洛匹那韦/利托那韦 环孢霉素 利福平（单剂量）	波生坦 普伐他汀 格列本脲	5~48 倍 9.9 倍 2.3 倍
SLCO1B3	OATP1B3 OATP-8	肝细胞（窦状小管）	摄取	环孢霉素 环孢霉素 洛匹那韦/托那韦	瑞舒伐他汀 匹伐他汀 瑞舒伐他汀	7.1 倍 4.6 倍 2.1 倍
SLC22A2	2-Oct	肾近曲小管	摄取	西咪替丁 西咪替丁 西咪替丁	多非利特 吲哚洛尔 二甲双胍	1.5 倍 1.5 倍 1.4 倍
SLC22A6	OAT1	肾脏	摄取	丙磺舒 丙磺舒 丙磺舒	头孢拉定 西多福韦 阿昔洛韦	3.6 倍 1.5 倍 1.4 倍
SLC22A8	OAT3	肾近曲小管 脉络丛 脑血管内皮细胞	摄取	丙磺舒	呋塞米	2.9 倍

资料来源：FDA. 药物相互作用研究指南（2012 版）。

2. 常见的药物转运体

（1）P-糖蛋白（P-gp）。目前研究较多的药物转运体以及 ABC 转运体超家族的经典范例是多药耐药基因 1（multidrug resistance 1，MDR1，现称 ABCB1）的产物 P-糖蛋白。P-糖蛋白于 20 世纪 70 年代研究癌症患者化疗耐药时被发现，是一个相对分子质量为 170~180 kDa 的跨膜糖蛋白，广泛分布于全身各组织器官（如肠道黏膜上皮细胞、肝细胞膜胆管面、肾脏近曲小管、血液-组织屏障、外周的淋巴细胞和人的肿瘤细胞）。在啮齿类动物中 P-糖蛋白由 mdr1a、mdr1b、mdr2 编码，而在人类中由 MDR1 和 MDR3 编码，其中 MDR1、mdr1a、mdr1b 基因与 P-糖蛋白的外排作用有关。

P-糖蛋白的作用是将药物（包括其他化学物质）从细胞内转运到细胞外，降低细胞内的药物浓度。P-糖蛋白在药物吸收、分布、代谢等过程所介导的外排作用。胃肠道的 P-糖蛋白减少其底物的吸收、降低生物利用度。肠道和肝脏中的 P-糖蛋白还增加药物的非肾清除、增加药物随粪排泄量。肾小管上皮细胞上的 P-糖蛋白增加肾清除。P-糖蛋白转运药物是高耗能过程且呈饱和性,所以药物剂量和用药方式的改变会影响它对药物的作用结果。有些 P-糖蛋白底物超过一定剂量后,生物利用度突然增大,清除率降低。某些底物联用会对 P-糖蛋白的转运作用产生竞争性抑制,如喹诺酮类抗菌药。底物与 P-糖蛋白抑制剂联用时,底物的 AUC 值增大,清除率下降。底物与 P-糖蛋白增强剂联用时情况则相反。由于 P-糖蛋白的底物、抑制剂、增强剂或诱导剂在常用药物中普遍存在,所以由 P-糖蛋白介导的药物相互作用也十分普遍,由此引起的某些药物的临床疗效和毒性应引起重视。

(2) 多药耐药蛋白(MRP)。MRP 转运体是 ABC 转运体超家族中成员最多的重要一族,其蛋白在一级结构上与 P-糖蛋白有 15% 的同源性,有 2 个 ATP 结合位点,目前最常见的 9 个成员包括 MRP1~9。MRP 广泛分布于机体各个部位,其中,MRP1 在人的胃、十二指肠、结肠都有分布;而 MRP2 则主要位于肝、肾和肠道中,多表达在极性单层细胞的顶侧,将其底物从细胞外排入肠腔;在小肠、肝等细胞的基底侧存在的 MRP3,其主要功能是将细胞内的药物转运到血液循环。MRP 主要转运有机阴离子、谷胱甘肽氧化物、硫酸盐、葡萄糖醛酸结合物等。

(3) 有机阴离子转运多肽(OATP)。OATP 是转运内源性和外源性化合物的膜蛋白。至今已发现 OATP 在人类中有 9 个成员。OATP 分布很广泛,在肝脏、脑、肾脏和小肠都有分布。在肝脏,所有已知的 OATP 成员均定位于底膜,介导底物由血液进入胆汁;在肾脏的近端小管,OATP1 表达于膜的刷状缘,提示该转运体可促进尿液中底物的重吸收;在脉络丛,OATP1 和 OATP2 分别位于顶膜和底膜,协同运输底物排出脑脊液。OATP 能运输各种结构各异的药物和外源物,如有机阴离子(胆盐、胆红素、雌激素结合物)、阳离子、中性或两性化合物等。抗组胺药非索非那定(fexofenadine)是人 OATP 的底物,通过 OATP 介导的主动转运和被动扩散进入肠上皮细胞,而一些果汁(如葡萄柚汁、柑橘汁、苹果汁等)可明显抑制 OATP,从而降低非索非那定的肠吸收和生物利用度。

(4) 有机阳离子转运体(OCT)。约有 40% 的常用药物在体内会转化成为有机阳离子,OCT 是这些药物转运的重要转运体,主要是将细胞外液中水溶性的阳离子化合物转运到细胞内。OCT 家族包括 OCT1、OCT2、OCT3 和其亚族 OCTN1、OCTN2。已有研究证明,OCT1 位于小肠黏膜上皮细胞基底侧,促进底物转运入上皮细胞中。OCT2 和 OCTN2 也发现在小肠中有表达。

3. 药物转运体在药物体内转运过程中的作用

药物转运体在药物吸收、分布、代谢及排泄过程中起到重要作用。近年研究表明,药物转运体是影响一些药物自消化道吸收的一个重要因素。一些转运体能主动吸收如氨基酸、多肽、寡糖、胆酸以及一些水溶性的维生素,使之从肠腔进入血管,增加药物的吸收。另有一些转运体能主动将药物和外源物从肠上皮细胞外排至肠腔而使胞内药物浓度降低,限制药物的吸收,从而降低药效。肠上皮细胞膜上转运体主要有 P-糖蛋白、MRP、OATP、OCT、OAT 等转运体家族。其中,P-糖蛋白在胃肠道主动外排药物的研究最为广泛。

现已证实,药物转运体的数量和功能状态也显著影响药物分布。体内的某些屏障结构，对调控药物体内分布发挥重要作用。这些屏障组织中大都存在P-糖蛋白等外排转运体，它们能将药物和外源物外排到细胞外，从而改变药物的组织分布。以往认为，增加药物的亲脂性或降低解离度可以提高血脑屏障对药物的通透性，但后来发现，环孢素A、长春新碱、阿霉素等药物的亲脂性都很高，但血脑屏障的通透性却很低。进一步研究证实，位于脑毛细血管内皮细胞腔面上的P-糖蛋白，起药物外排泵的作用，将进入内皮细胞的某些亲脂性药物外排回血液，从而降低药物进入脑部的量。胎盘屏障存在的P-糖蛋白对药物发挥逆向转运的作用，可降低胎儿的药物暴露。因此，孕期应慎用P-糖蛋白抑制剂类药物，以保障人类这种天然的防护机制的完整，降低药物对胎儿的损害。

肝脏对于药物的清除和代谢起着十分重要的作用，肝脏的主动吸收是肝清除药物的重要过程。肝窦状小管膜和小管膜上的转运体，参与了药物和外源物在肝胆的转运。OATP是肝脏主要吸收有机阴离子的药物转运体，对于肝胆排泄，特别是介导肝脏吸收，起着重要的作用。OATP的某些成员特异地定位于肝窦状小管膜上，如OATP-C和OATP-8绝大部分在肝脏表达，OATP-C甚至被称为肝特异性转运体（liver specific transporter, LST-1）。OATP家族有很广的底物范围，所以不能单从命名上推测其底物特性。与OATP转运体相比，其他转运家族在肝药物吸收的研究数据很少，如OCT、OAT等在肝胆药物分泌中的作用和定位还不很清楚。

肾脏对许多内源性的代谢物及药物的消除起着十分重要的作用。肾小球对药物的过滤是被动扩散过程，肾小管分泌和重吸收，包括被动扩散和主动转运两方面，主动转运过程由许多转运体所介导。以OAT和OCT为代表的吸收转运体在肾间质组织吸收化合物，并将它们运输到管腔；同时，在肾小管还分布着如P-糖蛋白和MRP等外排转运体，阻止药物的重吸收。

4. 药物转运体的基因多态性

药物转运体广泛参与药物的体内过程，其编码基因的单核苷酸多态性（single nucleotide polymorphism, SNP）位点变异可能与药物转运体的表达、转运功能密切相关。药物相关转运体SNP基因多态性与功能表型相关性的研究，以及相关基因多态性对药代/药效动力学特征的影响是近来的研究热点，深入了解药物转运体在药物反应个体/群体差异性中的作用，将为指导临床个体化用药提供理论依据（详见本书第十章相关内容）。

二、药物的吸收

药物从给药部位进入血循环的过程称为吸收。不同的给药途径有不同的药物吸收过程和特点。临床上的给药途径除局部用药外，一般包括血管内（动脉、静脉）给药途径和血管外（口腔、胃肠道、肌内、皮下、肺和直肠）给药途径。前者药物直接进入血循环无吸收过程，后者通过吸收过程进入血循环。

（一）消化道吸收

1. 口腔吸收

口腔黏膜吸收面积小，但口腔有丰富的血管，可促进药物的吸收。一些脂溶性高的药物（如硝酸甘油）舌下给药，药物很容易被唾液溶解并通过简单扩散自口腔黏膜迅速吸收。由于经口腔黏膜吸收的药物不经过门静脉，故可避免肝脏的首过消除（first-pass elimination），直接进入血循环。

2. 胃吸收

胃有丰富的血流供应，胃内容物与胃黏膜上皮细胞也有充分的接触时间与接触面积，给药物的吸收提供优良的吸收环境与条件。由于胃液的酸性较强（pH 为 1～2），弱酸性药物（如对乙酰氨基酚）基本以非离子型存在，容易被吸收；而弱碱性药物（如地西泮或麻黄碱）在胃中大部分以离子型存在，不易吸收，常常在胃内积存。弱碱性药物静脉注射后，由于血液的弱碱性，药物在血液中呈非解离状态，很快从血中再分布到胃内，造成胃内积存。药物自胃的吸收除了与解离度密切相关外，药物的脂溶性也很大程度地影响药物自胃的吸收。此外，药物自胃的吸收在患者间有很大的个体差异，同一患者不同时间的吸收也有不同。

3. 小肠及直肠吸收

小肠是口服给药的主要吸收场所，一方面其含有丰富的血流及淋巴管，另一方面小肠上皮细胞是由单层细胞组成，含有丰富的绒毛及微绒毛，吸收面积远比胃大。因此，药物与小肠有充分接触面与接触时间，加上有很高的血流灌注速率，这均有利于药物的吸收。药物在小肠的吸收多集中在空肠近端。虽然药物在小肠的吸收机制可涉及主动转运、易化扩散、内吞及滤过等，但最主要的转运机制还是属于简单扩散。因此，药物的 pKa 及小肠液的 pH（正常人小肠内小肠液的 pH 为 7.0～7.2）是药物吸收的决定性因素，通常 pKa＞3（有机酸）或 pKa＜8（有机碱）的化合物才易被小肠吸收。

直肠给药不是一种主要的给药途径，但在服药较困难的儿童、患者口服药物呕吐严重或患者昏迷等情况下常被采用。由于生理结构上的原因，在直肠吸收的药物约有 50% 进入血液循环前不经过肝脏，所以首过消除较口服者轻，生物利用度可能较高。但直肠吸收常不规则、不完全，有时药物对直肠黏膜有刺激作用。

（二）影响药物自消化道吸收的因素

1. 药物方面影响

药物的解离度和脂溶性是影响药物吸收的主要因素，此外，固体制剂的崩解与溶解速率也往往是药物自消化道吸收的限速因素。药物粒子越小，表面积越大，溶解速率越快，如灰黄霉素只有粒子在 5 μm 以下时才能被吸收。药物不同晶型的吸收也有差异，如 B 晶型无味氯霉素比 A 晶型无味氯霉素吸收好，血药浓度高。除药物晶型、旋光性等对吸收有重要影响外，药物不同的剂型、辅料的生产工艺对药物的吸收也会产生明显的影响。

2. 机体方面影响

（1）胃排空及肠蠕动功能。由于大多数药物在小肠有最大的吸收效率，故胃排空的速率能显著影响吸收。不同食物和药物可加快或延缓胃排空。延缓胃排空有利于一些碱性药物在胃中溶解，促进其在肠道被吸收；另一方面，它又使一些药物进入小肠的时间延长，影响吸收的速率。如果药物在胃内破坏（如左旋多巴、红霉素），延缓胃排空则使其吸收量下降。

肠蠕动的强弱与快慢也影响药物的吸收。肠蠕动增加可促进固体制剂的崩解和溶解，并进一步帮助溶解的药物与肠黏膜表面接触，增加药物吸收。但对于溶解度小或主动转运吸收的药物，肠蠕动加快可缩短药物在肠内停留时间，减少吸收。

此外，胃肠内容物也可以影响药物吸收。例如：食物中的纤维素能吸附地高辛而使其吸收减少；胃肠内多价金属阳离子如 Mg^{2+}、Fe^{2+}、Ca^{2+}、Al^{3+} 等能与喹诺酮类或四环素螯合而减慢其吸收速率；脂肪则可增加灰黄霉素的吸收。

（2）血流量。药物通过生物膜后随着血流带走，因而维持了膜两侧的浓度梯度差，使药物继续吸收。血流灌注速率大，单位时间内携带的药物数多，吸收较快。被动转运的药物，如高脂溶性药物或可自由通过膜孔的小分子，透过生物膜的速率较快，其吸收速率主要受血流灌注速率限制。因此，胃肠道淤血、水肿时，药物吸收量明显减少。

（3）首过消除。口服药物后，从给药部位到进入血循环，有多个环节会使药物丢失。如在胃肠道受 pH 或酶的作用发生降解，通过胃肠道黏膜时被酶代谢，药物进入肝脏后被酶代谢等，都可导致吸收下降。胃肠道和肝脏是使药物代谢的主要器官，这种在药物吸收过程中第一次通过某些器官造成的原形药量减少的现象，称为首过消除（或称第一关卡效应、首过效应）。例如：异丙肾上腺素可在肠黏膜内与硫酸结合呈现首过消除；口服普萘洛尔后约有90%以上被肝脏代谢，进入体循环的药量仅为给药量的10%左右。因此，首过消除强的药物，一般不宜采用口服途径给药。此外，首过消除强的药物也不适合作为缓（控）释制剂，因为药物在胃肠道缓慢释出，同时缓慢地通过肝脏，都会增强其首过消除而达不到应有疗效。

（三）注射部位的吸收

动脉、静脉注射药物可使药物迅速完全进入血循环，无吸收过程，血药浓度可立即达到较高水平。肌内注射或皮下注射给药是目前非消化道给药中最常见的途径。这两种给药途径具有吸收快，剂量精确、避免首过消除等优点；但也有给药不方便，有出现疼痛或压痛、局部组织坏死、微生物感染以及神经损伤等缺点。肌内注射或皮下注射时，药物先沿结缔组织扩散，再经毛细血管和淋巴管进入血液循环。毛细血管具有微孔，常以简单扩散及滤过方式转运。吸收速率取决于注射部位的血流量、结缔组织的量及其组成。肌肉组织的血流量比皮下组织丰富，故肌内注射比皮下注射吸收快。此外，注射部位的吸收速率与药物的剂型有关。水溶液吸收迅速；油剂、混悬剂或植入片可在局部滞留，吸收慢，但作用持久。

（四）呼吸道吸收

肺泡表面积较大且血流丰富，气体、挥发性液体和气雾剂等均可通过肺泡壁而被迅速吸收。药物通过肺吸收入血的方式除被动扩散、易化扩散外，还可经内吞或通过淋巴系统最后入血。气雾剂为分散在空气中的微细气体或固体颗粒，颗粒直径 $3 \sim 10~\mu m$ 的可到达细支气管，如异丙肾上腺素气雾剂可用于治疗支气管哮喘；小于 $2~\mu m$ 的可进入肺泡，但粒子过小又可随气体排出，而粒径过大的喷雾剂大多滞留在支气管，可用于鼻咽部的局部治疗，如抗菌、消炎、祛痰、通鼻塞等。药物经呼吸道给予的优点是：吸收快、避免首过消除，特别是病灶在肺，可直接局部给药使达到病灶，如支气管哮喘的治疗；其主要缺点是：难于掌握剂量，给药途径有时很复杂，患者难以掌握，且很多挥发性药物或气体对肺上皮细胞有刺激性。

（五）皮肤和黏膜吸收

完整的皮肤吸收能力差，外用药物时，皮肤角质层仅可使部分脂溶性高的药物通过，如硝酸甘油等，对水溶性药物因皮脂腺的分泌物覆盖在皮肤表面，可阻止其吸收。近年来，有许多促皮吸收剂如氮酮（azone）可与药物制成贴剂，经皮给药后可达到局部或全身疗效，如硝苯地平贴剂等。

黏膜远较皮肤的吸收能力强。黏膜给药除前述的舌下和直肠给药外，尚有鼻腔黏膜给药。鼻腔黏膜的吸收面积大，且血管丰富，吸收也迅速，如安乃近（氨基比林和亚硫酸钠相结合的化合物）滴鼻剂用于小儿高热等。磷酸酯类杀虫剂等可从皮肤及呼吸道黏膜吸收，应加强防护，注意防止接触吸收中毒。

三、药物的分布

药物从给药部位进入血循环后，通过各种生理屏障向机体各组织转运，称为分布。药物在体内的分布不均匀，有些组织器官分布浓度较高，有些组织器官分布浓度较低，这导致了药物对各组织器官作用强度的不同。影响药物分布的因素主要有以下几个方面。

（一）组织血流量

药物分布到组织的速率基本上取决于组织的血流量。药物进入血循环后，早期阶段主要快速分布到血流较丰富的组织，如心、肝、肺、肾、脑等处。之后药物随着各组织的血流量及膜的通透性进行再分布（redistribution）。例如，药物在器官组织达到与血药浓度平衡的时间，肾脏仅 0.25 min，肌肉为 40 min，而脂肪则需 2.8 d。脂溶性小分子药物，易通过细胞膜和毛细血管壁，组织的血流灌注速率是其分布的限速因素。如脂溶性很高的静脉麻醉药硫喷妥钠，静脉注射后首先分布到血流丰富且含脂质高的脑组织中，迅速产生麻醉作用，随后又向血流量少的脂肪组织转移，以致患者苏醒迅速。

（二）药物的组织亲和力

药物在各组织器官的分布量常是不均匀的，这与药物和组织的亲和力、组织及药物的特性等有关。一些药物对某些细胞成分具有特殊亲和力，如该药的组织亲和力大于血浆蛋白时，则该药主要分布在组织中，使药物的分布具有一定的选择性。例如，碘在甲状腺组织中的浓度不但比血浆中浓度高，而且比其他组织也高出 1 万倍，这种结合力的差异，使碘具有高度的选择性，故放射性碘适用于甲状腺功能诊断和治疗甲状腺功能亢进。

药物在组织的结合也可以是药物的一种储存现象。例如，脂肪组织是脂溶性药物的巨大储库，静脉注射硫喷妥钠后有 70% 分布到脂肪组织，地高辛 50% 以上储存在骨骼肌。有些药物在组织内结合形成不可逆的复合物，不能再游离分布到血循环。例如，四环素与钙络合沉着于牙齿及骨骼中，可造成小儿骨骼生长缓慢及牙齿着色，这些不可逆的组织结合，往往易引起药物的不良反应。

（三）血浆蛋白结合

药物进入血循环后可不同程度地与血浆蛋白结合，酸性药物通常与白蛋白结合，碱

性药物与 α_1 酸性糖蛋白或脂蛋白结合，内源性物质及维生素等主要与球蛋白结合，这种结合是可逆的，呈结合型药物与游离型药物动态平衡。但仅游离型药物能穿过生物膜在体内组织自由分布，所以药物与血浆蛋白结合率是决定药物在体内分布的重要因素。

药物与血浆蛋白结合率取决于游离型药物浓度、血浆蛋白总量、药物与血浆蛋白的亲和力的大小。结合型药物（DP）暂时失去药理活性，同时因分子体积增大，不易透出血管壁，限制了其跨膜转运，因此，药物与血浆蛋白结合可视为药物在血液中的一种暂时储存形式，当血浆中游离型药物的浓度随着分布、消除而降低时，结合型药物可释出游离药物，使血液中游离型药物保持一定水平和维持一定时间。因此，药物与血浆蛋白的结合影响药物的分布及消除，从而影响其作用时间和作用强度。

药物与血浆蛋白结合的特异性低，因此，同时联用可结合于同一结合点上的且血浆蛋白结合率都很高的药物时，便可发生竞争性置换相互作用。例如，抗凝血药华法林有99%与血浆蛋白结合，当与保泰松合用时，结合型的华法林被置换出来，使血浆内游离药物浓度明显增加，抗凝作用增强，可造成严重的出血，甚至危及生命。药物与内源性化合物也可在血浆蛋白结合位点发生竞争性置换作用。例如，磺胺异噁唑可将胆红素从血浆蛋白结合部位上置换出来，新生儿使用该药可发生致死性胆红素脑病。药物在血浆蛋白结合部位上的相互作用并非都具有临床意义。一般认为，只有血浆蛋白结合率高、分布容积小、消除慢以及治疗指数低的药物，这种相互作用才可能有临床意义。

药物与血浆蛋白结合程度会对药效和不良反应产生影响。所以，一些血浆蛋白结合率高而治疗范围窄的药物，如苯妥英（蛋白结合率 89% ± 23%）、华法林（蛋白结合率 99% ± 1%）及环孢素A（蛋白结合率 93% ± 2%），临床应用时应注意药物相互作用；如需进行治疗药物监测，应测定其游离药物浓度，以免因仅测血药总浓度导致错误的判断。老年人血浆白蛋白含量随着年龄增加而下降，血浆中游离型药物比例增加；肝硬化、烧伤、肾病综合征、怀孕等情况下血浆白蛋白浓度也会降低，用药时均应注意。

（四）体液的 pH 和药物的理化性质

在生理情况下细胞内液 pH 约 7.0，细胞外液 pH 约 7.4。由于弱酸性药物在偏碱的细胞外液中解离增多，不易进入细胞内，因此它们在细胞外液中的浓度高于细胞内液。提高血液 pH 可使弱酸性药物向细胞外转运；降低血液 pH 则使其向细胞内浓集。在临床上给予碳酸氢钠使血浆及尿液碱化，既可促进巴比妥类弱酸性药物由脑组织向血浆转运，也可使肾小管重吸收减少，加速药物自尿排出，因此，可以解救巴比妥类药物中毒。弱碱性药物则相反，易进入细胞，在细胞内浓度较高。改变血液 pH 也可相应改变其原有的分布特点。此外，药物的理化性质如分子大小、脂溶性、极性、pKa 等，也是影响药物分布的重要因素。

（五）体内屏障

人体内的某些屏障结构，对调控药物的体内分布发挥重要作用。在大脑、眼睛及等胎盘部位存在特定的屏障结构，分别为血脑屏障（blood-brain barrie）、血眼屏障（blood-eye barrier）、胎盘屏障（placental barrier）等。这些屏障限制了药物在脑、眼等器官及在胎儿的分布，使得药物在这些部位的浓度远低于血液。一般来说，药物要穿过这些屏障主要取决于药物脂溶性。

血脑屏障是将脑与血液循环分开的屏障,它是机体防止外源性化合物进入脑内的重要自身防护机制。血脑屏障的解剖学基础是脑毛细血管内皮细胞紧密连接,从而形成物理学屏障,可阻止水溶性、大分子药物通过,而亲脂性药物则能横跨毛细血管内皮细胞经被动扩散方式进入血脑屏障。

血眼屏障包括血房水屏障、血视网膜屏障等结构,可使全身给药时药物在房水、晶状体和玻璃体等组织的浓度远低于血液,难以达到有效浓度,因此,大部分眼病的有效药物治疗是局部给药。与血脑屏障相似,脂溶性或小分子药物比水溶性大分子药物更易通过血眼屏障。

胎盘屏障存在于母体循环系统与胎儿循环系统之间,是母体和胎儿之间控制内外物质流通的结构,也是药物由母体进入胎儿的流通结构。胎盘屏障有类似于血脑屏障的性质,非离子型的、脂溶性高的药物易于通过,而脂溶低的、易解离的药物则较难通过。与血清蛋白结合的药物也易于通过屏障,进入胎儿。由于孕妇用药后药物可或多或少地作用于胎儿,有些药物对胎儿毒性较大,并可导致畸胎,因此孕妇用药应特别审慎。

四、药物的代谢

药物的代谢(metabolism)又称生物转化(biotransformation)或药物转化,是指药物在体内经酶或其他作用而发生的化学结构改变。阐明代谢规律对于掌握药物或毒物的作用至关重要,其意义在于:①许多脂溶性药物代谢生成的代谢物通常是极性较母药增大,水溶性增强,易从肾脏或胆汁排出。②多数药物经代谢后活性降低,即从活性药物变成无活性的代谢物,可称灭活(inactivation)。③某些无活性药物或前体药物(pro-drugs)经代谢后形成活性代谢物,可称激活(activation);也有的活性药物转化成仍具有活性的代谢物,但与母药相比,它们的作用或体内过程可能发生不同程度的改变。④有些药物等外源性化合物经生物转化后可形成毒性代谢物。药物在体内代谢后,最终目的是使其脂溶性降低、极性增加、易排出体外。

(一)药物代谢方式

药物代谢可分为两种类型,即Ⅰ相反应(phase Ⅰ reactions)和Ⅱ相反应(phase Ⅱ reactions)。Ⅰ相反应主要是通过氧化、还原、水解等反应,使药物分子上引入某些极性基团,如—OH、—COOH、—NH$_2$或—SH等。Ⅰ相反应使多数药物失去活性,但也是产生活性或毒性代谢物的主要途径。Ⅱ相反应是结合反应,药物或代谢物通过与葡萄糖醛酸(葡醛酸)、硫酸或甘氨酸等结合,形成水溶性复合物,从尿和胆汁排出体外。不同药物代谢的方式不同,有些药物均有Ⅰ相和Ⅱ相代谢,有些药物仅有Ⅰ相或Ⅱ相代谢反应。表2-2和表2-3列出了经Ⅰ相或Ⅱ相代谢反应的一些药物。

表2-2 Ⅰ相代谢反应药物举例

反应类型		药 物
氧化反应	N-去烃	丙咪嗪、地西泮、可待因、红霉素、吗啡、茶碱、他莫昔芬
	O-去烃	可待因、吲哚美辛、右美沙芬
	脂肪族羟化	甲苯磺丁脲、布洛芬、巴比妥、甲丙氨酯、咪哒唑仑、环孢素A
	芳香族羟化	苯妥英钠、苯巴比妥、普萘洛尔、保泰松、乙炔雌二醇
	N-氧化	氯苯那敏、氨苯砜、胍乙啶、奎尼丁、对乙酰氨基酚
	S-氧化	西咪替丁、氯丙嗪、硫利达嗪
	脱氨氧化	地西泮、苯丙胺
还原反应		氯霉素、水合氯醛
水解反应		普鲁卡因、阿司匹林、氯贝丁酯、利多卡因、普鲁卡因酰胺、吲哚美辛

表2-3 Ⅱ相代谢反应药物举例

反应类型	药 物	存在部位
葡萄糖醛酸结合	乙炔雌二醇、丙咪嗪、对乙酰氨基酚、萘普生、吗啡、奥沙西泮、可待因、非甾体类抗炎药、丙戊酸、普萘洛尔、劳拉西泮等	肝(主要)、肾、小肠、皮肤、脑
硫酸化	异丙肾上腺素、雌激素类、对乙酰氨基酚	肝(主要)、肾、消化道
乙酰化	磺胺、异烟肼、氨苯砜、氯硝西泮	肝[库普弗细胞(kupffercell)]、脾、肺、肠
甲基化	去甲肾上腺素、组胺、儿茶酚胺类	肝、肾、皮肤、肺、神经组织等

(二) CYP450酶

肝脏是代谢的主要部位,代谢的催化酶是肝微粒体细胞色素P450酶系及非微粒体酶系。其中,最重要的是肝微粒体细胞色素P450(cytochrome P450,CYP450)酶系,又称为混合功能氧化酶(mixed function oxidase)或单加氧酶(monooxygenase),简称CYP450酶、肝药酶、CYP450或P450。

CYP450酶是一个基因超家族,包括若干亚家族。凡氨基酸同源性大于40%的视为同一家族,氨基酸同源性大于55%为同一亚家族。在人体中已鉴别出至少12种CYP450酶家族,其中有3种酶系家族作用较强:CYP1、CYP2和CYP3。而且每一个酶系家族又可分为A、B、C、D及E 5个亚家族,在每个亚家族中具体单个的酶用阿拉伯数字来表示。例如,CYP3A4中的CYP是细胞色素P450的缩写,3是家族,A是亚家族,4是单个酶。在亚家族中与药物代谢相关较密切的有CYP3A、CYP2D、CYP2C、CYP1A、CYP2E等。其中,CYP3A4作用底物较多,能被药物诱导或抑制,是药物相互作用中非常重要的酶。CYP450 酶在遗传上存在变异因素，普遍具有药物代谢多态性。研究显示，CYP1A2、CYP2D6、CYP2C9、CYP2C19、CYP3A4 等存在遗传代谢多态性，越来越多涉及的药物（如甲苯磺丁脲、华法林、苯妥英及非甾体类抗炎药等）已引起人们的重视。酶的代谢表型可分为 4 种：快代谢型（extensive metabolism，EM）、弱代谢型（poor metabolism，PM）、中间代谢型（intermediate metabolism，IM）和超强代谢型（ultrarapid metabolism，UM）。

（三）影响药物代谢因素

1. 遗传因素

个体之间药物代谢酶的差异主要由遗传因素和环境因素引起。一般来说，遗传因素引起药物代谢酶结构变异，从而导致代谢功能改变。而环境因素不改变酶的结构，只是调节代谢酶的活性。同时遗传因素和环境因素都能引起体内药物代谢酶量的改变。遗传因素影响药物生物转化的主要表现为药物代谢的多态性现象，即药物的代谢速率在人群中有明显差异，这些差异可表现在种族方面，也可发生于同一种族的不同人群中。首次描述生物转化因遗传多态性所致差异的现象是在 20 世纪 70 年代。发现人群对异烟肼的 N-乙酰化有快慢两种表型，慢乙酰化者肝 N-乙酰转移酶含量明显减少。继后，又发现异喹胍羟化多态性（遗传变异酶 CYP2D6）、乙酰化多态性（胞浆 N-乙酰转移酶 NAT2），近年，已发现 CYP2C9 等的底物也存在多态性等。

2. CYP450 酶的诱导剂和抑制剂

许多物质可以改变 CYP450 酶活性，从而影响药物代谢速率、改变药物作用强度及维持作用时间等。凡是能促进 CYP450 酶合成和/或活性增强的药物，称为酶诱导剂。目前已发现有 200 多种药物有诱导 CYP450 酶的作用，主要有苯巴比妥、利福平、甲丙氨酯等。药酶活性增加是机体对药物产生耐受性的原因之一，因药酶活性增加，促使药物代谢加快，而使机体对药物的反应性减弱。例如，苯巴比妥和抗凝血药双香豆素合用时，因苯巴比妥的药酶诱导作用很强，连续用药可使双香豆素破坏加速，使凝血酶原时间缩短；突然停用苯巴比妥后，又可使双香豆素血药浓度升高，导致出血危险。此外，有些药物如巴比妥类、水合氯醛、甲丙氨酯等本身就是它们所诱导的 CYP450 酶的底物，因此在反复应用后，CYP450 酶的活性增高，其自身代谢也加快，这一作用称自身诱导。反之，凡是能抑制 CYP450 酶活性或减少药酶合成的药物称为酶抑制剂，主要有异烟肼、西咪替丁、氯霉素、奎尼丁等。若与其他药物合用时，由于药酶受到抑制使这些药物的代谢减慢，血中浓度增高，可引起中毒反应。另外，有些药物对 CYP450 酶活性具有双重作用。例如，保泰松对 CYP450 酶活性的改变依合用药物种类不同而异，它对安替比林、可的松、地高辛等药是酶诱导剂，而对甲苯磺丁脲、苯妥英等则是酶抑制剂。这可能是由于保泰松对不同类型的 CYP 分别起诱导和抑制的作用，而不同类型的 CYP 代谢不同的药物。表 2-4 列举了一些临床上常见的 CYP450 酶的底物、诱导剂和抑制剂。

表 2-4 人体肝 CYP 的底物、诱导剂与抑制剂

CYP	底物	诱导剂	抑制剂
3A4	硝苯地平、地高辛、地西泮、红霉素、睾酮、环孢素、奎尼丁	苯巴比妥、苯妥英、地塞米松、卡马西平、利福平	酮康唑、孕二烯酮、西咪替丁、伊曲康唑、红霉素、葡萄柚汁
2C9	苯妥英、吡罗昔康	苯巴比妥、利福平	磺胺苯吡唑
1A2	咖啡因、对乙酰氨基酚、非那西丁	奥美拉唑、咖啡因	呋拉茶碱、氟伏沙明、环丙沙星
2C19	S-美芬妥英、普萘洛尔、奥美拉唑	苯巴比妥、利福平	氟康唑、氟伏沙明
2E1	氯唑沙宗、氟烷	乙醇、异烟肼	双硫仑
2A6	香豆素、烟碱	苯巴比妥、利福平	奎尼丁、丁呋洛尔、氟西汀

3. 其他因素

年龄、疾病、饮食等也是影响药物代谢的常见因素。例如，早产儿、新生儿肝内葡萄糖醛酸转移酶不足，易出现胆红素脑病；且应用氯霉素因代谢障碍易引起急性中毒的灰婴综合征。心脏、肝脏及肾脏疾病时，都可因血流量不足、功能受损而导致药物代谢及消除减慢等结果。

另外，研究显示，肠道菌群不仅影响食物的消化和吸收，还影响到口服药物吸收和代谢处置。有人甚至认为，胃肠道微生物群落强大的代谢能力可与肝脏相媲美。肠道菌群在胃肠道首过效应中起着关键作用。例如，肠道菌群能够将甲硝唑代谢为还原型代谢物乙酰胺和 N-（2-羟乙基）草氨酸。肠道菌群还可通过对肝药酶活性的诱导作用，增加部分 CYP450 的表达，从而影响药物代谢酶。

五、药物的排泄

药物的排泄是药物原形物或其代谢物排出体外的过程，是药物体内消除的重要组成部分。肾排泄与胆汁排泄是最重要的途径。

（一）肾排泄

肾脏是药物排泄的最主要器官。药物肾排泄方式主要为肾小球滤过和肾小管分泌。肾小管重吸收则可将已排入原尿的药物再吸收回血液。此外，近曲小管上皮细胞上的 P-gp 等转运体也参与肾脏的药物排泄。

1. 肾小球滤过

肾小球毛细血管壁有很多小孔，药物以膜孔扩散方式滤过。影响药物滤过的主要因素是肾小球滤过率及药物血浆蛋白结合的程度。如药物与血浆蛋白结合则不能滤过，所以药物的血浆蛋白结合程度高可使滤过药量减少。并且经肾小球滤过（filtration）后，尿中主要含游离的原形药物和代谢物，其浓度与血浆中浓度相等。在生理情况下，肾小

球滤过率（glomerular filtration rate，GFR）约 125 mL/min。如药物只经肾小球滤过，并全部从尿排出，则药物排泄率与滤过率相等。内源性物质肌酐及外源性物质菊粉的消除率与肾小球滤过率相近，因此，临床上常以单位时间肌酐清除率来代表肾小球滤过率。肾小球滤过率降低（如肾病患者、新生儿、老年人）也可使滤过药量减少，药物易在体内蓄积。

$$肾清除率 = \frac{尿中药物浓度 \times 每分钟尿量}{血浆药物浓度}$$

2. 肾小管分泌

药物的肾小管分泌（secretion）主要在近曲肾小管进行，这种分泌作用具有主动转运的特点，即可逆浓度梯度转运、由载体转运、需能量、有饱和现象等。目前认为，参与肾小管分泌药物的载体至少有两类：酸性药物载体与碱性药物载体。分泌机制相同的两种酸性药物或两种碱性药物联用时，可发生竞争性抑制，使药物肾小管分泌明显减少，疗效或毒性增强。例如，丙磺舒（probenecid）为弱酸性药，通过酸性药物转运机制经肾小管分泌，因而可竞争性抑制经同一转运机制排泄的其他弱酸性药，如青霉素、头孢菌素等，使后者血药浓度增高，效应增强。

3. 肾小管的重吸收

药物在肾小管的重吸收（reabsorption）有主动重吸收（active reabsorption）和被动重吸收（passive reabsorption）两种转运方式。主动重吸收主要在近曲肾小管进行，重吸收的物质大多是身体必需的营养品，如葡萄糖、氨基酸、维生素及某些电解质等。被动重吸收主要在远曲肾小管进行，其重吸收方式为被动扩散。由于肾小管细胞膜的类脂质特性与机体其他部位生物膜相似，亲脂性分子易被重吸收，因而药物能否在肾小管重吸收，取决于药物的理化性质。同时，尿液 pH 影响药物的解离度，从而影响药物的重吸收，因此，临床上可通过调节尿液 pH 作为解救药物中毒的有效措施之一。例如，巴比妥类、水杨酸类等弱酸性药物中毒，可服用碳酸氢钠碱化尿液加速药物排出；相反，氨茶碱、哌替啶及阿托品等弱碱性药物中毒，酸化尿液可加速药物排泄等。

（二）胆汁排泄

肝脏是物质代谢的器官，也是胆汁生成和分泌的器官。许多药物或其代谢物能从胆汁排泄，这是一个主动分泌过程。药物自胆汁排泄与肾脏排泄相似，药物进入肝、胆，除了通过生物膜的被动扩散外，转运体也发挥着重要作用。肝脏至少有 3 个彼此独立的载体主动转运系统，分别起转运阴离子（有机酸类如对氨基马尿酸、磺溴酞、青霉素等）、阳离子（有机碱类如奎宁、红霉素等）和中性化合物（强心苷等）的作用。肝脏排泌有机酸和有机碱至胆汁的机制与肾小管排泌此类物质的机制相似，也存在同类药物相互竞争的现象，如丙磺舒可抑制利福平及吲哚美辛的胆汁排泄。

从胆汁排出的药物，先储存于胆囊中，然后释放进入十二指肠。有些药物可由小肠上皮细胞吸收，有些在肝脏与葡萄糖醛酸结合后的代谢物在肠道被菌群水解后也可重吸收，这种直接或间接的小肠、肝脏、胆汁间的循环，称为肠肝循环（enterohepatic circulation）。肠肝循环的临床意义取决于药物的胆汁排出量，药物从胆汁的排出量多时，肠肝循环常能延长药物作用的时间。如果阻断该药的肠肝循环，则能加速该药的排泄。例如，洋地黄毒苷中毒，服用消胆胺可在肠中与洋地黄毒苷结合，阻断其重吸收促进排泄。胆汁中未被重吸收的药物可通过粪便排出体外。

胆汁排泄率可用清除率来表示：

$$胆汁清除率 = \frac{胆汁流量 \times 胆汁药物浓度}{血浆药物浓度}$$

胆汁流量一般稳定在 0.5～0.8 mL/min，如果药物的胆汁浓度等于或小于血浆浓度时，胆汁清除率低；如果胆汁药物浓度很高，其胆汁清除率也相对高。有些药物胆汁浓度高于血浆药物浓度达 1 000 倍或以上时，其胆汁清除率也可高达 500 mL/min，甚至更高。胆汁清除率与胆汁流量有关，受到肝血流量的影响。胆汁清除率高的药物在临床用药上有一定的意义。例如，氨苄青霉素、头孢哌酮、利福平、红霉素等主要经胆汁排泄，其胆汁浓度可达血药浓度的数倍至数十倍，故可用于其敏感菌引起的肝胆道感染，同时，也由于这些药物主要经胆汁排泄而非肾脏排泄，所以在肾功能不全时，常可不必调整用量等。

（三）肠道排泄

过去对药物自肠道的排泄注意较少，近年来发现肠道排泄是某些药物重要的排泄途径，如地高辛、毒毛花苷 G、洋地黄毒苷、红霉素、奎宁、苯妥英等。药物自肠道排泄既有被动扩散也有主动转运机制参与。位于肠上皮细胞膜上的 P-gp、有机阳离子转运蛋白、有机阴离子转运蛋白等也可将药物及其代谢物直接从血液内分泌排入肠道。药物自肠道排泄一方面降低了药物的吸收程度，另一方面在解毒处理中有一定临床价值。

（四）其他途径的排泄

药物除上述主要排泄途径外，有些药物尚可通过汗液、唾液、泪液等排泄，从排泄总量来看，这些途径并不重要，但它们的浓度往往能反映药物在血中的浓度。有些药物还可以通过乳汁排泄，药物从乳腺排出属被动转运。乳汁呈偏酸性（pH 约 6.6），一些弱碱性药物如吗啡（pKa = 8）、阿托品（pKa = 9.8）、红霉素（pKa = 8.8）等易自乳汁排出。故哺乳期妇女用药应慎重，以免对乳儿引起不良反应。

挥发性药物，如麻醉性气体、可挥发的液体药物，由肺呼出是其重要的排泄途径。这类药物的排泄速率与药物的血气分配系数有关，分配系数大的药物排泄慢，分配系数小的药物排泄快。

第二节　药代动力学参数

一、速率过程与速率常数

药代动力学建立的基础是药物分子可通过机体各种生物膜屏障，在机体内转运。药物通过生物膜的转运方式主要为简单扩散与特殊转运。

(一) 一级速率过程与线性动力学过程

简单扩散过程主要取决于生物膜的通透性和膜两侧的药物浓度差,浓度差越大,转运速率越快,其转运速率可用下式表示:

$$\frac{dc}{dt} = -KC \qquad (2-1)$$

式中,K 为一级速率常数。

这种在单位时间内药物的吸收或消除是按比例进行的药物转运过程,称为一级速率过程。一级速率常数反映体内药量衰减的特性,并不随体内药物浓度增大而变化。大多数药物在体内的转运过程属于一级速率过程,即线性动力学过程。线性动力学过程的特点是:①药物消除半衰期不随剂量不同而改变。②血药浓度-时间曲线下面积(area under the curve,AUC)与剂量成正比。③平均稳态浓度与剂量成正比等特点。

(二) 零级速率过程与非线性动力学过程

药物的主动转运和易化扩散都需要载体或酶的参与,因此具有饱和现象。药物的转运速率与药物浓度的关系比较复杂。当药物浓度远小于转运载体或酶饱和的药物浓度时,其转运过程属一级速率过程。但当药物浓度远大于转运载体或酶饱和的药物浓度时,其转运速率只取决于转运载体或酶的水平,而与药物浓度无关,称为零级速率过程。

零级速率过程转运速率可用下式表示:

$$\frac{dc}{dt} = -K_0 \qquad (2-2)$$

式中,K_0 为零级速率常数。

因此,特殊转运的药物在不同浓度和不同时间下,其转运速率可表现为一级速率过程、零级速率过程,在数学上可用混合米-曼氏(Michaelis-Menten)方程描述,整体呈非线性关系,属非线性动力学过程。非线性动力学过程的特点是:①药物消除半衰期随剂量增加而延长。②AUC 与剂量不成正比,当剂量增加,AUC 显著增加。③平均稳态浓度与剂量不成正比。

临床常用药物的体内过程大多数属于线性动力学过程,即反应速率随体内药量衰减而衰减。速率过程与速率常数的特性适用于药物吸收、分布、生物转化和排泄过程。

二、房室模型

(一) 房室模型的概念

房室模型(compartment model)是目前广泛应用的分析药物在体内转运的动态规律的一种数学模型。它将机体视为一个系统,系统内部按动力学特点分为若干个房室(compartment)。这是一个便于分析的抽象概念,是组成模型的基本单位。它是从实际数据中归纳出来的,代表着从动力学角度把机体划分的药物隔室。只要体内某些部位接受药物及消除药物的速率常数相似,不管这些部位的解剖位置与生理功能如何,都可归纳为一个单位,即一个房室。房室的划分与器官和组织的血流量、膜的通透性、药物与组织的亲和力等因素密切相关。

药物进入机体后,若仅在各个房室间转运,不再从机体排出或转化,则这些房室构成"封闭系统";若药物不仅在各个房室间转运,而且以不同速率、不同途径不可逆地从机体排泄或转化,则这些房室构成"开放系统"。绝大多数药物属于后一种情况。

(二) 一房室模型

一房室模型是一种最简单的药代动力学模型。该模型将整个机体看作一个房室,而且假设药物进入血循环后立刻均匀分布在可达到的体液与组织中,即机体组织内与血浆内的药物量瞬时取得平衡。但实际上这种情况比较少。图2-1和图2-2反映了不同给药途径一房室模型的体内过程和药物浓度-时间曲线。

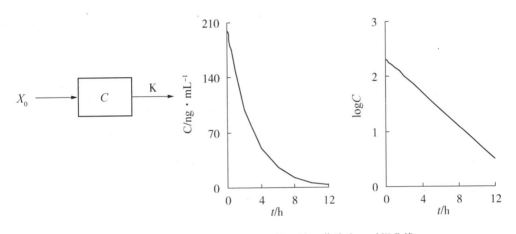

图2-1 静脉注射给药后一房室模型的血药浓度-时间曲线

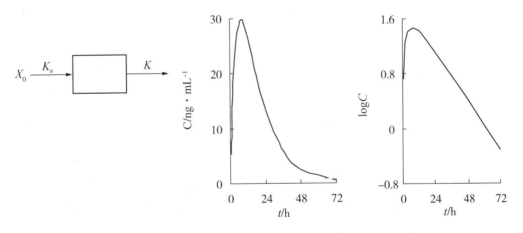

图2-2 血管外给药后一房室模型的血药浓度-时间曲线

1. 静脉注射一房室模型一级动力学过程的数学公式

$$C = C_0 e^{-Kt} \tag{2-3}$$

式中,C_0 为 $t=0$ 时的血药浓度(即初始浓度),K 为消除速率常数。

2. 血管外给药一房室模型一级动力学过程的数学公式

$$C = A(e^{-Kt} - e^{-K_a t}) \tag{2-4}$$

式中，A 为经验常数，K_a 为吸收速率常数。

（三）二房室模型

二房室模型将整个机体划分为两个房室：血流量多、血流速度快的器官组织构成中央室，血流量少、血流速度慢的器官组织构成周边室。并假设药物进入每一房室后立刻均匀分布，且房室间的药物转运瞬时取得平衡。

大多数药物的体内过程可近似地根据二房室模型进行分析。图 2-3 和图 2-4 反映了不同给药途径二房室模型的体内过程和药物浓度-时间曲线。

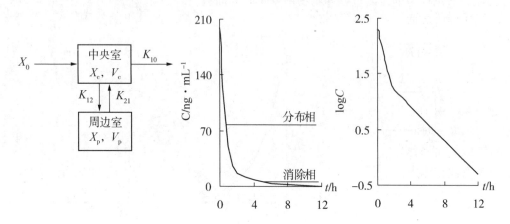

图 2-3　静脉注射给药后二房室模型的血药浓度-时间曲线

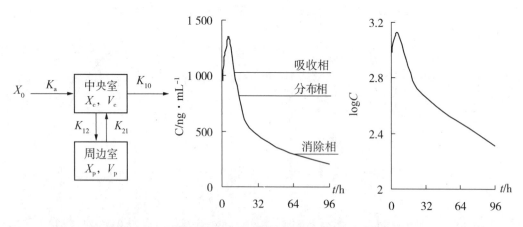

图 2-4　血管外给药后二房室模型的血药浓度-时间曲线

静脉注射给药后二房室模型的血药浓度-时间曲线可划分为分布和消除两个时相。分布相（α 相）表示该时间段药物的体内过程以分布为主，消除过程不占主导地位；消除相（β 相）表示该时间段药物的体内分布达到平衡，此时药物的体内过程以消除为主。

血管外给药后二房室模型的血药浓度-时间曲线可划分为吸收、分布和消除三个时相。吸收相表示该时间段体内药物的吸收、分布与消除过程以吸收为主导；分布相（α 相）表示该时间段体内药物的吸收、分布与消除过程以分布为主；消除相（β 相）该时间段体内药物的吸收基本结束,分布达到平衡,此时药物的体内过程以消除为主。

血药浓度-时间曲线时相的划分与房室模型密切相关,在实际工作中,不同时相的数据越明确,所获得的有关药代动力学参数就越真实。

1. 静脉注射二房室模型一级动力学过程的数学公式

$$C = Ae^{-\alpha t} + Be^{-\beta t} \tag{2-5}$$

2. 血管外给药二房室模型一级动力学过程的数学公式

$$C = Ae^{-\alpha t} + Be^{-\beta t} + Ge^{-K_a t} \tag{2-6}$$

在药代动力学研究中,通常是根据实际获得的药物浓度-时间数据结果,判断是选择房室模型还是选择非房室模型进行相应参数的计算,并进一步分析其特点。

三、血药浓度-时间曲线下面积

（一）AUC 的概念及意义

以血浆药物浓度（简称血药浓度）为纵坐标,以相应时间为横坐标,绘出的曲线为血药浓度-时间曲线,简称药-时曲线（图 2-5),坐标轴和血药浓度-时间曲线之间所围成的面积称为血药浓度-时间曲线下面积（AUC),简称曲线下面积。它可间接反映药物被在体内的总量,这在连续给药时比给药速度更为重要。AUC 是获得药物生物利用度的基础,也是统计矩学说相关参数的基础。

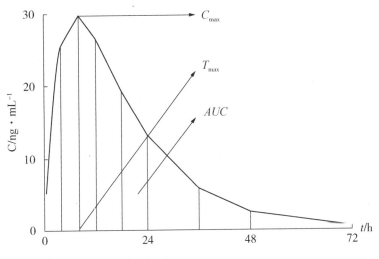

图 2-5 单次血管外给药后的血药浓度-时间曲线

（二）AUC 的计算

1. 梯形法

不需要判断房室模型,直接将血药浓度-时间曲线下面积根据每个血药浓度-时间数据划分成若干个区域,每个区域可近似地看作为一个梯形（图 2-6),将计算出的每一个梯形的面积相加,则得到 AUC 的值。

应用梯形法计算 AUC,在药代动力学、药物生物利用度和生物等效性等研究中最为常用。其公式为：

$$AUC_{0-t} = \sum_{i=1}^{n} \frac{C_{i-1} + C_i}{2}(t_i - t_{i-1}) \qquad (2-7)$$

$$AUC_{0\to\infty} = \sum_{i=1}^{n} \frac{C_{i-1} + C_i}{2}(t_i - t_{i-1}) + \frac{C_n}{K} \qquad (2-8)$$

在计算 AUC 时，为了减少误差，一般要求获得3个以上消除半衰期的血浆浓度-时间数据。在选用梯形法时，血浆浓度的时间间隔越短，结果越正确。当然，这会带来了技术上的困难，因此研究前的设计应全面、合理。

2. 积分法

当根据房室模型的方法获得相关药代动力学参数时，即可根据相应的血药浓度时间函数用积分法导出的公式，计算 $AUC_{0\to\infty}$。

（1）静脉注射给药。

一房室模型：$AUC = \dfrac{C_0}{K}$ \hfill (2-9)

二房室模型：$AUC = \dfrac{A}{\alpha} + \dfrac{B}{\beta}$ \hfill (2-10)

（2）血管外给药。

一房室模型：$AUC = A\left(\dfrac{1}{K} - \dfrac{1}{K_a}\right) = \dfrac{FX_0}{KV}$ \hfill (2-11)

二房室模型：$AUC = \dfrac{A}{\alpha} + \dfrac{B}{\beta} + \dfrac{G}{K_a}$ \hfill (2-12)

四、表观分布容积

（一）表观分布容积的概念

药物进入机体后，不同组织与体液中的实际药物浓度并不相同。但在进行药代动力学计算时，可设想药物是均匀地分布于各种组织与体液中，且其浓度与血液相同，在这种假设条件下药物分布所需的容积称为表观分布容积（apparent volume of distribution，V_d）。因此，表观分布容积是一个数学概念，并不代表具体的生理空间，用来估算在给予一定剂量的药物后，机体接触药物的程度与强度。它是代表给药剂量或体内药物总量与血浆药物浓度相互关系的一个比例常数。

$$V_d = \frac{D_t}{C_t} \qquad (2-13)$$

$$D_t = V_d \times C_t \qquad (2-14)$$

D_t 表示给药 t 时间后，机体内的总药量；C_t 表示给药 t 时间后，血浆中药物的浓度。

（二）表观分布容积的计算

1. 静脉注射给药

一房室模型：$V_d = \dfrac{X_0}{K \cdot AUC_{0\to\infty}}$ \hfill (2-15)

二房室模型：$V_d = \dfrac{X_0}{\beta \cdot AUC_{0\to\infty}}$ （2 – 16）

2. 血管外给药

一房室模型：$\dfrac{V_d}{F} = \dfrac{X_0}{K \cdot AUC_{0\to\infty}}$ （2 – 17）

二房室模型：$\dfrac{V_d}{F} = \dfrac{X_0}{\beta \cdot AUC_{0\to\infty}}$ （2 – 18）

（三）表观分布容积的应用

1. 估算血容量及体液量

某些药物只分布在某一部分体液，其表观分布容积就等于该体液的容积。例如：依文思蓝的分布只限于血浆内，故测定其 V_d 即可求得机体的总血容量；安替比林分布到全身体液中，可根据其 V_d 的变化，判断机体是水潴留还是脱水。

2. 反映药物分布的广度和药物与组织结合的程度

许多酸性有机药物，如青霉素、硫黄等，或因脂溶性小，或因与血浆蛋白结合力高，不易进入组织，其 V_d 值常较小，为 0.15～0.3 L/kg；与此相反，碱性有机药物如苯丙胺、山莨菪碱等，易被组织所摄取，血液中浓度较低，V_d 值常超过体液总量（60 kg 的正常人，体液约 36 L，即 0.6 L/kg）。例如，地高辛的 V_d 达 600 L（10 L/kg），说明药物在深部组织大量储存。因此，当药物具有较大的表观分布容积时，其消除缓慢，蓄积毒性通常要比 V_d 小的药物大。

3. 根据表观分布容积调整剂量

不同患者应用同一药物制剂后，由于表观分布容积的不同而有不同的血药浓度。通常药物的表观分布容积与体表面积成正比，故用体表面积估算剂量比较合理，尤其是在小儿用药或使用某些药物（如抗癌药物）时。

五、半衰期

（一）半衰期的概念

生物半衰期（biological half-life time）是指药物效应下降一半的时间。血浆半衰期（plasma half-life time, $t_{1/2}$）是指药物的血浆浓度下降一半所需的时间。药代动力学的计算，一般是指血浆半衰期，某些药物也采用血清或全血半衰期，但此时应加以说明。

消除半衰期是指消除相时血浆药物浓度降低一半所需的时间，可以表示药物在体内（包括尿排出、生物转化或其他途径的消除）消除速度。经过 5～7 个半衰期，体内的药物绝大部分已消除。然而，半衰期可因用药剂量、年龄、蛋白结合、合并用药、疾病（特别肝和肾）、影响尿排泄的 pH 等因素而改变，因此，药物的消除半衰期在调整给药剂量和调整给药间隔时间等方面有重要的作用。

（二）消除半衰期的计算

$$t_{1/2} = \dfrac{0.693}{K}$$ （2 – 19）

式中，K 为一房室模型消除速率常数。

$$t_{1/2\beta} = \frac{0.693}{\beta} \qquad (2-20)$$

式中，β 为二房室模型 β 相消除速率常数。

从上二式可见，当药物在体内符合一级动力学过程时，其消除半衰期与血药浓度水平无关。

六、清除率

（一）清除率的概念

清除率（clearance，CL）是指单位时间内机体清除药物的速率，其单位有 L/h、mL/min 等。总清除率包含肾外清除率和肾清除率。总清除率等于各清除率的总和。

（二）清除率的计算

1. 根据给药剂量与药时曲线下面积的比值计算

$$静脉给药：CL_{总} = \frac{X_0}{AUC} \qquad (2-21)$$

$$血管外给药：CL_{总} = \frac{FX_0}{AUC} \qquad (2-22)$$

另外，通过血管外途径给予的药物，其 F 值一般是未知的，其清除率又可表示为：

$$\frac{CL_{总}}{F} = \frac{X_0}{AUC} \qquad (2-23)$$

式中，$\frac{CL_{总}}{F}$ 为表观清除率。

2. 根据药物中央室分布容积与药物消除速率常数的乘积计算

一室模型：$CL = KV_d$ (2-24)

二室模型：$CL = K_{10}V_1$ (2-25)

3. 根据药物的排泄数据计算

药物肾清除率（CL_R）指每分钟有多少毫升血浆中的药物被肾清除，当药物部分或全部以原形从肾排泄时，可以下式计算 CL_R：

$$CL_R = \frac{UV}{C} \qquad (2-26)$$

式中，U 为尿液药物浓度，V 为每分钟尿量，C 为血浆药物浓度。

七、稳态血浆浓度

（一）多次给药后血药浓度达稳态的特点

临床应用药物，往往需要经过连续多次给药，才能达到有效的治疗目的。在恒定给药间隔时间重复给药时，可产生一个"篱笆"型的血浆药物浓度曲线，如果给药间隔短于完全清除药物的时间，药物可在体内积累，随着给药次数的增加，药物在体内的积累越来越多，当一个给药间隔内的摄入药量等于排出量时，此时的血浆浓度称为稳态血浆浓度（steady state plasma concentration，C_{SS}），见图 2-6。

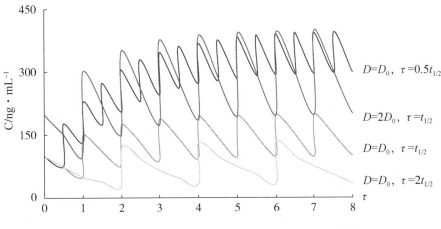

图2-6 多次静脉注射给药后的血药浓度-时间曲线

此时,任一间隔内的药物浓度时间曲线基本相同,但血药浓度在一定范围内波动。在每一次给药后都会出现最大的血药浓度[峰浓度(peak concentration),$(C_{SS})_{max}$]和最小的血药浓度[谷浓度(trough concentration),$(C_{SS})_{min}$]。峰浓度与谷浓度的大小与单位时间的用药量有关(给药速率),即与给药间隔时间(τ)和给药剂量(维持剂量,D_m)有关。

图3-7描述了不同给药方案的药时曲线。由图中可见:①维持剂量一定时,给药间隔越短,稳态血药浓度越高,波动越小。②给药间隔一定时,给药剂量越大,稳态血药浓度越高,但峰浓度与谷浓度的比值不变。③不管给药间隔与给药剂量的大小如何,经过5个半衰期后,药物血浓度水平趋近稳定状态,6~7个半衰期后,达到稳态水平。

所以,药物到达稳态的时间只与其半衰期的长短有关,一般给药后6~7个半衰期到达稳态。因此,对于那些半衰期长(如半衰期为24 h,则需要6~7 d达到稳态)的药物来说,为了使血药浓度尽早达到稳态发挥疗效,常常先给予一个负荷剂量,然后给予维持剂量。

临床使用药物,最佳效果是维持药物的$(C_{SS})_{max}$小于药物的最低中毒浓度,$(C_{SS})_{min}$大于药物的最低有效浓度。

(二)多次给药达稳态时的血药浓度计算

1. 最高稳态血药浓度

$$(C_{SS})_{max} = \frac{(C_1)_{max}}{1 - e^{-K\tau}} \tag{2-27}$$

2. 最低稳态血药浓度

多次静脉注射给药:

$$(C_{SS})_{min} = \frac{X_0}{V} \frac{e^{-K\tau}}{1 - e^{-K\tau}} \tag{2-28}$$

多次血管外给药:

$$(C_{SS})_{min} = \frac{FX_0 K_a}{V(K_a - K)} \frac{e^{-K\tau}}{1 - e^{-K\tau}} \qquad (2-29)$$

3. 平均稳态血药浓度

多次静脉注射给药：

$$C_{av} = \frac{X_0}{VK\tau} = 1.44 \frac{X_0}{V} \frac{t_{1/2}}{\tau} \qquad (2-30)$$

多次血管外给药：

$$C_{av} = \frac{FX_0}{VK\tau} = 1.44 \frac{FX_0}{V} \frac{t_{1/2}}{\tau} \qquad (2-31)$$

不考虑给药途径：

$$C_{av} = \frac{AUC_{SS}}{\tau} \qquad (2-32)$$

4. 静脉输注的稳态血药浓度

$$C_{SS} = \frac{k_0}{VK} \qquad (2-33)$$

八、积累系数

积累系数（R）又称为积累因子，用来反映多次给药后，药物在机体内的积累程度。

$$R = \frac{(C_{SS})_{max}}{(C_1)_{max}} = \frac{(C_{SS})_{min}}{(C_1)_{min}} = \frac{1}{1 - e^{-K\tau}} = \frac{AUC_{SS}}{AUC_{1,0-\tau}} \qquad (2-34)$$

药物的积累程度与药物本身的消除速率常数或半衰期以及给药间隔有关，因此，半衰期不同的药物，必须注意其用药间隔时间。药物积累系数乘以每次给药量即可得其稳态时的体内平均药量。

九、负荷剂量

（一）负荷剂量的概念

临床上为了使药物浓度尽快到达稳态从而尽早发挥疗效，常常先给予一个较维持剂量大的剂量使药物浓度迅速达到稳态水平，然后在预定的给药间隔时间给予维持剂量维持稳态水平，这个在第一次使用的剂量称为负荷剂量（loading dose，D_L）。

（二）负荷剂量的计算

静脉注射给药：

$$DL = \frac{D_m}{1 - e^{K\tau}} \qquad (2-35)$$

血管外给药：

$$DL = \frac{D_m}{(1 - e^{K\tau})(1 - e^{K_a\tau})} \qquad (2-36)$$

当$\tau = t_{1/2}$时，式2-35和式2-36均可简化为：$D_L = 2D_m$。据此得出"给药间隔时

间等于药物的半衰期,首剂加倍"的负荷剂量用药原则。

十、生物利用度

(一)生物利用度的概念

生物利用度(bioavailability)指药物从制剂释放后,被吸收进入全身血循环的速度和程度,是生物药剂学(biopharmaceutics)的一项重要参数,是评价药物制剂质量的重要指标,也是选择给药途径的依据之一。

(二)绝对生物利用度与相对生物利用度

血管外给药后,可通过绝对生物利用度与相对生物利用度反映药物从制剂释放后,被吸收进入全身血循环的程度。绝对生物利用度指血管外给药后,吸收进入血循环的药物量占所给予的药物总量的比例;相对生物利用度指通过血管外途径给予两种制剂,二者吸收进入血循环的药物量在等剂量条件下的比例。

$$绝对生物利用度(F) = \frac{AUC_{血管外}}{AUC_{静脉注射}} \qquad (2-37)$$

$$受试制剂相对生物利用度(F_r) = \frac{受试制剂的 AUC}{参比制剂的 AUC} \qquad (2-38)$$

(三)血药峰浓度与达峰时间

达峰时间(T_{max})指药物在吸收过程中出现最大血药浓度的时间,可由下式算出:

$$T_{max} = \frac{1}{K_a - K} \ln \frac{K_a}{K} \qquad (2-39)$$

式中,K_a 为吸收速率常数。

血药峰浓度(C_{max})指药物在吸收过程中出现最大血药浓度,可由下式算出:

$$C_{max} = \frac{FX_0}{V} e^{-KT_{max}} \qquad (2-40)$$

式中,FX_0 为总吸收量,V 为表观分布容积,K 为消除速率常数。

血管外给药后,可用 C_{max} 与 T_{max} 反映药物从某制剂吸收进入全身血循环的速度。C_{max} 与吸收速率常数、消除速率常数、剂量有关,而 T_{max} 仅取决于吸收速率常数、消除速率常数,与剂量无关。在消除速率常数一定时,吸收速率越快,C_{max} 越高,T_{max} 越短。

某些药物的不同制剂即使其 AUC 相等(即吸收程度相等,相对生物利用度相等),由于吸收速度不同(图 2-7)在临床使用中会导致不同的疗效,甚至导致中毒。如制剂 3 无效,制剂 1 出现中毒浓度,而制剂 2 能保持一定时间的有效浓度,且不致引起中毒反应。

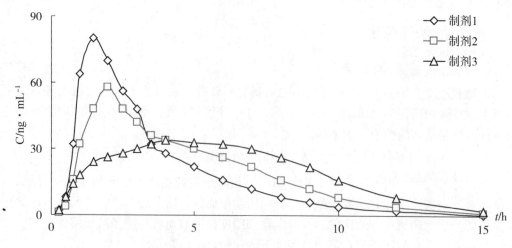

图2-7 某种药物三种不同制剂的血药浓度-时间曲线的比较

第三节 临床药代动力学应用

一、临床给药方案的拟定与调整

临床使用药物时,为达到合理用药的目的,根据使用者的具体情况及药物药效学和药代动力学的特点所拟定的药物治疗或试验计划称之为给药方案(dosage regimen)。其主要内容有用药品种、剂量、给药时间、给药途径、疗程、不良反应的防治措施等。

药物的临床疗效主要决定于药物在作用部位或组织中的浓度,以及组织对药物的敏感性。然而,在组织对该药的效应确定以后,同一浓度下的效应强度差异较少。但是,要测定作用部位药物的浓度,因为技术上或伦理上等方面的原因,往往比较困难。由于大多数药物在作用部位或组织中的浓度与血中药物浓度存在一定的比例关系,所以,可通过测定血药浓度的变化来间接反映作用部位浓度的变化。而血药浓度可受吸收、分布、生物转化和排泄等四个方面因素所影响,因此,新药临床研究的用药或个体化的用药(剂量个体化)要达到安全有效的目的,就必须借助药代动力学方法来确定给药剂量、给药时间、给药途径以及疗程等,从而拟定合理的给药方案。

拟定给药方案的基本要求是使血药浓度保持在有效的治疗水平上而不引起毒性反应,即将血药浓度范围控制在最低有效浓度(MEC)与最低中毒浓度(MTC)之间的药物的治疗浓度范围内。常用药物的有效治疗浓度范围可从有关文献获得。

新药的临床研究,必须根据其药代动力学特点拟定合理的给药方案,并在研究过程中优化给药方案。然而,许多早已上市的常用药物,由于历史上条件的限制,其药代动力学研究不深入,往往沿用传统的临床经验确定的给药方案。随着医学、药学等研究的手段和方法不断发展,目前合理用药方案的研究,不仅限于新药,老药也有必要进行更合理的用药方案的研究。

（一）给药途径的选择

临床上选择给药途径，主要取决于药物的理化性质（如溶解度、刺激性）、吸收、代谢、排泄情况和患者的状态，这里仅从药代动力学的角度，对几种主要给药途径的特点作出比较。

1. 静脉内给药

静脉注射能将药物直接输入血循环，可迅速产生药理效应，适用于在胃肠道或组织内不易吸收或有明显首过消除的药物，以及肌内注射或皮下注射有强烈刺激性而引起难以忍受的疼痛的药物。临床上适用于一次用药有效及治疗指数大、血药浓度或组织药浓度允许有较大波动的药物，重复多次用药才能达到治疗效果时，也可采用此法。

然而，由于静脉注射给药血药浓度或组织药浓度波动很大，如药物治疗指数较小则影响药物的安全性，半衰期过短的药物频繁静脉注射会给患者带来痛苦。因此，对治疗指数较小或半衰期过短的药物，应采用静脉滴注给药，以保持波动较小的有效血药浓度。临床上许多药物常采用静脉滴注给药，如氨茶碱、利多卡因、硝普钠、去甲肾上腺素、青霉素类及头孢菌素类等。

2. 肌内给药及皮下给药

肌内及皮下给药都是较常用的给药途径。血药浓度可比静脉给药持久，其生物利用度与注射部位的血流速率、药物的离子化及脂溶性、注射剂的浓度与体积、药液的等渗度及合并应用的药物、制剂中的附加剂等有关。一般来说，药物的生物利用度：肌内注射＞皮下注射＞口服。然而，一些水溶性差的药物（如地高辛、安定等），肌内注射后，一旦溶液扩散并缓冲到生理pH时，引起缓慢而不完全的吸收，其生物利用度比口服时还低。此外，头孢氨苄肌内注射的生物利用度也不比口服时高，因此常用口服给药的方法。药物肌内注射的吸收一般比皮下注射快，然而，有些药物如胰岛素，皮下注射后吸收比肌内注射快，故临床主要采用皮下注射。因此，一种药物的肌内注射或皮下注射的吸收速度与程度，决不能主观地加以臆测，应进行生物利用度等有关研究作比较。

3. 消化道给药

口服是最常用的消化道给药途径，方便、经济、安全，适用于大多数药物和患者。然而，口服给药时，药物的吸收速度和生物利用度将会受到制剂和机体等方面多种因素的影响，从而干扰了治疗效果。特别是治疗范围较小的药物，如地高辛、奎尼丁、苯妥英等口服药物，应用时又常需反复多次给药，因此需进行血药浓度治疗监测，才能保证安全有效用药。

栓剂是最常用的直肠给药剂型。直肠给药时，肝脏首过消除会比口服给药少，然而，直肠给药的吸收主要通过被动扩散，没有主动转运的吸收部位，吸收速率与生物利用度比口服给药也要不规则得多，因此，药物改为栓剂时，有必要进行生物利用度的研究。此外，有些药物仅在胃肠道某部位能吸收，如铁和维生素 B_1 的吸收主要在小肠的近端；胆盐的吸收限于远端回肠；维生素 B_2 的吸收只在小肠近端；维生素 B_{12} 的吸收则在回肠。这些药物要通过胃肠道的特定部位才能吸收，故不宜应用直肠给药途径。

（二）不同给药方案的拟定

1. 单次给药

单次给药时，药物的血药浓度和药物效应维持的时间较短，但临床应用中，某些药物如镇痛药、麻醉药、驱虫药、催眠药、神经肌肉阻断药、诊断用药等，通常只需单次给药就可以达到预期效果。在这种情况下，根据治疗浓度的要求，只要掌握该药的一些基本的药代动力学参数，就可以确定单次给药的剂量。

（1）静脉注射给药。

单次快速静脉注射给药后，若药物在体内的分布符合一房室模型，在体内的消除为一级消除速率过程，则有

$$C = C_0 e^{-kt} = \frac{D}{V_d} e^{-kt} \tag{2-41}$$

假设 $t = n \cdot t_{\frac{1}{2}}$，由于 $t_{\frac{1}{2}} = \ln 2/K$，即 $Kt_{\frac{1}{2}} = \ln 2$，则上式可转化为

$$D = CV_d e^{kt} = CV_d e^{nkt_{1/2}} = CV_d 2^n = CV_d 2^{\frac{t}{t_{1/2}}} \tag{2-42}$$

由式 2-42 可知，如果已知药物的半衰期、表观分布容积，便可获得欲维持给药一段时间后血药浓度在某一水平时单次快速注射给药的剂量。

例：已知某药的体内分布符合一房室开放模型，$t_{1/2} = 1.286$ h，$V = 0.27$ L/kg，若有一个体重 50 kg 的患者，现希望注射足够的药量，使能在 5 h 内保持 500 μg/L 以上的血药浓度水平，问最少需注射多少药量？

解：$D = CV_d 2^{\frac{t}{t_{1/2}}} = 0.5 \times 0.27 \times 50 \times 2^{\frac{5}{1.286}} = 100$（mg）

（2）静脉滴注给药。

恒速静脉滴注给药时，如果滴注速率为 k_0，整个滴注时间为 T，则

1）从滴注开始到滴注结束，

$$C = \frac{k_0}{V_d K}(1 - e^{-Kt}) \tag{2-43}$$

2）滴注结束后，

$$C = \frac{k_0}{V_d K}(1 - e^{-KT})\, e^{-K(t-T)} \tag{2-44}$$

3）滴注过程中（即 $0 \leq t \leq T$），当 t 足够大，$e^{-Kt} \to 0$，式 2-43 简化为：

$$C = \frac{k_0}{V_d K} \tag{2-45}$$

此时，药物的滴注速率等于药物的消除速率，血药浓度达到稳态水平，即坪水平：

$$C_{SS} = \frac{k_0}{V_d K} \tag{2-46}$$

式 2-46 可转化为：

$$k_0 = \frac{D}{T} = V_d K C_{SS} = CL\, C_{SS} \tag{2-47}$$

得

$$D = V_d K C_{SS} T \tag{2-48}$$

4）假设 $\varepsilon = t/t_{1/2}$，由式 2-46 和式 2-43 得达坪分数 f_{SS}：

$$f_{SS} = \frac{C}{C_{SS}} = 1 - e^{-Kt} = 1 - e^{-\frac{t}{t_{1/2}}\ln 2} = 1 - 2^{-\varepsilon} \qquad (2-49)$$

一般地，当 $\varepsilon \geq 7$（即滴注时间等于或超过 7 个半衰期），$f_{SS} \geq 99.2\%$，此时可以认为血药浓度已达稳态水平。

5) 对于半衰期较长的药物，可以先采用快速静脉注射给予负荷剂量，使血药浓度迅速达到预期的坪浓度，然后通过静脉滴注维持，以减少血药浓度达到预期的稳态水平的时间。

$$D_L = \frac{k_0}{K} \qquad (2-50)$$

单次恒速静脉滴注给药方案的拟定，可以通过上述公式来确定滴注剂量、滴注速率和滴注时间以及负荷剂量。

例：已知某药的体内分布符合一房室开放模型，$t_{1/2} = 0.62$ h，$V = 0.312$ L/kg。若有一个使用该药的患者，体重 50 kg，静脉滴注该药 2 h，欲使其血药浓度在滴注结束后 3 h 内维持在 0.2 mg/L 水平，现用 200 mL 溶液作静脉滴入，问：①应加入多少剂量？②如静脉滴入控制在每毫升 12 滴，则每分钟应滴入多少滴？③如要立即起效，静脉注射首次剂量应多少？（即给予负荷剂量。）

解：① 由式 2-44 得：

$$D = \frac{CV_d KT}{(1 - e^{-KT}) e^{-K(t-T)}}$$

$$= \frac{0.2 \times 0.312 \times 50 \times 2}{1 - e^{-0.693/0.62 \times 2} e^{-0.693/0.62 \times 3}}$$

$$= 200 \text{ (mg)}$$

② 每分钟滴入滴数 = $\frac{总滴注滴数}{滴注时间} = \frac{200 \times 12}{2 \times 60} = 20$（滴/分钟）

③ $D_L = \frac{k_0}{K} = \frac{200/2}{0.693/0.62} = 89$（mg）

(3) 血管外（口服、肌内注射或其他非血管内途径）给药。

单次给药后，若药物在体内的分布符合一房室模型，在体内的吸收和消除为一级消除速率过程，则有

$$C = \frac{FDK_a}{V_d(K_a - K)}(e^{-Kt} - e^{-K_a t}) \qquad (2-51)$$

$$D = \frac{CV_d(K_a - K)}{FK_a(e^{-Kt} - e^{-K_a t})} \qquad (2-52)$$

根据式 2-52 可知，如果已知药物的半衰期、表观分布容积、生物利用度、吸收速率常数，便可获得欲维持给药一段时间后血药浓度在某一水平时单次血管外给药的剂量。

例：一个体重 50 kg 的患者，服用某一符合一室开放模型过程的药物，期望口服该药 8 h 后，血药浓度仍维持 0.65 mg/L，问该药应给多少剂量？已知该药 $K_a = 0.68$ L/h，$V_d/F = 9.9$ L/kg，$t_{1/2} = 23.5$ h。

解：由式 2-52 得

$$D = \frac{CV_d(K_a - K)}{FK_a(e^{-Kt} - e^{-K_a t})}$$

$$= \frac{0.65 \times 9.9 \times 50(0.68 - 0.693/23.5)}{0.68 \times (e^{-0.693/23.5 \times 8} - e^{-0.68 \times 8})}$$

$$= 392 \ (\text{mg})$$

2. 多次给药

通常多数药物需要重复多次给药才能达到预期的血药浓度，并维持在有效治疗浓度范围内。对于治疗指数大、血药浓度或组织药浓度允许有较大幅度波动的药物，较小剂量多次给药是一种安全的给药方式。对于治疗指数较小或浓度范围窄的药物，则需连续静脉滴注给药。

（1）多次快速静脉注射给药。

第 n 次快速静脉注射给药后，任一时刻（$0 \leq t \leq \tau$）体内血药浓度－时间关系可表示为：

$$C_n = \frac{D}{V_d} e^{-Kt} \frac{1 - e^{-nK\tau}}{1 - e^{-K\tau}} \quad (2-53)$$

稳态血药浓度（即稳态坪浓度）可表示为：

$$C_{SS} = \frac{D}{V_d} \frac{e^{-Kt}}{1 - e^{-K\tau}} \quad (2-54)$$

最高稳态血药浓度（即稳态峰浓度）可表示为：

$$(C_{SS})_{max} = \frac{D}{V_d} \frac{1}{1 - e^{-K\tau}} \quad (2-55)$$

最低稳态血药浓度（即稳态谷浓度）可表示为：

$$(C_{SS})_{min} = \frac{D}{V_d} \frac{e^{-K\tau}}{1 - e^{-K\tau}} \quad (2-56)$$

平均稳态血药浓度可表示为：

$$C_{av} = \frac{D}{V_d K \tau} \quad (2-57)$$

临床上，大多数药物常需连续多次给药才能达到治疗的目的，而这种治疗效果的保证有赖于血药浓度能维持在安全有效范围内，因此，拟订方案时，其平均稳态血浓度（C_{av}）是计算用药剂量的重要参数。

稳态血药浓度坪幅为：

$$(C_{SS})_{max} - (C_{SS})_{min} = \frac{D}{V_d} \quad (2-58)$$

1）确定给药间隔时间 τ。

由式 2-55 和式 2-56 得：

$$\tau = \frac{\ln\left[\frac{(C_{SS})_{max}}{(C_{SS})_{min}}\right]}{K} \quad (2-59)$$

由上式 2-59 可知，如果已知药物的半衰期、最小有效治疗浓度即 $(C_{SS})_{min}$ 和最大有效治疗浓度即$(C_{SS})_{max}$,便可获得欲维持血药浓度在最小有效治疗浓度和最大有效治疗浓度之间的水平时多次快速静脉注射给药的间隔时间τ。

由式2-57得:
$$\tau = \frac{D}{C_{av}V_dK} \tag{2-60}$$

由式2-60可知,如果已知药物的半衰期、平均稳态浓度、表观分布容积、给药剂量,便可获得在某剂量下欲维持平均稳态血药浓度水平时多次快速静脉注射给药的间隔时间τ。

例:已知某药的半衰期为3.0 h,表观分布容积为12 L/kg,患者体重60 kg,若给药剂量已确定为100 mg,欲维持稳态平均血药浓度为75 μg/L,请确定给药间隔时间τ。

解:由式2-60得:
$$\tau = \frac{D}{C_{av}V_dK} = \frac{100}{0.075 \times 12 \times 60 \times 0.693/3} = 8 \text{ (h)}$$

2) 确定给药维持剂量D。

由式2-55得:
$$D = (C_{SS})_{max}V_d(1 - e^{-K\tau}) \tag{2-61}$$

由式2-56得:
$$D = (C_{SS})_{min}V_d(e^{K\tau} - 1) \tag{2-62}$$

由式2-57得:
$$D = C_{av}V_dK\tau \tag{2-63}$$

由式2-58得:
$$D = [(C_{SS})_{max} - (C_{SS})_{min}]V_d \tag{2-64}$$

根据式2-61至式2-64四式可知,如果已知药物的最低有效治疗浓度即$(C_{SS})_{min}$、半衰期、表观分布容积,可确定有效剂量;如果已知药物的最大有效治疗浓度即$(C_{SS})_{max}$、半衰期、表观分布容积,可确定安全剂量;如果已知药物的最低有效治疗浓度、平均稳态浓度、最大有效治疗浓度、表观分布容积,可确定安全有效剂量。

例1:已知某药的半衰期为9.8 h,表观分布容积为10.1 L/kg,患者体重62 kg,若要使在12 h间隔内血药浓度不低于60 μg/L,请确定每次静脉注射给药剂量D。

解:由式2-62得:
$$D = (C_{SS})_{min}V_d(e^{K\tau} - 1) = 0.06 \times 10.1 \times 62 \times (e^{0.693 \times 12/9.8} - 1) - 50 \text{ (mg)}$$

例2:已知某药的半衰期为5.5 h,表观分布容积为135.3 L,治疗浓度范围为(210~950) μg/L,请确定静脉注射给药间隔时间及每次静脉注射给药剂量D。

解:由式2-59得:
$$\tau = \frac{ln\left[\frac{(C_{SS})_{max}}{(C_{SS})_{min}}\right]}{K} = \frac{\ln\frac{950}{210}}{0.693/5.5} = 12 \text{ (h)}$$

由式2-64得:
$$D = [(C_{SS})_{max} - (C_{SS})_{min}]V_d = (0.95 - 0.21) \times 135.3 = 100 \text{ (mg)}$$

3) 确定给药负荷剂量D_L。

要求首次给药后即达到稳态浓度，即 $C_{1(0)} = (C_{SS})_{max}$，$C_{1(\tau)} = (C_{SS})_{min}$，此时

$$\frac{D_L}{V_d} = \frac{D}{V_d} \frac{1}{1 - e^{-K\tau}} \quad (2-65)$$

即

$$D_L = \frac{D}{1 - e^{-K\tau}} = RD \quad (2-66)$$

当 $\tau = t_{1/2}$ 时，

$$R = \frac{1}{1 - e^{-Kt_{1/2}}} = \frac{1}{1 - e^{-\ln 2}} = 2 \quad (2-67)$$

将式 2-67 代入式 2-66 得

$$D_L = 2D \quad (2-68)$$

式 2-68 即是"当给药间隔等于药物的半衰期，首次剂量加倍"原则的基础。

例：已知某药的半衰期为 9.6 h，表观分布容积为 39.5 L，最大有效治疗浓度约为 1.73 mg/L，静脉注射给药间隔时间为 8 h，请确定维持剂量和负荷剂量。

解：由式 2-55 得：

$$D = (C_{SS})_{max} V_d (1 - e^{-K\tau}) = 1.73 \times 39.5 \times (1 - e^{-0.693 \times 8/9.6}) = 30 \text{ (mg)}$$

由式 2-66 得：

$$D_L = \frac{D}{1 - e^{-K\tau}} = \frac{30}{1 - e^{-0.693 \times 8/9.6}} = 68 \text{ (mg)}$$

（2）多次口服或肌内注射给药。

第 n（$n > 3$）次给药后，任一时刻（$0 \leq t \leq \tau$）体内血药浓度-时间关系可表示为：

$$C_n = \frac{FDK_a}{V_d(K_a - K)} \left(e^{-Kt} \frac{1 - e^{-nK\tau}}{1 - e^{-K\tau}} - e^{-K_a t} \frac{1 - e^{-nK_a\tau}}{1 - e^{-K_a\tau}} \right) \quad (2-69)$$

最高稳态血药浓度（即稳态峰浓度）可表示为：

$$(C_{SS})_{max} = \frac{FD}{V_d} \left(\frac{1}{1 - e^{-K\tau}} \right) e^{-Kt'_{max}} \quad (2-70)$$

最低稳态血药浓度（即稳态谷浓度）可表示为：

$$(C_{SS})_{min} = \frac{FK_a D}{(K_a - K) V_d} \left(\frac{1}{1 - e^{-K\tau}} - \frac{1}{1 - e^{-K_a\tau}} \right) \quad (2-71)$$

平均稳态血药浓度可表示为：

$$C_{av} = \frac{FD}{V_d K \tau} \quad (2-72)$$

血管外多次给药时，要使血药浓迅速达到稳态水平，首次给药也可以给予负荷剂量：

$$D_L = \frac{D}{(e^{-K\tau} - e^{-K_a\tau})} \left(\frac{1}{1 - e^{-K\tau}} - \frac{1}{1 - e^{-K_a\tau}} \right) \quad (2-73)$$

当 $K_a \tau \to \infty$，式 2-73 可简为式 2-66。

在临床应用中，当已知药物的 V_d、K、K_a、F 时，可结合上述公式进行给药方案的

剂量和间隔时间的设计。

例1：已知地高辛下列有关参数：$t_{1/2} = 39.3$ h，$V = 8.32$ L·kg，$F = 70\%$。患者体重50 kg，为维持地高辛血药浓度1 μg/L，每日给药1次，问每日用药多少？

解：由式2-72得：
$$D = \frac{C_{av}V_dK\tau}{F} = \frac{1 \times 8.32 \times 50 \times 0.693 \times 24}{0.7 \times 39.3 \times 1000} = 0.25 \text{ (mg)}$$

例2：普鲁卡因胺胶囊 $F = 0.8$，$t_{1/2} = 3.5$ h，$V_d = 126$ L。①若患者8 h口服1次，剂量为500 mg时，求 C_{av}。②若保持 C_{av} 为4 mg/L，每8 h口服1次，求 D。③若口服剂量为500 mg时，患者 $V_d = 85$ L，要维持 C_{av} 为4 mg/L，求 τ。

解：① $C_{av} = \dfrac{FD}{V_dK\tau} = \dfrac{0.8 \times 500}{126 \times \dfrac{0.693}{3.5} \times 8} = 2$ (mg/L)

② $D = \dfrac{C_{av}V_dK\tau}{F} = \dfrac{4 \times 126 \times 0.693 \times 8}{3.5 \times 0.8} = 1000$ (mg)

③ $\tau = \dfrac{FD}{C_{av}V_dK} = \dfrac{0.8 \times 500}{4 \times 85 \times 0.693/3.5} = 5.9$ (h) ≈ 6 (h)

(3) 多次静脉滴注给药。

临床上多次静脉滴注给药要比单次静脉滴注给药应用得更为广泛。多次静脉滴注给药时，

1) 维持剂量
$$D = \frac{V_dKT[(C_{SS})_{max} + (C_{SS})_{min}]}{2} + V_d[(C_{SS})_{max} - (C_{SS})_{min}] \quad (2-74)$$

式中，T为滴注持续时间。

2) 滴注速率
$$k_0 = \frac{D}{T} \quad (2-75)$$

3) 给药间隔时间
$$\tau = T + \frac{2.303}{K} \log \frac{(C_{SS})_{max}}{(C_{SS})_{min}} \quad (2-76)$$

4) 负荷剂量
$$D_L = V_d(C_{SS})_{max} e^{KT/2} \quad (2-77)$$

如果负荷剂量不是首次给予，若给予负荷剂量时血药浓度为 C_b，则式2-77可转化为：
$$D_L = V_d[(C_{SS})_{max} e^{KT/2} - C_b e^{-KT/2}] \quad (2-78)$$

例：已知某药 $K = 0.55$ 1/h，$V_d = 1.91$ L/kg，欲使该药最低稳态血药浓度为120 μg/L，最高稳态血药浓度为850 μg/L，现有某体重50 kg患者，需多次静脉滴注给药，如设定每次静脉滴注时间为0.5 h，请计算维持剂量、给药间隔时间、负荷剂量。

解：①由式2-74得：
$$D = \frac{V_dKT[(C_{SS})_{max} + (C_{SS})_{min}]}{2} + V_d[(C_{SS})_{max} - (C_{SS})_{min}]$$

$$= \frac{1.91 \times 50 \times 0.55 \times 0.5 \times (0.85 + 0.12)}{2} + 1.91 \times 50 \times (0.85 - 0.12)$$

$$= 105 \text{ (mg)}$$

② 由式 2-73 得：

$$\tau = T + \frac{2.303}{K} \log \frac{(C_{SS})_{\max}}{(C_{SS})_{\min}}$$

$$= 0.5 + \frac{2.303}{0.55} \log \frac{850}{120}$$

$$= 4 \text{ (h)}$$

③ 由式 2-77 得：

$$D_L = V_d (C_{SS})_{\max} e^{KT/2}$$

$$= 1.91 \times 50 \times 0.85 \times e^{0.55 \times 0.5/2}$$

$$= 93 \text{ (mg)}$$

3. 实际应用中的给药方案

在临床实践中，给药间隔宜选取易于控制的时间，如每 24 h、12 h、8 h、6 h 或 4 h，或每日给药 1、2、3、4、6 次，再调节相应的维持剂量，使维持剂量等于达到有效治疗浓度水平所必需的体内最小药量。选择剂量应考虑现有的制剂规格以及达到预期的稳态血药浓度的波动范围。

当 $t_{1/2} > 24$ h，一般每日给药 1 次，给药间隔小于 $t_{1/2}$，初始剂量高于 2 倍的维持剂量。

治疗窗较宽并且 $t_{1/2}$ 在 6~24 h 的药物，给药间隔通常应与药物的半衰期相当，负荷剂量大约为 2 倍的维持剂量。治疗浓度范围窄的药物则给药频度需要比较高，而维持剂量需要较低。有时使用缓释制剂较为理想。

当 $t_{1/2} < 6$ h，如果考虑重复给药，则治疗浓度范围要求比较宽。初始剂量等于维持剂量。对于那些治疗指数低的药物则应采用静脉输注给药。

（三）个体化给药方案的剂量调整

个体化给药方案的调整包括药物的种类、给药途径、给药时间、给药剂量等多方面的调整，以求达到最佳的治疗效果。这里主要探讨给药剂量调整的有关问题。

1. 根据分布性质作剂量调整

临床上的常用药物剂量，如按 mg/kg 计算，随年龄下降而提高。例如 7~12 岁小儿，剂量为正常人 125%，1~7 岁为 150%，2 周~1 岁为 200%，才能达到治疗浓度。剂量必须增大的原因和其表观分布容积（L/kg）较大有关。一般认为药物的表观分布容积与体表面积成正比。因此，儿科用药按体表面积计算用药剂量要比按千克体重计算用药剂量更合理得多。小儿的体重、年龄、体表面积与剂量换算关系见表 2-5。成人如体态肥胖，或药物治疗范围小（如抗癌药），亦应采用体表面积计算给药剂量：

$$\text{小儿剂量} = \frac{\text{体表面积}(m^2)}{1.7} \times \text{成人剂量} \quad (2-79)$$

$$\text{体表面积} = 0.0061 \times \text{身高 (cm)} + 0.0128 \times \text{体重 (kg)} - 0.1529 \quad (2-80)$$

表2-5 体重、年龄、体表面积与剂量关系

体重/kg	年龄	体表面积/m²	占成人量的百分比
3	新生儿	0.20	10%
6	3个月	0.33	17%
10	1岁	0.45	25%
20	5岁	0.80	42%
30	9岁	1.00	56%
40	12岁	1.30	69%

2. 根据药物处置变化作剂量调整

人体处于病理状态时，其对药物的处置（生物转化和排泄）过程往往发生改变，因此患者的给药方案应根据实际情况进行调整。患者给药方案的调整依据主要是通过治疗药物监测（therapeutic drug monitoring，TDM）获得。通过TDM可获得血液或其他体液中的药物浓度、药物的临床疗效等方面的信息，给临床合理用药带来很大帮助。但开展TDM也有局限，如可能给患者带来不适、需要熟练的技术人员和必要的仪器设备、增加患者的费用、周期长、不简便等，故在临床实际中，也可以根据其他途径获得的信息（如肌酐清除率的变化）进行给药方案的调整。

肝脏功能异常的患者，使用主要由肝脏转化消除的药物时，该药物的体内过程必然发生改变，其给药方案也应随肝功能的改变程度进行调整。但由于目前测定肝功能的一些指标（如转氨酶的高低）与肝病程度并不平行，不能反映肝病的真实程度，使给药方案的调整面临一定的困难。

肾脏功能异常的患者，使用主要由肾脏排泄消除的药物时，该药物在体内的消除、停留的时间等均发生改变，其给药方案也应随肾功能的改变程度进行调整。由于肾功能改变的程度可以比较准确地得到反映（根据肌酐清除率，或用菊粉测定），此时用药方案可以比较准确地加以调整（包括剂量和给药间隔时间）。

许多药物的肾清除率与肌酐清除率（CL_{cr}）呈正比关系，在正常情况下，机体每天血清肌酐的产生与消除维持一定的动态平衡（见式2-81），故肌酐清除率可通过测定血清肌酐值来估算。临床上，测定肾功能的常用方法是测定血清肌酐值，并以肾功能不全与肾功能正常情况下的肌酐清除率之比（RF）反映肾功能的变化（见式2-82）。

$$血清肌酐 = \frac{肌酐生成速率}{肌酐清除率} \qquad (2-81)$$

$$RF = \frac{患者\ CL_{cr}}{正常人\ CL_{cr}} \qquad (2-82)$$

（1）通过血清肌酐值计算肌酐清除率的公式。

1）成人（20~100岁）。

男性

$$肌酐清除率(mL/min) = \frac{(140 - 年龄) \times 体重(kg)}{72 \times 血清肌酐量(mg/dL)} \qquad (2-83)$$

$$\text{肌酐清除率}(\text{mL/min}) = \frac{1.23 \times (140 - \text{年龄}) \times \text{体重}(\text{kg})}{72 \times \text{血清肌酐量}(\mu\text{mol/L})} \qquad (2-84)$$

女性

$$\text{肌酐清除率}(\text{mL/min}) = \frac{(140 - \text{年龄}) \times \text{体重}}{85 \times \text{血清肌酐量}(\text{mg/dL})} \qquad (2-85)$$

$$\text{肌酐清除率}(\text{mL/min}) = \frac{1.04 \times (140 - \text{年龄}) \times \text{体重}}{\text{血清肌酐量}(\mu\text{mol/L})} \qquad (2-86)$$

2) 儿童（0～20岁）。

$$\text{肌酐清除率}(\text{mL/min}) = \frac{0.48 \times \text{身高}(\text{cm})}{\text{血清肌酐量}(\text{mg/dL})} \times \left[\frac{\text{体重}(\text{kg})}{70}\right]^{0.7} \qquad (2-87)$$

$$\text{肌酐清除率}(\text{mL/min}) = \frac{42.5 \times \text{身高}(\text{cm})}{\text{血清肌酐量}(\mu\text{mol/L})} \times \left[\frac{\text{体重}(\text{kg})}{70}\right]^{0.7} \qquad (2-88)$$

注意：对于肌肉发达、消瘦、过度肥胖的老年患者，直接测定肌酐清除率可能比通过测定血清肌酐值估算更准确。肌酐的产生与消除均随年龄的增加而下降，通常20岁以后，如果肾功能正常，其血清肌酐值始终维持恒定（1 mg/dL）。

(2) 调整维持剂量（D_m）。

调整肾功能不全患者的维持剂量的最简单的方法是维持稳态的平均未结合药物浓度：

$$F \cdot \frac{D_m}{\tau} = \text{未结合药物清除率} CLu \cdot \text{稳态平均未结合药物浓度} Cu_{ss,av} \qquad (2-89)$$

由式2-89得：

$$\frac{\text{肾功能不全患者}\frac{D_m}{\tau}}{\text{肾功能正常患者}\frac{D_m}{\tau}} = \frac{\text{肾功能不全患者} CLu}{\text{肾功能正常患者} CLu} \times \frac{\text{肾功能不全患者} F}{\text{肾功能正常患者} F} \qquad (2-90)$$

当生物利用度未变时，由式2-90得肾功能不全患者的给药速率：

$$\text{肾功能不全患者}\frac{D_m}{\tau} = \frac{\text{肾功能不全患者} CLu}{\text{肾功能正常患者} CLu} \times \text{肾功能正常患者}\frac{D_m}{\tau} \qquad (2-91)$$

例：一名23岁70 kg体重的男性患者，其肌酐清除率为13 mL/min，如庆大霉素的正常给药方案为每次80 mg，8 h，问该如何调整给药方案？已知55岁、70 kg体重的肾功能正常男性患者的肌酐清除率为77 mL/min。

解：由式2-82得该患者的RF值：

$RF = 13/77 = 0.17$

椐式2-91，其给药速率应为正常的1/6，故给药方案可选用如下调整：

给药方案调整A：维持剂量不变，给药间隔延长至6倍，即80 mg/（次/48 h）。

给药方案调整B：给药间隔不变，维持剂量减少至1/6倍，即13.3 mg/（次/8 h）。

给药方案调整C：给药间隔、维持剂量同时调整，使给药速率下降至1/6，如40 mg/（次/24 h）。

注意：上述3种方案达到稳态所需的时间和稳态的平均血药浓度是相同的，只是血药浓度波动及给药频率不同，临床上常常采用既能减少血药浓度波动幅度，又可降低给药频率的给药方案。

二、临床药代动力学研究

在新药的临床试验阶段,其临床药代动力学研究是不可或缺的重要研究内容。新药的临床药代动力学研究可阐明药物在人体内的吸收、分布、代谢和排泄等处置过程的动态变化规律,可为全面认识人体与药物间相互作用以及临床制定合理用药方案等提供关键依据。

(一) 健康志愿者药代动力学研究

健康志愿者药代动力学研究的目的是了解药物在体内吸收、分布和消除(代谢和排泄)的动态变化特点。由于各种疾病的病理状态均可不同程度地对药物的代谢动力学产生影响,通常选择健康受试者(成年男性和女性)来客观反映药物在人体的特征。如果试验药品的安全性较小,试验过程中可能对受试者造成损害,伦理上不允许时,可选用目标适应证的作为受试者。

健康志愿者的药代动力学研究包括单次与多次给药的药代动力学研究、进食对口服药物制剂影响的药代动力学研究、药物代谢产物的药代动力学研究、药物-药物药代动力学相互作用研究。

1. 单次给药药代动力学研究

本研究根据受试者的血药浓度-时间数据进行参数的估算,获得单次给药的主要参数,以全面反映药物在人体内吸收、分布和消除的特点。主要参数有:T_{max}(实测值)、C_{max}(实测值)、AUC、V_d 或 V_d/F、Kel、$t_{1/2}$、MRT、CL 或 CL/F。根据尿药浓度时间数据估算药物经肾排泄的速率和总量。对参数进行分析,说明其临床意义:①如是否具有非线性动力学特征?②个体差异是否较大?个体差异大($RSD > 50\%$)时,提示必要时需作剂量调整或进行血药浓度监测;AUC 集中于高低两极者提示可能有快代谢型、慢代谢型的遗传性代谢差异。③不良反应发生率和发生程度是否有剂量依赖性?④是否存在性别差异?⑤主要参数与国内外文献(同类药物或同一药物)或是否一致?

2. 多次给药药代动力学研究

当药物在临床上将连续多次应用时,需获得多次给药的特征。

本研究根据需获得的参数,包括达峰时间(T_{max})、稳态谷浓度(C_{ss_min})、稳态峰浓度(C_{ss_max})、平均稳态血药浓度(C_{ss_av})、消除半衰期($t_{1/2}$)、清除率(CL 或 CL/F)、稳态血药浓度-时间曲线下面积(AUC_{ss})及波动系数(DF)等。进行结果分析:①阐明多次给药时药物在体内的特征。②应与单次给药的相应的参数进行比较,观察它们之间是否存在明显的差异,特别在吸收和消除等方面有否显著的改变,并对药物的蓄积作用进行评价、提出用药建议。③考察药物多次给药后的稳态浓度(C_{ss}),药物谷、峰浓度的波动系数(DF),是否存在药物蓄积作用和/或药酶的诱导作用。

3. 进食对口服药物制剂影响的药代动力学研究

许多口服药物制剂的消化道吸收速率和程度往往受食物的影响。食物能减慢或减少药物的吸收,也可促进或增加某些药物的吸收。

本研究通过观察口服药物在饮食前、后服药时对药物,特别是对药物的吸收过程的影响，以期为后续制订科学、合理的用药方案提供依据。因此，研究时所进食的试验餐应是高脂、高热量的配方，以使食物对胃肠道生理状态的影响达到最大，使进食对所研究药物的影响达到最大。根据试验结果，与空腹比较，对进食是否影响该药吸收及其特征（T_{max}、C_{max}、AUC 等）进行分析和小结，对进食后药物的体内过程进行评估。

4. 药物代谢产物的药代动力学研究

若结果显示，药物主要以代谢方式消除，则其代谢物可能具有明显的药理活性或毒性作用；或作为酶抑制剂而使药物的作用时间延长或作用增强；或通过竞争血浆和组织的结合部位而影响药物的处置过程，因而代谢物的特征将会影响药物的疗效和毒性。因此，在进行这类原形药物单次给药、多次给药的时，应考虑同时进行代谢物的研究。但代谢物选择以及相应标准品来源需要综合考虑。

5. 药物-药物的药代动力学相互作用研究

当药物在临床上预期将与其他药物同时或先后应用，由于药物与药物间在吸收、与血浆蛋白结合、诱导/抑制药酶、存在竞争排泌或重吸收等方面均存在相互作用的可能。其中，合用药物与血浆蛋白的竞争性结合、对药物代谢酶的诱导或抑制等均可能导致试验药物血浆浓度明显升高或降低，导致药物发生毒性反应或疗效降低，从而需要调整用药剂量或给药间隔时间。因此，有必要进行药物-药物的药代动力学相互作用研究，以期尽可能明确引起相互作用的因素或机制，为制定科学、合理的联合用药方案提供依据。大多数相互作用研究选择在健康志愿者为研究对象。

（二）特殊人群的药代动力学研究

1. 肝功能损害的药代动力学研究

肝功能损害可使药物效应增加甚至引起毒性效应，其原因有：①多数药物血浆蛋白结合率降低，游离型药物浓度增加。②因肝药酶水平明显减少或活性降低，使通过肝药酶代谢消除的药物代谢速率和程度明显减退，使原形药浓度升高，消除半衰期延长。③肝内淤胆型肝病可使主要从胆汁排泄的药物的消除受到影响。需要进行肝功能损害的药代动力学研究的情况：①药物或其活性代谢物主要经肝脏代谢和/或排泄。②虽肝脏不是药物和/或活性代谢物的主要消除途径，但药物治疗范围窄等情况下，需考虑进行肝功能损害的药代动力学研究，并与健康志愿者的参数进行比较。

2. 肾功能损害的药代动力学研究

肾脏损害可改变主要经肾脏排泌的药物代谢动力学过程和效应。肾损害可引起药物或其代谢经肾排泄的明显降低，同时还可引起吸收、分布、代谢等过程的变化；肾损害越严重，这些变化越突出，甚至肾脏途径不是主要排泄途径的药物也可观察到。

对可能用于肾功能损害的药物，如药物和/或其活性代谢物的治疗指数小、药物和/或其活性代谢物主要通过肾脏消除，由于肾损害可能明显改变药物和/或其活性/毒性代谢物的特性，必须通过调整给药方案来保证这些用药的安全和有效时，需考虑在肾功能损害患者进行药代动力学研究，并与肾功能正常的人进行比较。

3. 老年人药代动力学研究

与正常成年人比较，老年人可存在胃酸分泌减少，消化道运动机能减退、血流减慢；体内水分减少，脂肪成分比例增加；血浆蛋白含量减少；肾单位、肾血流量、肾小球滤过率均下降；肝血流量减少，肝药酶水平与活性降低等改变。这均可导致药物在老年人体内的吸收、分布、代谢、排泄过程发生相应改变。当药物预期的适应证主要是老年人时，需要进行老年人药代动力学研究，从而可根据其特点选择药物，并调整给药剂量或间隔。老年人的药代动力学研究可选择老年健康志愿者或患者。

4. 儿科人群药代动力学研究

由于儿童具有胃液的 pH 低，胃肠蠕动慢；各组织水分的含量高；血浆蛋白含量低；血脑屏障处于发育阶段；对药物代谢的能力较弱等生理特点，因此，药物在儿童与成人的过程可能存在明显差异。因此，当药物预期的适应证主要是儿童，可在进行儿科人群药代动力学研究。另外，不同年龄阶段的儿童生长、发育有其各自的特点，其特点也各不相同。因而，进行研究时，应考虑拟应用疾病、人群、药物本身特点等情况酌情选取不同发育阶段的儿童进行。由于在儿科人群多次取血比较困难，可考虑采用群体药代动力学研究方法。

三、群体药代动力学研究

（一）群体药代动力学概述

群体药代动力学（population pharmacokinetics，PPK）是在药代动力学基础上发展起来的，即药代动力学的群体分析法。它将药代动力学基本原理和统计学方法相结合，对药物体内过程的群体规律、药代动力学参数统计分布及影响因素等进行研究，是药代动力学的分支学科。

群体（population）是根据不同药物的研究目的所确定的研究对象或患者的总体。群体方法（population approach）采用经典药代动力学模型与群体统计学模型结合起来的新型药代动力学研究方法，可定量考察群体或亚群体（subpopulation）中药物浓度的决定因素，即群体典型值、固定效应参数、个体间变异和个体自身变异等群体药代动力学参数，进一步研究给予标准剂量方案时群体典型的参数和群体中个体间的药代动力学特征变异性。

群体药代动力学主要研究药代动力学特性中存在的变异性，即确定性变异和随机性变异。确定性变异，又称固定效应（fixed effects），通常在一定时间内较为固定，如年龄、性别、身高、体重、合并用药、种族、性别、肝肾功能、饮食、吸烟、病理因素等。随机性变异，又称随机效应（random effects），如个体间差异，个体内变异，测定误差等。固定效应（结构）模型用于定量考察固定效应对药代动力学参数的影响，而统计学模型则主要用于表达个体间变异和个体自身变异。

群体药代动力学的目的在于：①研究群体药代动力学与药效动力学的整体特征，获得参数平均值、典型值（typical value；又称群体值，population value）。②了解固定效应对与药效动力学的影响。③评价随机效应的作用。

其应用特点和意义主要包括：①可直接考虑临床的实际情况，对各种病理生理等药代动力学的影响因素进行明确的细化和定量化的考察，结果更具有临床意义。②取样点少，不同个体取样时间不要求统一，有利于临床开展。③可进行药物相互作用研究，定量分析不同药物间的相互影响，并将药代动力学参数和药物疗效紧密结合，有助于个体化用药。

(二) 群体药代动力学研究数据分析方法

群体药代动力学研究数据分析方法，主要指非线性混合效应模型法（NONMEN法）。其他群体药代动力学数据分析方法还包括单纯集聚法与两步法。

1. 单纯集聚法

单纯集聚法（naive pooled data approach，NPD）是指将所有个体对象的原始数据按时间点求出均数，以药物浓度均值及时间进行曲线拟合，确定群体药代动力学参数。因其有把不同的个体数据当作一个个体，无视数据的各种差异；只能估算单项参数的均值，不能估算各参数的标准差；精确度很差等缺点，实用价值不大。

2. 两步法

两步法（standard two-stage method，STS）即经典的药代动力学研究方法。先将每一个体的时间血浓数据分别作曲线拟合，求得各个体的药代动力学参数，然后求算各参数的均值和标准差。其优点是每例的药代动力学参数较准确；所得参数的均数及标准差可反映数据与药代动力学模型的误差及测量误差。但缺点在于要求每例受试者取样点较多（常为 10～15 个），不易接受，如果每例受试者只有 2～3 个点，则无法拟合估算参数；受试者一般为健康志愿者或轻症患者，对特定群体的代表性差；往往过高估计参数的差异程度，尤其是个体间变异。

3. 非线性混合效应模型法

非线性混合效应模型法（NONMEN法）是广为采用的群体药代动力学参数测定方法。将患者少量的原始血浓数据集合在一起，同时考虑生理病理等影响药代动力学参数的因素，计算出群体药代动力学参数。适合于分析临床常规监测的稀疏数据。其优点是：切合临床实际用药情况；能处理临床收集的稀疏数据；每例患者取样少；全面地估算出各种参数；定量考察生理病理等因素对药代动力学参数的影响；各类参数有较好的点和区间估算。但有所需病例较多；不能对某一个体算出药代动力学参数等不足。

目前，NONMEM法已广泛应用于个体给药、药物评价、药物相互作用、群体药代动力学/群体药效学等研究。

群体药代动力学研究有着独特的优越性（如只需要群体中的个体提供 1～2 个标本），可为临床科学制定个体化给药方案，提高合理用药水平提供关键依据。目前，在新药研发（Ⅰ期、Ⅱ期、Ⅲ期临床试验）、治疗药物监测等方面得到越来越广泛的应用。

临床案例

某医院Ⅰ期临床试验研究室通过采用自身对照，在中国健康成年男性受试者中考察空腹及餐后口服头孢呋辛酯片的药代动力学差异。结果显示：与空腹口服头孢呋辛酯片比较，餐后口服头孢呋辛酯片的药代动力学后，T_{max} 延长 25.9%，C_{max} 增加 66.7%，AUC_{0-t} 增加 60.2%，$t_{1/2}$ 变化不明显，饮食可显著增加头孢呋辛酯的生物利用度。

问题：为什么饮食可以显著增加头孢呋辛酯的生物利用度？其临床意义是什么？

案例分析

食物可以延迟胃内容物的排出，降低胃排空速率，使酸分解机会增加，小肠中的吸收推迟。餐后给药，人体的胃空速度小，延长了药物在胃中的停留时间，增加难溶性和脂溶性药物的吸收。餐后用脂溶性药物会增加药物在体内的吸收，增加体内药物的总量，增加生物利用度。但要注意餐后用药可能会因血药浓度升高出现临床意义的不良反应。

另外，食物的存在可吸附水分，增加肠道内容物的黏度，妨碍药物向胃肠道壁的扩散，如西咪替丁、格列苯脲等，均受此影响导致吸收的减慢和减少，从而降低生物利用度。食物若与药物发生化学相互作用，如四环素类、异烟肼等可与 Ca^{2+}、Mg^{2+} 等形成难吸收的络合物，导致吸收程度的降低。尼卡地平、氨苄西林等可被氧化成二硫化物，使其生物利用度降低。

不同制剂由于处方工艺不同，食物对其生物利用度的影响可能不同。如果没有文献或相关证据，应开展餐后生物等效性研究，以预测食物对制剂生物利用度影响的相对趋势和程度，以及对生物等效性证据的影响。

【思考题】

1. 哪些因素影响药物在胃肠道的吸收？
2. 试述 K、AUC、V_d、CL、$t_{1/2}$、C_{ss} 的含义及其临床意义。
3. 试述临床药代动力学研究的类别。

【推荐阅读】

［1］SAMER C F, LORENZINI K I, ROLLASON V, et al. Applications of CYP450 testing in the clinical setting［J］. Mol Diagn Ther, 2013, 17 (3): 165-184.

［2］ZHANG H, GAO N, TIAN X, et al. Content and activity of human liver microsomal protein and prediction of individual hepatic clearance in vivo［J］. Sci Rep, 2015, 4 (5): 17671. doi: 10.1038/srep17671.

［3］GARONZIK S M, LI J, THAMLIKITKUL V, et al. Population pharmacokinetics of colistin methanesulfonate and formed colistin in critically ill patients from a multicenter study provide dosing suggestions for various categories of patients［J］. Antimicrob Agents Chemother, 2011, 55 (7): 3284-3294.

（钟国平 黄民）

第三章 治疗药物监测

第一节 治疗药物监测的概述

治疗药物监测（therapeutic drug monitoring，TDM）是20世纪60年代起，结合现代分析检测技术，在临床药理学和临床药代动力学领域形成和发展的一门应用性边缘学科。广义的治疗药物监测指临床上用以指导剂量个体化，使药物达到治疗目的的措施，包括药物效应监测和药物浓度监测。狭义的治疗药物监测仅指药物浓度监测，即根据药代动力学的原理，应用现代先进的分析技术，测定血液或其他体液中的药物浓度，获得有关药代动力学参数，设计或调整给药方案，从而保证临床上安全、有效、经济地使用药物。

同样的给药方案对不同患者疗效的差异，一直是困扰临床医生的一个难题。如何根据每个患者的具体情况，制定有效而安全的个体化药物治疗方案，从而实现个体化精准合理用药一直是临床医生的梦想和目标。虽然可通过按体重、体表面积、不同年龄等方法计算调整用药剂量，但由于影响药物体内过程的因素众多，患者情况千差万别，因此仍未能很好地解决这一问题。

有些药物具有客观而简便的效应指标，可根据其临床表现和生化指标判断疗效，并据此调整患者的剂量，而不需测定药物浓度。良好的临床指标总是优于血药浓度监测。例如，可通过观察血压的下降程度来判断降压效果，调整降压药的剂量；可根据凝血酶原时间的测定调整抗凝药的剂量；可直接通过水肿程度调整利尿药的剂量；可直接通过血糖值、尿糖值来调整降糖药的剂量。上述通过药物具有的客观而简便的效应指标调整剂量的方法属于药物效应监测。

当药物本身并不具有客观而简便的效应指标时，如果仅凭临床经验反复摸索，寻找合适的治疗方案，可能使患者得不到有效的治疗，延误病情，或者出现药物中毒反应。例如，应用抗癫痫药苯妥英（phenytoin）预防大发作，使用常用量（300 mg/d）时，大多数患者可获得预防效果，但少数患者却可导致中毒，产生中枢神经系统功能紊乱。苯妥英作为预防作用的药物，根据其药物效应作为剂量个体化的标准是不现实的。

因此，治疗学家们开始注意到血药浓度与药物疗效和毒性间的关系。研究显示，许多药物的血药浓度与药理效应强度间有很好的相关性，并已找出其相应的有效血药浓度范围（即治疗窗：最低有效浓度与最低中毒浓度之间的范围），如强心苷、抗心律失常药、抗惊厥药、锂、三环抗抑郁药、茶碱类、部分免疫抑制剂和抗炎药及多种抗生素等。近年来，越来越多药物的有效血药浓度范围及中毒浓度也相继确定。以血药浓度为客观依据，运用药代动力学理论指导制定合理用药方案的优越性，日益为广大临床医生接受和采用，从而促进了治疗药物监测的发展，血药浓度监测已逐步发展成为治疗药物监测的主要内容。

TDM 现已成为指导临床个体化给药的重要依据，是近代药物治疗学划时代的重大进展之一，并成为临床药理学的重要内容。医院分级管理规定：三级医院要求开展血药浓度监测工作，可见其重要性及公认度。TDM 在临床上可应用于：制定、调整治疗方案；药物无效或中毒的诊断和处理；了解患者是否遵医嘱用药；提供医学治疗上的法律依据等。

一、血药浓度与治疗药物监测

（一）血药浓度与药理效应

药物通过各种给药途径进入血循环后，未与血浆蛋白结合的游离型药物随血流分布到各器官组织，与作用部位或受体部位结合。药物在组织中的分布及与靶器官或组织的作用部位或受体部位的作用（主要通过范德华键、氢键、离子键或共价键等方式），是一种可逆的生理生化过程，并且处于动态平衡之中，血液中的药物浓度与细胞外液及细胞内的药物浓度存在一个可逆的平衡，即血药浓度与靶位药物浓度的比值是恒定的。因此，直接检测靶器官或组织的药物浓度（即受体周围的游离药物浓度）是最理想的方法。但实际工作中由于技术上的困难与及医学伦理道德规范的限制，要直接采集人体组织样品测定作用部位或受体部位的药物浓度不具备临床可行性。因此，只能寻找间接指标来判断药物在受体部位的浓度。

当药物在体内达到分布平衡时，虽然血液和靶器官或组织的药物浓度不一定相等，但由于血药浓度与靶器官或组织药物浓度的比值恒定，因此，血液中的药物浓度就可间接地反映药物在受体部位的浓度，可间接地影响药物的药理效应强度，血药浓度与药物的药理效应有良好的相关性。例如：地高辛（digoxin）在多数人的血清和心肌中的浓度之比可因个体差异及时间的差异而稍有变化，但通常维持在 1/50～1/40 的范围内，所以，可测定地高辛的血药浓度来反映心肌中的药物浓度，并结合临床疗效来调整剂量。许多血药浓度与药物的药理效应具有的良好的相关性。例如：苯妥英（phenytoin）在大部分患者抗惊厥和抗心律失常的有效浓度为 10～20 μg/mL，而在血药浓度达到 20～30 μg/mL 时出现眼球震颤，30～40 μg/mL 时出现运动失调，超过 40 μg/mL 可出现精神异常的毒性反应。水杨酸（salicylic acid）的血药浓度与疗效、毒性关系也很密切：50～100 μg/mL 时可镇痛，＞250 μg/mL 时可抗风湿，350～400 μg/mL 时可抗炎，＞550 μg/mL 时可出现中毒反应，1600～1800 μg/mL 时可致死。

血液中的药物有两种形式，一是与血浆蛋白结合的结合型药物，另一是游离型药物。只有游离型的药物才能通过细胞膜到达作用部位，产生药物疗效，因此测定游离型药物浓度才能较好地间接反映药物在作用部位的浓度。但由于检测技术上的困难，目前普遍以血浆药物总浓度作为药物在作用部位浓度的检测指标。一般情况下，药物的总浓度及其变化能够反映出药理作用的强弱及持续时间的长短，但是在一些药物血浆蛋白结合率发生变化的情况下，药物总浓度的变化与游离型药物浓度变化并不平行。因此，血中游离型药物浓度与药理效应关系更为密切，克服游离型药物浓度测定上的困难，对真实反映血药浓度与药理效应之间的关系极为重要。

（二）血药浓度与剂量

研究表明，药物的药理作用与血药浓度之间的相关性较之药理作用与给药剂量的相关性要好得多。例如，小鼠、大鼠及家兔给予相同剂量的环己巴比妥（cyclobarbital）（100 mg/kg）时，由于代谢速度在各动物中显著不同，维持时间可相差4～7倍，但苏醒时的血药浓度却非常相似，即在血浆药物浓度为60 μg/mL时，恢复了翻正反射。保泰松（phenylbutazone）在兔与人抗炎作用的有效剂量分别为300 mg/kg及5～10 mg/kg，相差数十倍，但其有效血浓度都在100～150 μg/mL。癫痫患者服用苯妥英（phenytoin），每日剂量均为300 mg时，实际测得血清苯妥英浓度却相差很大。因此，与剂量相比，血药浓度和药理效应的相关性更强。

（三）有效血药浓度范围

当血药浓度高于一定水平时，容易出现毒性反应；当血药浓度低于一定水平时，则不表现出药理效应。有效血药浓度范围（therapeutic range）也称为治疗浓度范围、治疗窗（therapeutic window），是指最低有效浓度（minimum effect concentration，MEC）与最低毒副反应浓度（minimum toxic concentration，MTC）之间的血药浓度范围。临床上常将此范围作为个体化给药的目标值，以期达到最佳疗效并避免毒副反应。MTC与MEC的比值通常为2～3，如大于5，则该药有较大的安全性；同一药物在治疗要求不同时，该比值也可不相同（表3-1）。由于各种个体因素对药物浓度和药物效应的影响，有效血药浓度范围与无效浓度、毒副反应浓度之间可有部分交叉重叠（图3-1）。

表3-1 药物的有效血药浓度范围（治疗浓度范围、治疗窗）及其高低浓度比值

药物	治疗的疾病	有效血药浓度范围/μg·mL^{-1}	高低浓度比值
地高辛（digoxin）	充血性心力衰竭	0.000 6～0.002 0	3.33
洋地黄毒苷（digitoxin）	充血性心力衰竭	0.01～0.02	2.00
华法林（warfarin）	血栓性静脉炎	1～4	4.00
普萘洛尔（propranolol）	心绞痛	0.01～0.10	10.0
氨茶碱（aminophylline）	哮喘	6～20	3.33
阿米替林（amitriptyline）	内源性抑郁症	0.05～0.14	2.80
奎尼丁（quinidine）	心律失常	3～6	2.00
普鲁卡因胺（procainamide）	心律失常	4～8	2.00
利多卡因（lidocaine）	室性心律失常	1.2～5.6	4.67
苯妥英（phenytoin）	癫痫及心律失常	10～20	2.00
苯巴比妥（phenobarbital）	癫痫	10～25	2.50
庆大霉素（gentamicin）	细菌感染	1～10	10.00
水杨酸（salicylic acid）	类风湿性关节炎	100～300	3.00
	疼痛	20～100	5.00
	风湿热	250～400	1.60

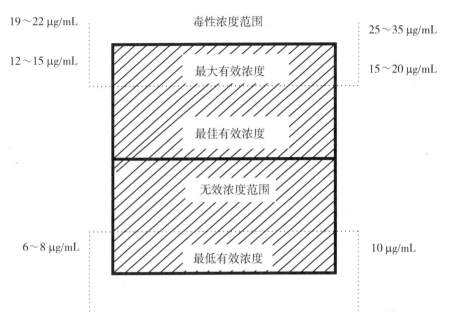

图 3-1　有效血药浓度范围（以苯妥英和苯巴比妥为例）

有效血药浓度范围只是一个统计学结论，是建立在临床观察的基础之上，对大部分人而言有效且能耐受的范围。不同的文献给出的有效血药浓度范围可能有所不同，它仅能作为一个粗略的参考范围，它表示某种药物在特定的浓度范围内，出现疗效反应的频率高，而出现不能耐受的毒性反应的频率低。所以不能简单地认为，在此范围内的药物浓度对所有的患者均是安全的，而只能说在此范围内对大多数患者药物呈现治疗作用，而血药浓度高于这一范围就可能出现毒性反应。事实上，不存在一个对所有人都有效而无毒副反应的浓度范围。例如，在大多数患者呈现治疗反应的地高辛浓度，对伴有低钾血症、高钙血症、酸碱平衡障碍或进展性冠心病患者则太高，有时当血药浓度处在亚治疗范围，即出现较强的治疗作用或当药物浓度已处在中毒浓度范围了，才出现相应的作用。此外，如患者同时使用交感兴奋或交感阻滞药时，会出现治疗浓度范围的改变。若同时给予中枢镇静剂，苯妥英处在治疗浓度范围也可能引起中毒表现。这些现象表明，血药浓度与药理效应之间的相关可能因某些因素而产生变异，致使有效浓度范围在某个患者体内显著地不同于一般人。

二、影响血药浓度的因素

血药浓度有全血药物浓度、血浆药物浓度、血清药物浓度三种，这三种药物浓度彼此有规则地相关。由于测定血清药物浓度时，部分药物往往因吸附在血凝块上而丢失，测定全血药物浓度，技术上常有困难，因此，在临床上测定血浆药物浓度应用较广。通常指的血药浓度即是血浆药物浓度，如是全血药物浓度或血清药物浓度，应予以说明。

影响血药浓度的因素很多，概括为药物因素及机体因素两个方面。

（一）药物因素

同一药物可有许多种剂型，不同剂型或同一剂型制剂由于生产单位、生产时间的不同，其原料、赋形剂和加工工艺等均可能有差异，这些常常可一定程度地影响药物的吸收，从而引起体内药物浓度、产生效应的速度、效应强度以及效应维持时间的变化，最终影响疗效，甚至无效或中毒。

药物本身的理化特性影响其溶解速度，水合药物、无水药物、有机溶剂药物在水中的溶解速度依次递增，但受温度影响。例如，在30 ℃时，无水氨苄青霉素的溶解度为 12 mg/mL，三水合氨苄青霉素为 8 mg/mL，服用同剂量后，血药浓度前者较后者高。

对于口服固态剂型，最主要的因素就是药物的溶出速度，因为药物只有溶出后才能被胃肠上皮细胞吸收。制剂的溶解速度、制剂的表面积和制剂的溶解程度有关。例如，普通片剂、胶囊剂、颗粒剂、干混悬剂等，制剂的溶解速度、制剂的表面积、制剂的溶解程度均依次增加，因此等剂量使用时，其血药浓度的波动范围也增加。盐化药物往往比没有盐化的药物溶解速度快。因此，制剂的辅料、制造工艺的不同，可影响药物的生物利用度，从而影响血药浓度。对于有效血药浓度范围较窄的药物如地高辛，一方面要严格控制制剂质量，另一方面同一患者最好使用同一批号的产品。

（二）机体因素

机体因素是影响血药浓度的重要原因，也是临床药物剂量个体化的基础。用药后到出现药理效应的全过程的主要影响因素见图3-2。

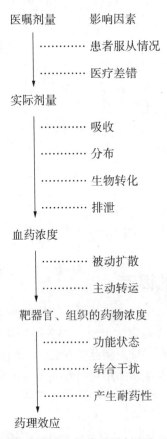

图3-2　剂量、血药浓度与药理效应的关系及其影响因素

1. 生理及病理因素

(1) 年龄。年龄对血药浓度有较明显的影响，不少药物在新生婴儿、儿童、成人及老年人的体内过程均不相同，因而影响血药浓度。

新生婴儿因为肝微粒体酶的活性、水平较低，对药物的代谢能力有限，药物体内过程常与成人不同。例如，刚出生 2～68 天的婴儿，单次肌内注射氨苄青霉素 10 mg/kg 后，2～7、8～14、15～30、31～68 天 4 个年龄组的血药浓度范围、维持时间均不同，其半衰期分别为 4.0、2.8、1.7、1.6 h。研究显示，青霉素（penicillin）、氨苄青霉素（ampicillin）、乙氧萘青霉素（nafcilline）、磺胺类（sulfanilamide）、氯霉素（chlormycetin）、地高辛（digoxin）、地西泮（diazepam）、保泰松（phenylbutazone）等药，新生儿与成人的吸收相等；萘啶酸（nalidixic acid）、利福平（rifampicin）、苯妥英（phenytoin）、苯巴比妥（phenobarbital）、醋氨酚（paracetamol）等药，新生儿的吸收较成人慢。

对于老年人，由于其机体各器官组织的功能、状态等均有不同程度的减退，如消化系统、泌尿系统功能减退等，从而影响血药浓度。

(2) 性别。某些药物的体内过程与性别有关，不同性别有时可存在显著性差异。例如男性对氯氮卓（chlordiazepoxide）、磺胺二甲嘧啶（sulfadimidine）等药物的清除要比女性快。

(3) 病理状态。胃肠道功能紊乱可影响胃肠蠕动、pH 等，可加速或减慢药物的吸收；肾功能不全的患者使用主要从肾排出的药物时，其半衰期延长，药物消除速率减低，如氨基糖苷类抗生素；肝功能不全的患者使用主要在肝脏代谢消除的药物时，情况比较复杂，与药物的首过效应、血浆蛋白结合率等有关。

肥胖患者长期服用脂溶性药物时，因药物的半衰期的延长，易导致药物蓄积，引起药效延长或中毒，如安替比林（phenazone）。某些极性药物不溶于脂肪，如庆大霉素（gentamicin）、地高辛（digoxin）等，肥胖患者使用时，如果按体重估算剂量，则剂量会偏高。

2. 遗传因素

研究表明，遗传因素对某些药物的体内过程有显著的影响。例如：异烟肼（isoniazid）、肼苯哒嗪（hydralazine）及磺胺类等药物，其体内乙酰化过程在人体间差异很大，可分为快、慢代谢型，这些代谢表型有明显的种族差异，50%～60% 的白种人、2%～20% 的黄种人为异烟肼慢代谢型。异喹胍试验发现，8% 的英国人、3% 的瑞典人、低于 1% 的中国人属于羟基化能力差的表型，进一步研究表明，不同药物氧化或羟化酶具有多种不同的亚型，这些亚型分别受遗传基因的调控。

3. 环境因素

医疗环境、生活环境中存在能影响药物代谢和排泄的各种药物或其他物质，如肝药酶诱导剂和抑制剂（包括药物、农药和食品添加剂）、联合使用的药物（包括吸收、分布、代谢和排泄过程的相互作用影响）等。

第二节 治疗药物监测在临床上的应用

一、药物的分类

治疗药物监测一定要有明确的目的。从是否需要进行治疗药物监测的角度来看,药物可分为以下五类:①药物安全度大,不必剂量个体化,如青霉素类抗生素。②药理效应强度能在临床上定量,可以药效作为剂量个体化的标准,如降血糖药、降血压药。③血药浓度与药理效应无实际关系,如细胞毒类抗癌药。④血药浓度-效应关系迄今未确定,大部分新药在未获得明确的治疗范围前都属此类。⑤临床上已确定血药浓度治疗范围。

以上五类药物中,第一类、第二类药物均无测定药物浓度的必要性;第三类药物测定药物浓度对临床用药无实际价值;第四类药物尚待进一步观察;第五类药物可以进行药物浓度监测。

二、需要进行 TDM 的情况

在临床上,并非所有患者都需要进行 TDM,也并非对任何药物都必须开展 TDM。具有明确的治疗范围,血药浓度和药效关系密切的药物在临床应用时,只有在下列情况下才需要进行监测。

(1) 有效血药浓度范围窄、治疗指数低。有些药物的有效浓度范围和最小中毒浓度十分接近,甚至重叠,如强心苷、大多数抗心律失常药、抗躁狂症药锂盐、庆大霉素(gentamicin)等。普鲁卡因胺(procainamide)的有效血药浓度范围为 4～10 μg/mL,一般超过 10 μg/mL 即可出现低血压及严重心律失常等多种毒性反应。地高辛的有效血药浓度为 0.5～2.0 ng/mL,但是超过 2.0 ng/mL 则可出现中毒症状,因此在使用地高辛进行治疗时,建议进行 TDM。

(2) 药代动力学个体差异大(剂量相同,血药浓度明显不同),且药理作用较强,如三环类抗抑郁药、抗凝血药华法林等。此外,由于遗传导致药物代谢速率明显不同而产生血药浓度个体差异,也应进行 TDM,如遗传因素导致普鲁卡因胺的乙酰化代谢差异时要进行 TDM。

(3) 具有非线性药物动力学特征,尤其是在治疗量下也有可能出现零级动力学,如苯妥英(phenytoin)、茶碱(theophylline)、水杨酸(salicylic acid)、保泰松(phenylbutazone)、双香豆素(dicoumarol)等。这些具有非线性动力学特征的药物,在临床上剂量增加时,可使血药浓度突然升高而引致药物中毒,因此对于这类药物,临床上增加剂量时一定要加倍注意,应该在 TDM 下调整给药剂量。

(4) 怀疑药物中毒,尤其是某些药物的中毒症状与剂量不足的症状类似,临床上难于判断。如普鲁卡因胺(procainamide)治疗心律失常时,过量也会引起心律失常;抗癫痫药苯妥英(phenytoin)中毒引起的抽搐与癫痫发作不易区别等。

（5）短期内难于判断疗效或难于根据临床疗效判断剂量是否得当。如茶碱（theophylline）预防哮喘发作，抗癫痫药（如苯妥英）预防癫痫大发作，环孢素（ciclosporin）用于器官移植术后抑制排斥反应的发生等。

（6）联合用药时，因产生药物相互作用而改变另一种药物的体内过程，因此，需要通过 TDM 对给药剂量进行调整。如红霉素（erythromycin）与茶碱（theophylline）合用时，茶碱的血药浓度增加而需要调整用药剂量。

（7）针对长期用药患者进行的 TDM。如长期用药时判断患者用药的依从性；长期用药，产生耐药性；长期用药诱导（或抑制）肝药酶的活性；长期用药导致原因不明的药效变化等。例如，精神病、癫痫等患者需几年甚至几十年服用抗精神病、抗癫痫病药物，在用药期间，患者的饮食习惯、生活习惯以及环境因素的改变，甚至年龄、体重、体脂肪量的变化都可能改变药物的体内过程，因此需要 TDM。

（8）特殊疾病状态下的 TDM。肝功能不全或衰竭的患者使用主要经肝消除（利多卡因、茶碱等）的药物时；肾功能不全或衰竭的患者使用主要经肾消除（氨基糖苷类抗生素等）的药物时；胃肠道功能障碍的患者口服某些药物时；患者血浆蛋白含量低，使用血浆蛋白结合率高的药物（如苯妥英）时。

三、需进行 TDM 的主要药物

需进行 TDM 的主要药物见表 3-2。

表 3-2　需进行 TDM 的主要药物

分　类	药　物
强心苷	地高辛（digoxin）、洋地黄毒苷（digitoxin）
抗心律失常药	利多卡因（lidocaine）、普鲁卡因胺（procainamide）、奎尼丁（quinidine）、乙胺碘呋酮（amiodarone）、异丙吡胺（disopyramide）等
抗癫痫药	苯妥英（phenytoin）、苯巴比妥（phenobarbital）、乙琥胺（ethosuximide）、卡马西平（carbamazepine）、丙戊酸钠（sodium valproate）
β 受体阻断剂	普萘洛尔（propranolol）、美托洛尔（metoprolol）、阿替洛尔（atenolol）
平喘药	氨茶碱（aminophylline）
抗抑郁药	丙咪嗪（imipramine）、阿米替林（amitriptyline）、去甲替林（nortriptyline）等
抗躁狂症药	碳酸锂（lithium carbonate）
解热镇痛药	阿司匹林（aspirin）、对乙酰氨基酚（paracetamol）
抗生素	庆大霉素（gentamicin）、链霉素（streptomycin）、卡那霉素（kanamycin）、丁胺卡那霉素（amikacin）（阿米卡星）、氯霉素（chlormycetin）等
抗恶性肿瘤药	甲氨蝶呤（methotrexate，MTX）等
免疫抑制剂	环孢素（ciclosporin）
利尿药	呋塞米（furosemide）

四、治疗药物监测的实例

（一）地高辛

地高辛（digoxin）在临床上可用于慢性充血性心力衰竭、心房纤颤及心房扑动等的治疗。其主要毒性反应为多种心律失常（可因此致死），还有中枢神经系统及消化道症状等。

1. 药效学与血药浓度参考范围

地高辛在国内外均被列为常规监测的药物。地高辛的治疗血清浓度参考范围为 0.8～2.0 ng/mL（1.0～2.6 nmol/L），安全范围极窄，当血清浓度超过 2.0 ng/mL 后，80% 以上的患者都出现心律失常等毒性反应。但治疗心房纤颤和心房扑动时，多数患者可耐受 2.0 ng/mL 甚至更高的血清浓度，因为此时是利用地高辛轻度中毒时产生的房室传导阻滞等作用，减慢心室率，发挥治疗作用。

2. 药代动力学

地高辛主要剂型是片剂和酊剂，临床多用前者。口服后地高辛在胃肠道以被动扩散方式吸收。片剂的生物利用度为 60%～80%；酊剂较高，可达 80%～100%。影响片剂生物利用度的主要原因是制剂的崩解、溶出药物速度。因此，在长期使用地高辛时，最好能坚持用同一厂家同批号产品。血液中的地高辛有 20%～25% 与血浆蛋白结合，表观分布容积为 5～10 L/kg，其分布属二室模型，8～12 h 转入消除相。只有在消除相，心肌浓度与血药浓度的比值才较恒定。因此 TDM 取样时间应选在消除相内（至少服药后 12 h）。

地高辛在体内消除主要是以原型药经肾小球滤过，或肾小管分泌排泄，仅约 10% 在肝通过水解、还原及结合反应代谢，另有 7% 左右处于肝肠循环。但在肾功能减退时，经代谢转化及处于肝肠循环的比率可明显升高。治疗剂量下，地高辛在体内的消除属一级动力学。消除半衰期成人约 36 h（30～51 h），儿童约 30 h（11～50 h）。

除肝、肾、心脏及消化系统功能可影响地高辛的体内过程外，同时使用奎尼丁（quinidine）、螺内酯（spironolactone）、呋塞米（furosemide）、多种钙通道阻滞剂及口服广谱抗生素，均可使地高辛血药浓度增加。特别是奎尼丁，可通过抑制地高辛的肾小管分泌排泄，使其清除率下降。有报道表明，治疗量奎尼丁可使地高辛血药浓度升高达 2.5 倍，这是极其危险的。此外，甲状腺功能减退症患者血清地高辛浓度升高，心肌敏感性上升，也易出现中毒；低钾、镁、高钙血症均可使心肌对强心苷敏感性提高，有效血药浓度范围内即可出现心脏毒性。

3. 检测技术

地高辛的 TDM 目前一般使用血清作标本。取血时间一般应在达稳态后（10 d 以上），并在服药后 16 h 左右采集。但如果患者达稳态前即出现中毒表现，则应立即取血测定。

由于地高辛的血清浓度过低，目前 TDM 常用的分析方法中，只有免疫化学法的灵敏度能满足其要求。放射免疫法的灵敏度可达 0.3 ng/mL，酶免疫法为 0.5 ng/mL。

4. 地高辛血药浓度测定的应用

（1）帮助鉴别地高辛用量不足或过量。

（2）判断用药的依从性。

(3) 拟定、调整用药方案。如地高辛与降脂药物合用或患者胃肠功能紊乱时，其吸收会改变，此时可根据血药浓度，调整用药方案。

(4) 检查地高辛预防应用（潜在性心衰患者手术前应用）的可能情况。

(5) 地高辛新制剂生物利用度的测定。

（二）苯妥英

1. 药效学与血药浓度范围

苯妥英（phenytion）可对大脑神经元胞膜起稳定作用，也可增强中枢抑制性递质 γ -氨基丁酸的作用，阻止大脑异常放电的扩散。苯妥英是治疗癫痫大发作的首选药物，对局限性或精神运动性癫痫亦有效，还用于治疗室性心律失常（特别是强心苷中毒所致）、多种外周神经痛的治疗。治疗癫痫时，需长达数年用药，临床只能根据癫痫是否发作判断疗效。苯妥英的不良反应有小脑-迷路症状、精神异常、多种抽搐等毒性反应，以及牙龈增生等。

苯妥英治疗血清浓度参考范围为 $10 \sim 20$ μg/mL，最小中毒浓度约 25 μg/mL。

2. 药代动力学

苯妥英以其钠盐（苯妥英钠，phenytoin sodium）供临床使用。口服后，苯妥英以被动扩散方式经小肠吸收，吸收缓慢，平均约 8 h（$6 \sim 12$ h）达峰浓度。其生物利用度受制剂质量影响大，但一般均可达 90% 左右。血液中的苯妥英约 90% 与白蛋白结合。苯妥英可迅速分布至全身，属一室分布模型，其表观分布容积为 $0.5 \sim 0.7$ L/kg。

苯妥英在体内的消除仅 2% 以原型从肾排泄，绝大部分经肝细胞生物转化为无活性的代谢物后再排出。苯妥英为肝药酶诱导剂，长期使用可加速自身的代谢转化。在治疗浓度范围内，苯妥英存在消除动力学方式的转换，当血药浓度在 10 μg/mL 以下时，一般按一级动力学方式消除；但超过此浓度时，大多数个体转换为零级消除动力学，消除半衰期不恒定，随血药浓度而变。成人大多波动在 $15 \sim 30$ h，儿童为 $12 \sim 22$ h，新生儿为 $10 \sim 32$ h。此时，只要稍增加剂量，血药浓度可以突然增高，甚至可以从亚治疗浓度增加到出现明显毒性的浓度，故必须在血药浓度严密监测下，逐渐调整剂量。

苯妥英与血浆白蛋白结合率高（87%～93%），血中游离药物浓度的百分数与血浆蛋白的含量成反比。因此，低血浆蛋白症（如尿毒症、肝硬化等）或用过某些能从白蛋白结合部位置换苯妥英的药（如阿司匹林等）及高血清胆红素的患者，血中游离苯妥英浓度都会增加，出现毒性。老年人、妊娠晚期、肝硬化、尿毒症时，血浆白蛋白减少，同时服用可与苯妥英竞争白蛋白结合位点的药物丙戊酸钠（valproate sodium）、保泰松（phenylbutazone）、水杨酸类、磺胺类等以及较高浓度的尿素、胆红素等内源性物质，均可使苯妥英蛋白结合率下降，游离药物浓度升高而总浓度无变化。若对测定苯妥英总浓度的结果进行分析解释时，必须考虑上述影响。此外，服用苯妥英期间若同时使用了苯巴比妥（phenobarbital）、酰胺咪嗪（carbamazepine，卡马西平）、利福平（rifampicin）等肝药酶诱导剂，异烟肼（isoniazid）、氯霉素（chlormycetin）等肝药酶抑制剂，可使苯妥英血药浓度降低或升高。肝功能损害者，因对苯妥英生物转化受损，亦可致血药浓度升高，半衰期延长。

3. 检测技术

苯妥英 TDM 通常以血清为标本。由于苯妥英在治疗血药浓度范围内存在消除动力学方式转换，无稳态可言。但取血一般仍参照一级消除动力学原则，于用药或改变剂量后 10 d 以上服药前取样。

苯妥英的测定方法有光谱法、HPLC 及免疫化学法。

由于影响苯妥英血药浓度因素多，又需长达数年连续用药，因此应该坚持定期监测血药浓度，及时发现变化并作出调整。

（三）茶碱

茶碱（theophyllines）通常制成氨茶碱等水溶性较高的盐类供药用，但在体内均解离出茶碱发挥作用，故不论何种制剂，TDM 检测对象均为茶碱。

1. 药效学及血药浓度参考范围

茶碱可抑制细胞内磷酸二酯酶，使 β 肾上腺素受体激动产生的胞内信使物质 cAMP 分解代谢受阻而堆积，出现类似 β 肾上腺素受体激动样作用。临床上主要用于预防和治疗支气管哮喘，治疗早产儿呼吸暂停等。此时，其他 β 肾上腺素受体激动样作用便成为不良反应，严重者可出现躁动、抽搐等中枢神经兴奋症状，以及多种心律失常及严重呕吐等毒性反应。茶碱的治疗作用、毒性反应与血药浓度关系密切。

茶碱的治疗血清浓度参考范围为儿童及成人 10～20 μg/mL，新生儿 5～10 μg/mL；最小中毒浓度参考值为成人 20 μg/mL，新生儿 15 μg/mL，其安全范围甚窄。

2. 药代动力学

氨茶碱口服后，茶碱可迅速而完全经胃肠道吸收，约 2.5 h 达峰浓度，成人生物利用度接近 100%。但在治疗哮喘发作时，静脉给药更为有效，一般成人负荷剂量为 5～6 mg/kg，20 min 后维持量是 0.9 mg/kg/h，这样可使 95% 的患者血浆浓度维持在 10 μg/mL（5～15 μg/mL）。茶碱血浆蛋白结合率约 56%，可迅速在体内达分布平衡，但部分个体呈二室分布模型。成人表观分布容积约 0.5 L/kg，新生儿及早产儿增大。

茶碱约 90% 由肝脏代谢，仅 8% 左右以原型从肾脏排泄。消除半衰期成人均值约 6 h（3～13 h），儿童较短，为 3.5～6 h，新生儿却长达 15～37 h。但在 15% 左右的患者，茶碱在治疗血药浓度范围上限可转化为零级消除动力学。影响代谢及肝血流量的因素，均可使其代谢及排泄改变，使血药浓度增加或降低，半衰期延长或缩短。例如，早产儿、老年人、肝功能不全、肺心病等均会使茶碱半衰期延长；而长期大量抽烟者，因肝药酶的诱导却使茶碱的半衰期缩短（表 3-3）。

表 3-3 茶碱的消除半衰期

	$t_{1/2}$/h	范围/h	到达稳态所需时间/d
健康成人，不抽烟者	9	3～12	2～3
健康成人，抽烟者	4		1～2
成人，肝硬化者	～30		～6
儿童	4	2～10	1～2

续表 3-3

	$t_{1/2}$/h	范围/h	到达稳态所需时间/d
婴儿（4~52 周）		3~14	1~3
新生儿（早产）	30		5~6
新生儿	24		5

经大量临床观察表明，影响茶碱消除的因素较多（表 3-4）。吸烟、高蛋白低糖饮食、同时使用苯巴比妥（phenobarbital）、利福平（rifampicin）等肝药酶诱导剂，可促进茶碱消除。充血性心衰、肺心病、肝硬化，以及合并使用异烟肼（isoniazid）、红霉素（erythromycin）、西咪替丁（cimetidine）等肝药酶抑制剂，可使茶碱消除减慢，血药浓度升高。临床用药过程应密切观察这些因素的存在，及时调整茶碱的用量，以免中毒。

表 3-4 影响茶碱消除的因素

促进消除因素	降低消除因素
吸烟	老年人
怀孕	肝硬化
高蛋白-低碳水化合物食物	高碳水化合物-低蛋白食物
苯妥英（phenytoin）	充血性心力衰竭
苯巴比妥（phenobarbital）	肺心病
卡马西平（carbamazepine）	流行性感冒
利福平（rifampicin）	流感疫苗接种
异丙肾上腺素（isoprenaline）	红霉素（erythromycin）
	西咪替丁（cimetidine）
	普萘洛尔（propranolol）
	别嘌呤醇（allopurinol）

3. 检测技术

茶碱 TDM 通常用血清为标本。取样多在达稳态后（通常 5 d 以上）给药前进行，测定稳态谷浓度。茶碱目前常用免疫化学法、HPLC 及紫外光度法检测。

在茶碱 TDM 中，当发现血药浓度明显高于测算值时，应警惕转换为零级消除动力学，即呈非线性动力学消除的可能。

（四）环孢素 A

1. **药效学及血药浓度参考范围**

环孢素 A（ciclosporin A）为高脂溶性肽类大分子药物，可通过对免疫应答过程多环节的作用，选择性抑制辅助性 T 淋巴细胞（T_H）的增殖及功能，产生免疫调节作用，用于器官移植后的抗排斥反应，及多种自身免疫性疾病的治疗。该药虽较其他免疫抑制剂毒性作用少，但仍存在肝、肾损害、震颤、高血压等毒性反应。环孢素 A 的治疗作用、毒性反应与血药浓度关系密切,安全范围窄。本药又大多供长期预防性用药,而肾、肝毒性在肾、肝移植时,难以和排斥反应区别。

免疫法测得环孢素 A 的全血治疗浓度参考范围为 0.1～0.4 μg/mL,最小中毒浓度参考值 0.6 μg/mL。

2. 药代动力学

环孢素 A 的体内过程随移植器官种类而改变,肌内注射吸收不规则,口服吸收慢而不完全,约 4 h 达峰浓度。生物利用度随移植物不同而有差异,大多为 30% 左右。该药在血液中几乎全部与蛋白结合,与血细胞(主要为红细胞)结合部分约为与血浆蛋白结合的 2 倍。环孢素 A 的分布呈多室模型,并易分布至细胞内。表观分布容积个体差异大,平均约 4 L/kg。环孢素 A 几乎全部经肝脏代谢为 10 余种代谢物,再由肾或胆道排泄。消除半衰期随病理状态而变,肝功能正常者约 4 h,亦可长达数十小时。

3. 检测技术

环孢素 A 的 TDM 多主张用肝素抗凝,作全血浓度测定。取样时间通常在达稳态后用药前,以测定稳态谷浓度。测定的方法为 HPLC 和免疫法。

五、用药剂量的调整方法

制定或调整用药方案时,临床上常采用下列方法确定剂量。

(一)一点法和重复一点法

要做到剂量个体化,首先要考虑患者 K 及 V_d 的改变,因为 $D = K \times V_d \times C_{ss} \times \tau$($C_{ss}$ 为有效的稳态浓度,τ 为给药间隔时间),临床上测定 K、V_d 一般不采用时程抽血法,而常采用 Ritschel 一点法或重复一点法。

一点法是指只取一个血样,就能求算出动力学参数。此法虽然较简单,但准确性较差,因此,被改良为重复一点法。

1. 重复一点法的步骤

(1)在给予第一个剂量后消除相的某一时间点(t_1)测定血药浓度 C_1,在第二次给药后的相应时间 t_2 测定第二个血药浓度 C_2。

(2)按式 3-1 和式 3-2 分别算出患者 K 及 V_d

$$K = \frac{\ln \frac{C_1}{C_2 - C_1}}{\tau} \tag{3-1}$$

$$V_d = \frac{D}{C_1} e^{-K\tau} \tag{3-2}$$

例:第一次给患者静注某药 100 mg,经 6 h 再静注 100 mg,在第一次给药后 6 h 与第二次给药后 6 h 各取血 1 次,测得 C_1 及 C_2 分别为 1.65 μg/mL 和 2.5 μg/mL,试求动力学参数 K 及 V_d。

解:将 C_1 及 C_2 值代入式 3-1 和式 3-2:

$K = \ln[1.65/(2.5-1.65)]/6 = 0.111\ (h^{-1})$

$V_d = 100 \times e^{(-0.111 \times 6)}/1.65 = 31.14\ (L)$

(3) 算出患者应调整的剂量（已知 $C_{ss} = 3.5~\mu g/mL$）

$D_{病} = 0.111 \times 31.14 \times 3.5 \times 6$

$= 72.6~(mg)$

2. 重复一点法的注意事项

（1）本方法只适合于第一次、第二次给药，不能在血药浓度达稳态时使用。

（2）血管外给药时，应在消除相采血。

（3）血药浓度的测定要求尽量准确，否则计算结果误差较大。

（二）稳态一点法

稳态一点法是临床上最常采用的方法，即先按医生预先估计的剂量给患者用药，并连续给药使血药浓度达稳态时，测定一次血药浓度，若该血药浓度与目标浓度不符则需调整剂量。该血样可在峰时取，也可谷时取（即下次用药前，该点的血药浓度较为稳定，常作选用），如想了解平均稳态血药浓度（C_{av}）可在给药后 $1.44 \times t_{1/2} \div \tau$ 时取。

如血药浓度与剂量呈线性关系，则可代入下式，即可求得所需的剂量。

$$\frac{D_1}{D_2} = \frac{C_{max1}}{C_{max2}} = \frac{C_{min1}}{C_{min2}} = \frac{C_{av1}}{C_{av2}} \quad (3-3)$$

式中，D_1 为所求剂量；D_2 为预试量；血药浓度下标 1 者为预期血药浓度，2 为实测血浓度。

例：口服地高辛 125 μg/次，每 12 h 一次的患者，预期谷浓度为 0.9 μg/L，若实际测得值为 0.5 μg/L，问应如何调整剂量（间隔时间不变）？

解：$D_1 = D_2 \dfrac{C_{min1}}{C_{min2}} = 125 \times \dfrac{0.9}{0.5} = 225~(\mu g)$

六、TDM 应注意的事项

近年来，国内开展治疗药物监测的单位和项目日渐增加。然而，如同临床其他检测指标一样，血药浓度测定也受到许多因素的干扰，医生应有全面的分析，以利于提高治疗药物监测的水平。

（一）样本的采集

血药浓度测定的样本大都为血浆，测定血浆的药物浓度包括了游离型及结合型两个部分。如果药物相互作用影响了药物的游离型增加，此时应测定游离型药物浓度才能有助于剂量的调整。

血样本采集的时间也应注意：连续使用药物必须达到稳态后（7 个半衰期），一般在谷浓度时采血；血管外给药一般要求在消除相采血。

唾液药物浓度也可作为监测的指标，但应注意唾液与血浆药物浓度仅呈一定的比值关系，并非二者相等。以唾液药物浓度作监测指标时，应注意以其比值算出血浆浓度后计算剂量。

（二）样本的测定

（1）对检测方法要有正确的认识。临床常用气相层析、高效液相层析、放射免疫及荧光偏振免疫法、HPLC 等方法检测血药浓度。但是，这些方法的专属性不一致，同一种药物、甚至同一个样本由于测定方法不同，所得血药浓度数值可能相差很大。例如，同位素标记测定法测得的结果，往往比其他方法高，它主要是反映标记物的量（包括有效和无效代谢物）；而生物学分析法，却往往只反映有生物效应的药物成分等。

（2）检测方法必须具有灵敏度高、特异性强、精密度与准确度好、样品用量少等特点，常规血药浓度测定时，误差不得超过 15%。

（3）必须了解测定方法的原理和测出浓度所代表的组分（如游离药物、结合药物、游离药物+结合药物，原形药物、活性代谢物、活性代谢物+原形药物，无法分辨代谢物的干扰等）。

（4）必须正确认识血药浓度的临床意义及价值。

（三）要结合临床表现全面分析

TDM 的应用虽然对提高临床合理用药有一定的价值，但也有一定的局限性。因为血药浓度是药效的间接指标，归根到底还是要了解药物的疗效或毒性，绝不能单凭实验室的血药浓度数据来确定治疗剂量或调整用药方案，而应根据血药浓度与临床表现等进行全面分析才能获得正确的结果。

七、TDM 存在问题与发展趋势

目前，我国 TDM 发展不均衡，开展 TDM 项目的主要为大城市中部分大型医院，而对于全国范围内的绝大多数医院来说，要深入开展 TDM 仍然任重道远。另外，TDM 管理尚不够规范。目前，国内还普遍缺乏 TDM 统一规范的行业标准，使得 TDM 的适用人群、监测时机、参考范围等在不同医院参差不齐，也造成医院间检测报告存在较大差异。

在药代动力学基本理论不断完善、分析检测技术日新月异发展的推动下，TDM 将有更迅猛的发展，其发展趋势主要有以下几方面：①游离药物浓度监测将有新进展，游离药物浓度监测技术是今后 TDM 研究的主要方向。目前，对一些药物的游离药物浓度监测已达到可能，如抗癫痫药物苯妥英、卡马西平、丙戊酸，抗心律失常药物利多卡因、双异丙吡胺等。②群体药代动力学（PPK）是 TDM 领域的研究热点之一，是获得个体药代动力学参数的新方法。PPK 研究使零散的常规血药浓度监测结果可用于群体参数值的估算，使 TDM 的临床应用更为简便。③与药物基因组学相结合。除了传统的 TDM 监测药物浓度外，还可以根据药物基因组学数据调整给药方案，对患者"量体裁衣"合理用药，以提高药物的疗效和降低药物的不良反应。药物基因组学研究基因因素在药物反应个体差异中的作用，TDM 与药物基因组学相结合，可进一步提高疗效、降低药物不良反应、减少因此而引发的额外医疗费用支出，促进更合理更精准的临床个体用药。

【思考题】

举例说明临床上需要进行治疗药物监测的情况有哪些？

【推荐阅读】

[1] 刘克辛,韩国柱,娄建石,等. 临床药物代谢动力学 [M]. 2版. 北京:科技出版社,2010.

[2] 刘克辛,娄建石,黄民,等. 临床药理学 [M]. 北京:清华大学出版社,2012.

[3] ATKINSON A J, Jr, HUANG S M, LERTORA J J L, et al. Principles of clinical pharmacology [M]. 3rd ed. California:Academic Press,2012.

[4] SEAN B. Clinical pharmacology [M]. Newyork:Syrawood Publishing Houses,2016.

[5] NWOBODO N. Therapeutic drug monitoring in a developing nation:a clinical guide [J]. JRSM Open,2014,5(8):2054270414531121.

[6] GROSS A S. Best practice in therapeutic drug monitoring [J]. Br J Clin Pharmacol,2001,52(Suppl 1):5S–10S.

(毕惠嫦 钟国平 黄民)

第四章 药物基因组学

影响药物体内处置和药效的因素大体可以分为两大类：遗传因素和非遗传因素，或遗传、生理、病理和环境四方面因素。遗传因素是非遗传因素的基础，遗传因素的表现经常又受着各种非遗传因素的影响，两者互相联系、互相影响。药物基因组学（pharmacogenomics）是研究遗传因素对药物疗效与不良反应的作用，此概念从遗传药理学发展而来。1957 年，Motulsky 认为药物的异常反应有时是由遗传决定的酶缺损引起的；Vogel 于 1959 年首先使用"pharmacogenetics"（遗传药理学）一词，它是研究遗传因素对药物反应影响的学科，是药理学与遗传学相结合发展起来的边缘学科，该学科认为机体内药物作用靶点（受体）、药物代谢酶和药物转运体是在一定基因指导下合成的，所以遗传基因的变异是构成药物反应差异的决定因素。随着 1990 年正式启动的人类基因组计划（human genome project，HGP）的进展，药物基因组学应运而生，它研究范围涉及基因组中与药物相关的全部基因，比遗传药理学研究范围更加广泛。经过多年的发展，药物基因组学研究对使用药物时识别药物有效患者、无效患者、避免不良反应，以及选择恰当剂量等均有重要作用。截至 2016 年 4 月，美国食品药品监督管理局（FDA）、欧洲药品管理局（EMA）、日本药品医疗器械综合机构（PMDA）等机构已推荐了约 200 种药物的基因组学信息，并且在这些药品的说明书上增加了相关信息（其中涉及我国上市药 116 种）。此外，美国于 2015 年提出了精准医疗计划（precision medicine initiative），我国也于 2016 年启动了中国精准医疗计划，这必将进一步推动药物基因组学研究快速向前发展。

第一节 遗传学基础知识与基因多态性类型

一、基本概念

（一）表型和基因型

个体已形成的性状称为表型（phenotype），与形成这种性状有关的遗传结构称为基因型（genotype）。一种基因型不只决定一种表型，在不同的环境因素影响下，经过不同的发育途径，可形成几种表型。表型相同的个体具有不同基因型的现象称为遗传异质性。

(二) 遗传多态性

自然界中，一群体同种生物常在某些方面有所不同，存在两种以上变异型的现象，称为多态性。在一群体中由于多个不同的等位基因作用出现两种或两种以上遗传决定的表型或基因型，一般认为每种变异频率超过1%，称为遗传多态性（genetic polymorphism），不足1%称为罕见变异。

(三) 基因频率

经典意义上的基因频率（gene frequency）是指群体中某一基因座上突变基因的频率，是通过随机样本获得的突变基因的百分数来表示的。复等位基因的基因座，基因频率常指每个等位基因的频率，推广到多态性位点，则为每个等位基因的频率。

二、基因多态性的类型

(一) 单核苷酸多态性（single nucleotide polymorphism，SNP）

1. 编码区单核苷酸多态性

（1）非同义SNP（nonsynonymous SNP）。非同义SNP是指核苷酸的变化改变了mRNA上的遗传密码，导致相应的氨基酸也发生了变化。有些非同义SNP不影响蛋白质或酶的生物活性，不表现出明显的表型效应，这种突变属于中性突变，一般对人体并无影响。但在某些情况下也会发生严重后果。硫代嘌呤甲基转移酶（TPMT）主要代谢嘌呤类药物，如硫唑嘌呤（azathioprine）、6-巯嘌呤（6-mercaptopurine），TPMT*3A就是一个非同义SNP，DNA上的G被A取代，导致相应的丙氨酸转变为苏氨酸，TMPT的活性降低，相应的嘌呤类药物的毒性增加。

（2）同义SNP（synonymous SNP）。同义SNP是指核苷酸的替换没有导致氨基酸的改变。这是由于密码子具有兼并性，mRNA的密码子改变前后所编码的氨基酸一样。同义SNP有时也称为沉默SNP。MDR1 3435 C>T就是一个同义SNP，胞嘧啶（C）被胸腺嘧啶（T）所取代，但所编码的氨基酸没有改变。实验表明，MDR1 3435 C>T可导致P-gp表达和功能降低，这一现象有可能是通过降低mRNA的稳定性来实现的。在一项HIV感染患者的病例对照研究中发现，依法韦仑（efavirenz）肝毒性的降低与MDR1 3435 C>T的多态性相关。但相反的是，携带MDR1 3435 C>T变异的肾移植患者他克莫司（tacrolimus）的药动学没有显著性改变。依法韦仑和他克莫司结果的不一致性有可能是这一"沉默"的多态性改变了P-gp底物的相互作用位点。最近的研究也证实了P-gp通过部分重叠但又不同的结合位点来识别多种底物。

（3）未成熟终止密码多态性（premature termination codon polymorphism）。未成熟终止密码是指当核苷酸发生变化时，不再编码相应的氨基酸，蛋白的合成也被终止。CYP2C19*3等位基因就是一个未成熟终止密码，其鸟嘌呤被腺嘌呤取代，导致蛋白合成提前终止，CYP2C19酶活性丧失。质子泵抑制剂奥美拉唑（omeprazole）和兰索拉唑（lansoprazole）就受到CYP2C9基因型的影响。研究报道，CYP2C19*2/*3基因型的患者奥美拉唑的曲线下面积是CYP2C19*1/*1基因型携带者的12倍。奥美拉唑药动学的改变可以影响到其临床效果。采用奥美拉唑和阿莫西林（amoxicillin）联合治疗的幽门螺旋杆菌（HP）阳性的消化性溃疡病患者，CYP2C19*2/*3 和 CYP2C19*1/*1 基因型患者的治愈率分别为 100% 和 28.6%。

2. 非编码区单核苷酸多态性

非编码区包括 3′-非编码区与 5′-非编码区及内含子序列，占人类基因组总 DNA 序列的 98% 左右，因其不直接参与编码氨基酸序列，而一度认为其是人类基因组中的冗余序列。随着遗传学研究进展，人们发现非编码 DNA 在基因剪切及表达调控方面具有重要的作用，因而对非编码区突变的研究也越发重视。例如，2014 年，Fredriksson 等对 14 类肿瘤患者的基因组非编码区的突变进行了筛查，发现 TERT 启动子区的突变与癌症类型有显著相关性，但具体机理尚未进行详细的论证。因而，非编码区突变在药物基因组学的研究中需要得到重视。

（二）可变重复序列多态性

可变重复序列多态性（variant number tandem repeat polymorphism，VNRT）是指 DNA 序列中有重复核苷酸序列的插入，其可以增加、降低或者对蛋白的活性没有影响。具有正常活性的 UGT1A1 酶基因启动子区具有 6 个 TA 二核苷酸的重复，命名为 UGT1A1*1 等位基因。UGT1A1*28 具有额外的一个 TA 二核苷酸序列，形成了 7 个 TA 二核苷酸的重复。UGT1A1*28 等位基因引起 UGT1A1 酶表达和活性的降低，伊立替康（irinotecan）的毒性风险就和 UGT1A1*28 的可变重复序列多态性相关。

（三）基因插入/缺失多态性（insertion/deletion polymorphism）

对某些基因来说，可以有几千个核苷酸的缺失。CYP2D6 亚家族有 50 多个等位基因突变亚型，其中 CYP2D6*5 等位基因就是基因缺失多态性。变异的结果是 CYP2D6 整个基因的缺失和 CYP2D6 酶活性的丧失。

（四）基因拷贝数变异多态性（copy number polymorphism，CNP）

基因拷贝数的变异是指包含特定基因的几千个核苷酸序列的重复。从本质上来说，同一基因的另一拷贝在 DNA 中是存在的。在一些情况下，有些基因可以有 2～13 个拷贝。CYP2D6*2 即为基因拷贝数变异的多态性，携带有该等位基因的个体表现为超强代谢者。选择性 5-羟色胺再摄取抑制剂（selective serotonin reuptake inhibitors），以及他莫昔芬（tamoxifen）都是 CYP2D6 的底物，其多态性将会影响到药物的剂量、疗效和毒性。

三、基因多态性的种族差异

有些基因突变，其等位基因频率在各种族间的分布情况相似；而有些基因突变，其等位基因频率在各种族间的分布存在显著差异，表 4-1 列举了一些常见的等位基因在非洲、亚洲和欧洲人群的频率。例如，CYP2D6*4 这一无功能等位基因，在欧洲人群的发生频率约为 20%，而在亚洲人群的发生频率低于 1%。因而，提示我们在进行药物基因组学研究中，同一基因突变对药物疗效与不良反应的影响在不同种族之间可能存在显著差异；欲了解一个基因突变在某个人群的作用，不能用其他种族人群的研究结果来推测，而必须在相应的特定人群来研究，才能得到明确结论。

表 4-1 等位基因频率的种族差异

基因	等位基因	dbSNP 编码	氨基酸	功能	活性	非洲人群	亚洲人群	欧洲人群
CYP2D6								
	*1	参考序列	—	正常	1.0	0.39	0.34	0.52
	*1×N	基因复制或倍增	表达增加	增加	$1.0 \times N$	0.014	0.0031	0.0077
	*2	rs16947, rs1135840	R296C, S486T	正常	1.0	0.20	0.12	0.27
	*2×N	基因复制或倍增	表达增加	增加	$1.0 \times N$	0.015	0.0042	0.013
	*3	rs35742686	移码突变	无	0.00	0.0003	0.00	0.01
	*4	rs1065852, rs3892097	P34S, 剪接缺陷	无	0.0	0.033	0.0045	0.18
CYP2C19								
	*1	参考序列	—	正常	—	0.68	0.60	0.63
	*2	rs4244285	剪接缺陷	无	—	0.15	0.29	0.15
	*3	rs4986893	W212X	无	—	0.0052	0.089	0.0042
	*17	rs12248560	表达增加	增加	—	0.16	0.027	0.21
UGT1A1								
	*1	参考序列	—	正常				
	*28	rs8175347	表达降低	降低	—	0.43	0.16	0.39
TPMT								
	*1	参考序列	—	正常	—	0.94	0.98	0.95
	*2	rs1800462	A80P	无	—	0.00087	0.00	0.0019
	*3A	rs1800460, rs1142345	A154T, Y240C	无	—	0.002	0.00012	0.035
	*3B	rs1800460	A154T	无	—	0.00	0.00	0.00046
	*3C	rs1142345	Y240C	无	—	0.048	0.016	0.0042
SLCO1B1								
	*1A	参考序列						
	*1B	rs2306283	N130D	正常	—	0.17	0.27	0.5
	*5	rs4149056	V174A	下降		0.78	0.6	0.22
	*15, *16	rs4149056	V174A	下降		0	0	0.01
CYP2C9								
	*1	参考序列	—	正常	—			

续表 4-1

基因	等位基因	dbSNP 编码	氨基酸	功能	活性	非洲人群	亚洲人群	欧洲人群
	*2	rs1799853	R144C	下降	—	0.03	0	0.13
	*3	rs1057910	I359L	下降	—	0.02	0.04	0.07
VKORC1								
	-1639G	参考序列	—	正常				
	-1639A	rs9923231	表达减少	下降	—	0.11	0.91	0.39

资料来源：单碱基核苷酸多态性数据库：[美国国家生物技术信息中心（NCBI）建立的基因组变化的在线公共数据库]．https：//www．nvbi．nih．gov/SNP/．

第二节 药物代谢酶的遗传多态性

药物代谢酶的作用在于代谢外源性化合物，通过一相反应氧化、还原或水解化合物；通过二相反应结合化合物，降低外源性的毒性，增加其水溶性使之易于排出体外。不同个体代谢药物能力的差异有很重要的临床意义。影响药物清除的某种特定的药物代谢酶多态性的临床意义，取决于其基因型决定的药代动力学改变的程度、受影响药物的品种数量和应用频率、药物治疗指数的狭窄程度等。药物代谢酶的基因突变常导致酶活性降低，甚至失活。

一、药物氧化代谢多态性（细胞色素 P450 酶系）

细胞色素 P450 酶系（cytochrome P450，CYP450 或 P450）由一群基因超家族编码的酶蛋白所组成。现已确认了 221 个 CYP 基因和 12 个假基因，它们分别存在于 31 种真核生物和 11 种原核生物中。人类许多药物代谢 P450 酶具有遗传变异，大量研究表明，CYP1A1、CYP1A2、CYP2A6、CYP2C9、CYP2C19、CYP2D6 和 CYP2E1 酶的活性在人群中的分布呈遗传多态性，同时，P450 酶的遗传多态性具有明显种族或地域差异。P450 酶遗传多态性是一种单基因性状，由同一正常人群的某一 CYP450 酶的特异性等位基因发生改变而引起该基因产物的缺失或变异，并在人群中至少有两种表型（或基因型），其中任何一种表型或基因型发生频率应在 1% 以上。异喹胍（debrisoquin，DB）羟化代谢多态性（CYP2D6 遗传多态性）和 S-美芬妥英（mephenytoin，MP）4-羟化多态性（CYP2C19 遗传多态性）和多种药物的氧化代谢存在着密切的相关性，从而可能影响多种药物的临床疗效和安全性。目前，人们已将异喹胍羟化代谢和美芬妥英 4-羟化代谢多态性作为遗传药理学研究的模型。

（一）异喹胍羟化代谢多态性

CYP2D 亚家族是第一个被发现存在药物氧化代谢遗传多态性的 P450 酶。目前，在哺乳动物体内至少发现 21 个成员，在人类仅发现 CYP2D6 有功能表达，而 CYP2D7P 和

CYP2D8P 为假基因。CYP2D 酶不仅氧化代谢某些内源性类固醇激素，而且催化代谢药物达 80 多种。经 CYP2D6 代谢的药物包括抗心律失常药（anti-arrhythmic drugs）、β 受体阻断药物（beta-blocking agents）、抗高血压药（anti-hypertensive drugs）、三环类抗抑郁药（tricyclic antidepressant）等。异喹胍（DB）是 CYP2D6 活性的经典探药。DB 经 CYP2D6 氧化代谢成为 4-羟异喹胍经尿排出。

1977 年，Mahgoub 等首次发现 DB 的氧化代谢在人群中呈现二态分布，有强代谢者（extensive metabolizer，EM）和弱代谢者（poor metabolizer，PM）2 个表型之分，且 PM 表型的发生频率存在种族差异。在白种人中，PM 发生率高达 5%～10%，在东方人约为 1%，而在非洲黑人中为 0～2%，很显然白种人 PM 发生率显著高于东方人。研究表明，在 EM 中东方人的 DB 代谢能力均比欧洲白种人要弱。因此，由遗传决定的某些药物代谢多态性的不同分布，可能成为不同种族患者对这些药物所需剂量不同的重要原因。

DB 氧化代谢多态性是由于 CYP2D6 酶的缺陷造成的。其 PM 为常染色体隐性遗传，由 CYP2D6 的 2 个等位基因控制。PM 缺乏 CYP2D6 酶是由 CYP2D6 基因发生多种形式的突变所致。如果正常基因用 wt 表示、突变基因用 m 表示，CYP2D6 基因型可有野生型基因纯合子（wt/wt）、杂合子（wt/m）和突变型基因纯合子（m/m）。EM 的基因型可以是 wt/wt 或 wt/m，PM 的基因型为 m/m。CYP2D6 突变基因的类型和频率存在着明显的种族差异。由于白人 CYP2D6 突变基因的频率高于东方人，因此，白人 PM 的发生率高于东方人。

具有重要临床意义的是，DB 羟化代谢障碍与多种药物的氧化代谢多态性相关，即 DB-PM 同时也不能代谢多种药物，包括：降压药胍生（guanoxan）；抗心律失常药司巴丁（sparteine）、普罗帕酮（propafenone）、平卡尼（pincainide）、恩卡尼（encainide）；β 受体阻断药普萘洛尔（propranolol）、美托洛尔（metoprolol）、噻吗洛尔（timolol）、阿替洛尔（atenolol）；镇痛药可待因（codeine）；三环类抗抑郁药去甲替林（nortriptyline）、阿米替林（amitriptyline）、丙米嗪（imipramine）；降血糖药苯乙双胍（phenformin）等。这不仅能对临床用药过程中出现的药效反应个体差异或毒性反应机制作出部分解释，并为临床用药个体化提供理论基础。

（二）S-美芬妥英羟化代谢多态性

美芬妥英（MP）属于抗癫痫药物，由于发现其临床药效学个体差异大和不良反应多，现已很少应用，目前主要用作研究细胞色素 CYP2C 类酶多态性的模型药物。MP 为 S- 和 R- 对映体的混合物。S-MP 在体内羟化代谢后主要生成 4-羟美芬妥英。

1984 年，Küpfer 等发现抗癫痫药 S-MP 的羟化代谢在人群存在有遗传多态性，S-MP 羟化代谢呈二态分布，有强代谢者（EM）和弱代谢者（PM）之分，且 PM 的发生率存在明显的种族差异。东方人 PM 发生率高达 15%～20%，白种人为 3%～5%，而黑种人则为 4%～6%。PM 呈常染色体隐性遗传。随后的进一步研究证实，S-MP 羟化代谢与 CYP2C19 酶活性密切相关。CYP2C19 酶遗传多态性是 S-MP 羟化代谢多态性的分子基础。由于多种临床常用药物与 S-MP 羟化代谢多态性相关，因而 CYP2C19 是目前国内外有关学者关注的焦点。迄今已发现，CYP2C19 存在多种突变等位基因，它们所编码的 CYP2C19 酶活性丧失。除 S-MP 外，奥美拉唑、地西泮（diazepam）、去甲地西泮（desmethyldiazepam）、氯胍（proguanil）、环己巴比妥（cyclobarbital）、苯巴比妥（phenobarbital）、阿米替林（amitriptyline）、丙米嗪（imipramine）、西酞普兰（citalopram）和吗氯贝胺（moclobemide）等药物也经 CYP2C19 氧化代谢。其中，S-MP、奥美拉唑和氯胍主要经 CYP2C19 氧化代谢，均可作为 CYP2C19 酶的体内、体外探药。研究还发现，我国人群中 EM 纯合子的酶活性女性显著高于男性，纯合子 EM 比例女性明显多于男性，这为该酶的底物地西泮在人体内代谢女性比男性快提供了确切证据。

二、药物代谢转移酶多态性

（一）N-乙酰化转移酶（N-acetyltransferase，NAT）多态性

N-乙酰化是大多数肼和芳香胺类药物清除的主要代谢途径。人群调查研究表明，上述药物的乙酰化代谢呈不连续多态性分布曲线，可分为快乙酰化代谢者和慢乙酰化代谢者。快乙酰化者和慢乙酰化者的发生率有明显的种族差异。慢乙酰化代谢者在东方人群中为 10%～30%，而在西方人群中达 40%～70%，因纽特人无慢乙酰化代谢者。异烟肼（isoniazid）、肼屈嗪（hydralazine）、柳氮磺胺吡啶（salicylazosulfapyridine，SASP）、氨苯砜（dapsone）在体内的乙酰化代谢呈多态分布。乙酰化代谢多态性对这些药物的影响主要表现在药物不良反应和药物疗效两方面。如果某个药物的不良反应与血药浓度密切相关，则慢乙酰化者易发生不良反应。而对同样剂量的药物，慢乙酰化者敏感，快乙酰化者则可能无效。所以，临床上应用异烟肼治疗结核、SASP 治疗溃疡性结肠炎（ulcerative colitis，UC）以及肼屈嗪治疗高血压（hypertension）时，建议对患者进行乙酰化分型。以 SASP 为例，大多数慢乙酰化者每天服用 4.5～6.0 g 的 SASP 后，血中释放出的磺胺吡啶足以引起溶血，所以，对服用高剂量 SASP 的患者进行分型是非常有益的。

人体内有两种 NAT，即 NAT1 和 NAT2。上述多种药物的乙酰化代谢多态性主要和 NAT2 基因变异有关。目前发现了至少 15 种 NAT2 突变等位基因。慢乙酰化者的基因型为各种突变等位基因的组合。近年来有关 NAT1 基因的分析发现其也具有多态性。

在过去的 30 年，已经建立起多种实用的乙酰化表型实验（异烟肼实验、咖啡因实验等）。鉴于目前对 NAT2 基因型分型的研究已取得很大的进展，无需再通过服用任何药物和收集血样或尿样进行表型分型，而可以从白细胞中提取 DNA 直接进行基因分型。基因分型不会因为机体的状态而影响分型结果，这有利于从分子水平探讨 NAT2 多态性与药物不良反应的关系。

（二）甲基转移酶多态性

催化药物甲基结合反应的主要代谢酶类有硫嘌呤甲基转移酶（thiopurine S-methyltransferase，TPMT）、巯甲基转移酶（thiomethyltransferase，TMT）、儿茶酚-O-甲基转移酶（catechol-O-methyl transferase，COMT）等。甲基转移酶的活性水平受遗传基因调控。尽管对其遗传药理学的研究只有 20 多年的历史，但有关甲基转移酶的研究已成为目前遗传药理学中极为活跃的领域。以下简要介绍 COMT 和 TPMT。

1. COMT

COMT 因其在儿茶酚胺类神经递质生物转化中所起的重要作用，成为第一个在遗传药理学方面得到广泛研究的甲基转移酶。COMT 广泛分布于包括红细胞在内的人体各组织细胞中。COMT 催化含有儿茶酚基团化合物的 O-甲基化反应。研究表明，红细胞中 COMT 活性与肝、肾、肺等其他组织中的 COMT 活性显著相关。红细胞 COMT 活性在白种人群中呈三态分布，酶活性较高及较低的个体各占 25%，其余 50% 的个体表现为中等酶活性。亚洲人 COMT 平均活性水平要高于白种人。人类 COMT 基因位于第 22 号染色体 q11.1-q11.2 区带上，含有 6 个外显子。COMT 的遗传多态性在儿茶酚类药物甲基化代谢的个体差异中具有重要意义。

2. TPMT

TPMT 是一种特异性催化杂环类和芳香类化合物的巯基甲基化反应的细胞内酶，对临床常用的硫嘌呤类药物的代谢过程和疗效发挥起关键作用。TPMT 广泛存在于人体的肝、肾、胃肠道、肺、脑、血液等各种组织中，其中，在肝脏和肾脏中的表达最丰富。Weinshilboum 等首先发现在白种人中 TPMT 的活性具有多态性，他们报道在 298 例白种人中，只有 1 例 TPMT 活性缺乏，11% 的人具有中等活性的 TPMT，其余 88.7% 的人具有高活性的 TPMT。随后，TPMT 活性的遗传多态性及种族差异分别在美国的黑人、挪威的萨阿米（Saami）人和中国汉族等人群中先后发现。随着遗传药理学的发展，发现 TPMT 这种表型的多态性（即活性为 3 态分布）是由于其表达基因的遗传多态性决定的。TPMT 的表达基因位于人体第 6 号染色体短臂 2 区 2 带 3 亚带（6p22.3），它由 9 个内含子和 10 个外显子组成。

研究 TPMT 表型和基因型的群体分布频率、种族差异和指导硫嘌呤类药物的用药个体化，已成为当前国内外临床药理学和遗传药理学的研究热点之一。研究发现，该酶活性的降低或缺乏与其等位基因的突变密切相关。决定高 TPMT 活性的野生型等位基因称为 *TPMT*1*。迄今为止，已发现 11 种导致酶活性降低或丧失的突变等位基因，其中，TPMT*2（G238C）、TPMT*3A（A719G/G460A 及 TPMT*3B（G460A）对酶活性的影响最为显著，且该基因突变频率在白种人较高（约为 10%）。因而，FDA 建议在应用硫嘌呤类药物前先检测 TPMT 基因型，据此调整给药剂量。然而，TPMT 基因多态性在不同种族差异显著，对于亚洲人群其基因突变率约 3% 显著低于欧美人群 10%，而在我国 TPMT 基因突变频率仅 1%，限制了其作为生物标志物在临床的应用。

（三）葡萄糖醛酸转移酶多态性

葡萄糖醛酸转移酶（UDP-glucuronosyl transferase，UGT）是化学物质在体内发生结合反应最重要的催化酶。人类的 UGT 超家族根据核苷酸序列的相似性分为 UGT1 和 UGT2 两个家族，19 种亚型，都参与了许多药物及内源性物质的代谢。其基因结构、定位等存在明显的差别，因而底物存在显著的特异性。其中，对于 UGT1A1 及 UGT2B7 的研究较为深入。

1. UGT1A1

UGT1A1 主要分布于肝脏，目前已命名的位于 UGT1A1 基因第一外显子及启动区的基因变异已有 45 种。人类 UGT1A1 基因的变异可改变人体内胆红素代谢水平，导致遗传性高胆红素血症,蛋白活性部分缺失导致 Crigler-Najjar Ⅱ 型和吉尔伯特(Gilbert)综合征,蛋白活性全部缺失会导致 Crigler-Najjar Ⅰ 型。伊立替康是转移性结肠癌的一线化疗药物,主要由 UGT1A1 参与其毒性即活性产物 SN-38 的代谢,UGT1A1 的功能降低可使 SN-38 代谢减少,在细胞内蓄积而毒性升高。

UGT1A1 * 6(G71R)位于第一外显子,为目前发现的 UGT1A1 唯一编码区有功能突变,使 UGT1A1 代谢功能降低。该变异为东亚人群特有基因变异,突变频率约为 12%。UGT1A1 启动子区 TATA 盒的插入性突变 UGT1A1 * 28(TA6 > TA7),UGT1A1 * 36(TA6 > TA5),UGT1A1 * 37(TA6 > TA8)可以降低转录水平,重复序列越多则转录、表达越低。在亚洲人中,UGT1A1 * 28 基因变异频率约为 13%,在白种人中约为 27%。因而有学者认为 UGT1A1 * 6 与 UGT1A1 * 28 是亚洲人中 Gilbert 综合征发病的主要原因,而 UGT1A1 * 28 是白种人中 Gilbert 综合征发病的主要原因。

2. UGT2B7

人类 UGT2 基因家族位于 4q13,包括 3 个 UGT2A 成员和 12 个 UGT2B。UGT2A 家族分 UGT2A1,UGT2A2 和 UGT2A3,主要生理功能与嗅觉相关。UGT2B 家族与内源性物质及药物的代谢密切相关,其中有活性的为 7 个,即 UGT2B4、UGT2B7、UGT2B10、UGT2B11、UGT2B15、UGT2B17 和 UGT2B28,尤其是 UGT2B7 是最重要的葡萄糖醛酸基转移酶,主要表达于肝脏。底物广泛,不仅催化许多内源性物质[如类固醇激素(steroids),胆酸(cholic acid),维甲酸(retinoic acid)类],而且催化许多临床应用的药物[如卡马西平(carbamazepine)、丙戊酸钠(sodium vaproate)、氯霉素(chloromycetin)、非甾体抗炎药(nonsteroidal anti-inflammatory drugs,NSAIDs)、齐多夫定(zidovudine)、吗啡(morphine)、法尼醇(farnesol)等]。其中,齐多夫定和吗啡可以用做 UGT2B7 的体内探药。现在已有 30 余种基因变异的报道,启动子区、内含子区及外显子均有基因变异报道。其中 UGT2B7 * 3(211T > C,A71S)是目前为止第一个发现的位于 UGT2B7 编码区的基因变异,此变异位于底物结合域,改变结合域的亲水性,提示可能有功能意义。对调控区基因变异的研究,Darbari 等在镰状红细胞患者的临床试验中发现,携带 -840G > A 野生型的患者吗啡代谢产物血浆浓度明显低于突变型纯合子组,提示 UGT2B7 代谢功能升高。

三、其他代谢酶多态性

葡萄糖 -6- 磷酸脱氢酶(glucose 6-phosphatedehydrogenase,G6PD)多态性:G6PD 催化葡萄糖 -6 磷酸氧化为 6- 磷酸葡萄糖,它是还原型 NADP(NADPH)的重要来源。NADPH 在谷胱甘肽还原酶的催化反应中是主要的供电子体,使氧化型谷胱甘肽转化为还原型谷胱甘肽,后者为预防各种蛋白质氧化所必须,特别是细胞膜上的巯基在其保护下呈还原状态。红细胞没有线粒体,G6PD 是 NADPH 的唯一来源。通常 G6PD 活性的 2% 就可以保证细胞中有充足的 NADPH。当红细胞缺乏 G6PD 时,一旦红细胞和某些具有氧化作用的药物,如阿司匹林或磺胺类药物接触时,细胞膜上的巯基易被氧化,即产生溶血现象。产生 G6PD 缺陷的遗传因素比较复杂,目前已知的 G6PD 变异有 163 种。G6PD 缺陷引起的溶血属 X- 连锁不完全显性遗传。

临床案例

56 例经消化内科经胃镜和病理检查明确有反流性食管炎的患者,均采用奥美拉唑进行治疗,用法为每天晨起空腹口服 20 mg,持续 4 周。治疗 4 周后通过观察患者的临床症状(包括主要症状胃灼热、反酸和次要症状反食、胸痛、恶心、厌食)以及通过镜检复查判断疗效,有效率为 89.29%(50/56)。问题:同样的治疗方案为什么会对 10% 的患者无效呢?

案例分析

奥美拉唑主要经 CYP2C19 代谢。本人群中,CYP2C19*2/*2 基因型携带者(弱代谢者)9 名,CYP2C19*1/*1 及 *1/*2 基因型携带者(强代谢者)47 名,其中弱代谢者有效率为 100%(9/9),而强代谢者有效率则为 87.23%(41/47)。据另一项研究表明,在服药第一天,弱代谢者血浆中奥美拉唑的 C_{max} 和 AUC 分别为 666.8±381.5 μg/mL 和 6 827.8±2 454.2 μg·h/L,显著高于强代谢者(C_{max} 和 AUC 分别为 513.9±294.8 μg/mL 和 1644.6±745.8 μg·h/L)。因此,奥美拉唑对 6 名强代谢者无效应该是与其奥美拉唑血药浓度不足有关。

临床案例

患者,男性,48 岁。因腹痛 1 天自服痢特灵 8 片,2 天后出现颜面及巩膜黄染,排浓茶色尿入院。查体:轻度贫血貌。化验血红细胞 360 万/mm^3,血红蛋白 9.8 g/dL,白细胞 $7×10^9$/L。黄疸指数 30 U,GPT 155 U。凡登白直接迟缓反应,间接阳性。网织红细胞 1%,结合株蛋白 97 mg Hb%,血红蛋白电泳 HbA2 3%,HbA 97%,抗碱 Hb 2.3%,高铁血红蛋白还原试验还原率 3.2%。患者之子还原率为 98%,其母为 62%。

问题:该患者为什么会产生贫血症状呢?

案例分析

此患者为 G6PD 缺陷症,G6PD 催化葡萄糖-6 磷酸氧化为 6-磷酸葡萄糖,它是还原型 NADP(NADPH)的重要来源。NADPH 在谷胱甘肽还原酶的催化反应中是主要的供电子体,使氧化型谷胱甘肽转化为还原型谷胱甘肽,后者为预防各种蛋白质氧化所必须,特别是细胞膜上的疏基在其保护下呈还原状态。痢特灵作为一种氧化剂作用于红细胞,细胞膜上的疏基被氧化,即产生溶血性贫血现象。

第三节 药物转运体的遗传多态性

药物的体内转运过程,包括吸收、分布、代谢和排泄过程都涉及药物对生物膜的通透。药物能否透过生物膜主要由其理化性质决定,然而,有时增加药物的亲脂性,也并不一定能增加生物膜对药物的通透性。进一步研究表明,在胃肠道、肝脏、肾脏、脑等机体重要器官的生物膜存在特殊的转运蛋白系统介导的跨膜转运,称为转运体(transporter)。近年来,有关转运体遗传多态性对药物体内过程的影响也引起了大家的重视。下面将对两种常见的药物转运体进行介绍。

一、P-糖蛋白

P-糖蛋白(P-glycoprotein,P-gp)是一种分子质量为170~180 kDa的完整的跨膜糖蛋白,它具有能量依赖性"药泵"功能。P-gp既能与药物结合,又能与ATP结合,ATP供能,使细胞内药物泵出细胞外,减低了细胞内的药物浓度使细胞产生耐药性。它的编码基因MDR1(multidrug resistance 1,MDR1),位于人类7q32~23,是第一个被发现的多药耐药基因。P-gp最初是在耐药肿瘤细胞中发现,然而,它在人体正常组织如肝脏、肾脏、肠道、胎盘、血脑屏障、血睾屏障以及淋巴细胞系和心脏中小动脉、毛细血管等部位都有分布。P-gp主要位于这些细胞的绒毛面的一侧(顶侧),利用ATP水解释放的能量将作用底物从细胞内转运至细胞外,这种"外排泵"的作用使其在药物的吸收、分布、代谢和排泄过程中都具有重要意义。胃肠道的P-gp可减少底物吸收、降低生物利用度。肠道和肝脏中的P-gp可增加药物的非肾清除,增加药物随粪排泄量。肾小管上皮细胞上的P-gp增加肾清除。

P-gp的作用底物范围非常广泛,包括抗肿瘤药如放线菌素D(actinomycin D)、紫杉醇(paclitaxel)、阿霉素(doxorubicin)、柔红霉素(daunorubicin)、伊立替康、米托蒽醌(mitoxantrone)等;抗生素类如红霉素(erythromycin)、利福平(rifampicin)、环丙沙星(ciprofloxacin)、克拉霉素(clarithromycin)、头孢拉定(cefradine)、四环素(tetracycline)等;心血管系统药物如地高辛(digoxin)、奎尼丁(quinidine)、布尼洛尔(bunitrolol)、氯沙坦(losartan)、维拉帕米(verapamil)、尼卡地平(nicardipine)、地尔硫卓(diltiazem)等;抗组胺药如非索非那定(fexofenadine)、特非那定(terfenadine)、西咪替丁(cimetidine)、雷尼替丁(ranitidine);免疫抑制剂环孢素A、他克莫司(tacrolimus)、西罗莫司(sirolimus)等。目前,已在人类MDR1基因中发现了超过50个SNP,其中,位于12号、21号与26号外显子的3个SNP(1236C>T、2677G>T/A与3435C>T)最被广泛研究,被证明与P-gp的低表达与低活性相关。这3个SNP发生频率存在显著的种族差异,中国汉族人中1236 T、2677T、2677A及3435T等位基因的发生频率分别为74.7%、46.5%、12.9%、39.4%,而在非洲人中则分别为13.6%、12.5%、2.1%、16%。

二、多药耐药相关蛋白

多药耐药相关蛋白(multidrug resistance related protein,MRP)可分为很多亚型,MRP1、MRP2、MRP3都是有机阴离子和多种药物转运体,都是介导恶性肿瘤耐药的重要蛋白,其中以MRP2最为重要。MRP2在体内分布广泛,在肠道、肝脏、脑、肾脏等各个脏器都有较高表达。与P-gp一样,MRP2也定位于组织上皮细胞的顶侧膜,负责将底物从细胞内外排到腔道,利于药物的排泄和消除。MRP2还定位于血-脑屏障的毛细血管内皮细胞的血液侧,其外排功能可防止外源性物质和有毒物质进入脑组织。MRP2

可转运谷胱甘肽结合物、硫酸结合物、葡萄糖醛酸结合物和非共轭结合的有机阴离子，如普伐他汀（pravastatin）、甲氨蝶呤（methotrexate）、替莫普利（temocapril）、沙奎那韦（saquinavir）、利托那韦（ritonavir）、霉酚酸（mycophenolic acid）类药物等。MRP2 由 ABCC2 基因编码，目前已发现有超过 40 个 SNP。其中，研究最多的是位于启动子区域的 -24C>T，有报道称，该突变能降低 20% 的 MRP2 活性。该 SNP 发生频率也存在显著的种族差异，如在中国汉族人中 T 等位基因频率为 21.81%，而在白人中为 15%，在黑人中则仅为 6%。

临床案例

肾移植患者，男性，28 岁。肾移植术后采用常规的环孢素 + 霉酚酸酯 + 强的松三联免疫抑制方案。其中，环孢素 2 mg/kg, b.i.d.；霉酚酸酯 0.75 g, b.i.d.，强的松 35 mg, q.d.。术后 15 天移植肾功能恢复正常，术后 16～21 天，血压升高并持续在收缩压 202～225 mmHg，舒张压 127～142 mmHg，并出现剧烈头痛，视物模糊，四肢抽搐，间断昏迷，此间尿量、血尿素氮（BUN）及肌酐（Cr）无明显变化。曾疑为排斥反应而以甲基强的松龙冲击治疗 5 天无好转。降压药物利血平、氯丙嗪（冬眠灵）肌内注射，水合氯醛灌肠，静脉滴注硫酸镁、酚妥拉明均无法控制血压，最终用硝普钠以适当速度持续静脉滴注，才勉强控制血压在 165/97.5 mmHg 水平。直至术后 21 天患者的尿量逐渐减至 500 mL/24 h，始疑环孢素中毒，检测环孢素全血谷浓度为 350 ng/mL（治疗窗为 150～250 ng/mL）。

问题：肾移植患者临床常用环孢素剂量为 2～3 mg/kg, b.i.d.。在推荐剂量治疗下，该患者为什么会出现环孢素中毒？

案例分析

环孢素是 P-gp 的底物，经检测，该患者 MDR1 基因（P-gp 编码基因）分别位于 12 号、21 号与 26 号外显子的 1236 位、2677 位和 3435 位均为纯合突变（3 个位点都是 TT 基因型）。这 3 个 SNP 被证明与 P-gp 的低表达与低活性相关，P-gp 低活性的患者因药物外排较少有利于吸收而使血药浓度较高。另一项研究表明，在肾移植术后 7-18 天，同时携带 MDR1 基因 1236 位、2677 位和 3435 位纯合突变（3 个位点都是 TT 基因型）的患者，经剂量校正的全血中环孢素稳态谷浓度比非携带者高约 41.4%［97.2 + 21.8 vs 68.7 ± 29.6 ng/mL（mg/kg）］。

第四节 药物受体的遗传多态性

药效学阶段是指药物到达靶器官或组织后，通过与组织细胞内受体结合或其他作用途径，发挥药理作用的过程。受研究方法的局限，过去有关遗传决定药物效应差异的研究，主要集中在探讨药物代谢酶遗传多态性方面。然而受体是参与药物反应过程的主要因素之一，但其性质在过去长时间内没有获得较好的阐明，尤其对于绝大多数药物，至今还未找到客观实用的药效阶段的指标，所以，人们对药效阶段中遗传变异的了解还远远不够。分子克隆技术和蛋白分析技术以及相关学科近些年飞速发展，使人们在更好地实践从表型到基因型这一传统研究思路的同时，能够直接从基因入手，运用从基因型到表型的思路研究药物反应多态性问题。近几年，因为研究方法和思路上的突破，药效阶段中的遗传变异已经开始受到重视，由于受体在疾病发生和药物治疗作用发挥中的特殊地位，受体遗传多态性研究正成为药理学研究的前沿之一。

受体基因多态性是指人群中一定数量（>1%）的个体发生受体结构基因或调节基因的突变。受体的遗传多态性一旦具有功能意义，就极有可能对药物效应产生影响，受影响的药物一般是那些需要通过该受体产生效应的药物，但有时也影响其他药物。

具体对各种与药物反应有关的受体来说，尽管利用基因检测技术发现其中不少具有遗传多态性，但有待于进一步的分子生物学和药效学研究来阐明这些多态性是否会影响个体对药物的敏感性和/或其影响药物效应的详细机制，毕竟受体的遗传药理学才起步不久。基础研究和临床实践报道了很多可导致药物反应差异的受体遗传多态性，举例如下。

一、华法林耐受性

华法林（warfarin）是香豆素类抗凝血药，其作用与维生素 K 有关。已知在合成凝血酶原的过程中，维生素 K 转变为环氧化物而失活。正常人肝脏中维生素 K 环氧化物还原酶能使其环氧化物还原而恢复其活性。华法林的作用是竞争性抑制维生素 K 环氧化物还原酶，使无活性的氧化型维生素 K 无法还原为有活性的还原型维生素 K，发挥抗凝血作用。有遗传性缺陷的人对华法林有耐受现象，要用到常用量的 20 倍才能显示抗凝血效果。耐受现象是由于这种缺陷者体内的维生素 K 环氧化物还原酶的受体部位变异，对抗凝剂的亲和力降低所致，这种缺陷是常染色体显性遗传。

二、胰岛素耐受

胰岛素耐受（insulin tolerance）是糖尿病（diabetes）治疗中经常碰到的问题，人群中一些个体容易出现胰岛素耐受。现已知胰岛素受体存在多种遗传多态性，其中某些多态性可使胰岛素与其受体的亲和力降低。在胰岛素受体基因上，已发现至少 15 种单核苷酸多态性，这些多态性与糖尿病发生、肥胖、脂质代谢、胰岛素治疗耐受以及其他一些疾病或病理状态的发生有关，并且可能影响药物对相应疾病或病理状态的疗效。

第五节　遗传变异与临床用药

根据前述，药物的总效应不是单基因性状。大多数药物效应是由影响药动学和药效学的多种基因产物共同作用决定的，包括药物代谢酶、药物转运体、药物作用的靶受体及相关调控因子等。因此,在评价药物在个体中产生的总效应时,应综合考虑各种影响因素。临床医生仅根据药物一般药理作用规律来选择药物和制订用药方案是远远不够的。为了使药物在患者体内达到有效血药浓度,维持足够的时间和产生最佳的药理效应和最小的毒副作用,临床医生还必须能根据基因型对患者进行分型选择最适药物及剂量,表4-2列举了一些可以根据生物标志物进行剂量调整的药物。药物代谢和反应的遗传基础的阐明,将使得有更多的药物可供选择,并使根据个体对药物代谢、清除和反应能力选择合适的剂量成为可能。通过测试个体药物代谢酶、药物转运体、药物靶受体等的基因型,选择最合适的药物和剂量是今后个体化治疗的发展方向。

表4-2 根据基因型来确定所选药物的给药剂量

基因	药物	二倍体型[1]	可能的表型（活性强弱）	推荐剂量（源于CPIC[2]）
G6PDX-linked trait		基因型与表型的关系仅适用于男性和纯合子的女性		
	拉布立酶	B, A	正常	标准剂量
		A-	中度不足	更换其他药物：对于G6PD缺乏症的患者禁用拉帕斯汀
		mediterranean, canton	重度不足	更换其他药物：对于G6PD缺乏症的患者禁用拉帕斯汀
SLCO1B1	辛伐他汀（40 mg）	*1/*1	正常活性	标准剂量
		*1/*5, *1/[*15, *16或*17]	中等活性	考虑用低剂量和常规CK监测或换用其他药物
		*5/*5, *5/[*15, *16或*17], [*15, *16或*17]/[*15, *16或*17]	低活性	规定低剂量和常规CK监测或换用其他药物
HLA	阿巴卡韦	所有基因型	未见显著差异	标准剂量
IFNL3		*57:01/*57:01, 其他基因型/*57:01	显著差异	根据情况选择不同的药物
	PEG-IFN-α/RBV	rs12979860/rs12979860	有益	在开始治疗前考虑治愈率：治疗48周后维持病毒反应的概率为70%

续表 4-2

基因	药物	二倍体型[1]	可能的表型（活性强弱）	推荐剂量（源于 CPIC[2]）
		对照/rs12979860/	有害	在开始治疗前考虑治愈率：治疗 48 周后维持病毒反应的概率仅为 30%
	PEG-IFN-a/RBV+蛋白酶抑制剂	rs12979860/rs12979860	有益	推荐方案：治疗后 24～48 周[4] 是 90%，有 80%～90% 的患者治疗时间缩短
		对照/对照或对照/rs12979860	有害	在开始治疗前考虑治愈率：治疗 24～48 周后维持病毒反应的概率为 60%，治疗持续时间缩短 50%
CYP2C9, *VKORC*1	warfarin	*1/*1, *1/*2, *2/*2, *2/*3, *1/*3, *3/*3, -1639*GG*, -1639*GA*, -1639*AA*		应用经过验证的计量算法，例如国际标准化比例 www.warfarindosing.org（或 IWPC[5]）或 FDA 批准的生产商的标签

注：[1] 用染色体对显示的二倍体型，例如，*1/*1 说明两个染色体均包含 *1 等位基因，*1/*17 则代表其中一个染色体带有 *1 等位基因，另一条染色体带有 *17 等位基因。

[2] CPIC：临床药理学实施联盟，完整的药物应用详见 https://www.pharmgkb.org/page/cpic。

[3] DPWG：荷兰遗传药理学工作组，完整的剂量建议详见 https://www.pharmgkb.org/page/dpwg。

[4] SVR：持续的毒性反应。

[5] IWPC：国际华法林遗传药理学联盟，替代药物必需根据患者临床特点选择。

随着药物基因组学、表观遗传学、代谢组学等多组学研究的飞速发展，遗传基因和药物代谢、药物效应的相关性研究日益受到人们的关注和重视。多种先进的分子生物学和基因检测技术已广泛应用于药物基因组学的研究。希望在不远的将来，根据人体遗传结构进行个体化给药的精准医疗模式可以真正地应用于临床。

考虑到临床用药中遗传因素的影响，建议注意事项如下：

（1）用药前应认真阅读药品使用说明书，了解该药对遗传基因缺陷患者的影响，禁用或慎用该药。

（2）要注意种族对药物反应的差异，对进口的具有遗传多态性特征的药物尤应注意，通过实践制订适合我国人群的用药方案。

（3）仔细询问病史，防止遗传基因缺陷患者发生药品不良反应。

（4）应用具有遗传多态性的药物时，要注意剂量个体化，对治疗范围窄的药物应进行治疗药物监测。

【思考题】

1. 从遗传药理学角度分析进口药物进行临床试验的必要性。
2. 自 1960 年以来，已有约 130 多个处方药因安全性问题撤市，而部分药物的不良反应则被认为可能与遗传变异有关，有人提出这些药物可以考虑重新上市，你对此有何建议和看法？

【推荐阅读】

[1] 周宏灏，张伟，陈尧，等. 遗传药理学［M］. 2 版. 北京：科技出版社，2013.

[2] 黄民，毕惠嫦，陈孝，等. 量体裁药不是梦——从基因到个体化用药［M］. 广州：广东科技出版社，2011.

[3] 刘克辛，韩国柱，娄建石，等. 临床药物代谢动力学［M］. 2 版. 北京：科技出版社，2010.

[4] 刘克辛，娄建石，黄民，等. 临床药理学［M］. 北京：清华大学出版社，2012.

[5] DING L, ZHANG F B, HUANG M, et al. Hypoxanthine guanine phosphoribosyltransferase activity is related to 6-thioguanine nucleotide concentrations and thiopurine-induced leukopenia in the treatment of inflammatory bowel disease.［J］. Inflamm Bowel Dis, 2012, 18（1）: 63－73.

[6] ZHANG J P, GUAN Y Y, HUANG M, et al. Phenotyping and genotyping study of thiopurine S-methyltransferase in healthy Chinese children: a comparison of Han and Yao ethnic groups.［J］. Br J Clin Pharmacol, 2004, 58（2）: 163－168.

[7] ZHANG Y, LI J L, FU Q, et al. Associations of ABCB1, NFKB1, CYP3A and NR1I2 polymorphisms with cyclosporine trough concentrations in Chinese renal transplant recipients［J］. Acta Pharmacol Sin, 2013, 34（4）: 555－560.

[8] GÓMEZ-MANZO S, MARCIAL-QUINO J, VANOYE-CARLO A, et al. Glucose-6-phosphate dehydrogenase: update and analysis of new mutations around the world.［J］. Int J Mol Sci, 2016, 17（12）: 2069.

（黄民　王雪丁　李嘉丽）

第五章 妊娠期和哺乳期妇女用药

妊娠期是指受孕后至分娩前的生理时期,从末次月经的第一天计算,妊娠平均约280天或40周。妊娠期全过程共分为3个时期:妊娠13周末以前称早期妊娠,第14～27周末称中期妊娠,第28周及其后称晚期妊娠。为了适应胎儿发育的需要,妊娠期母体各系统发生一系列的生理改变,而胎儿各器官发育尚未完全,如用药不当,对孕妇及胎儿,甚至于新生儿均可能产生特殊的影响。妊娠期妇女的药代动力学特征有明显变化,这种变化随妊娠时间的延长而愈加显著。当妊娠期及哺乳期疾病需用药物防治时,除应考虑孕妇及哺乳妇女本身的用药问题外,还应考虑到妊娠期用药可影响胎儿,临产期用药可影响新生儿,哺乳期用药可影响乳婴。妊娠期妇女的临床用药,应了解妊娠期妇女的药代动力学特征,考虑药物经胎盘转运对胎儿的药理作用等;哺乳期妇女的临床用药,应了解哺乳期妇女的药代动力学特征,考虑药物经乳腺分泌对乳婴的药理作用等。因此,妊娠期及哺乳期妇女的临床用药应予以高度重视。

第一节 妊娠期妇女临床用药

一、妊娠期妇女的药代动力学

在整个妊娠过程中,母体、胎盘、胎儿三者相互关联组成一个生物学、药动学整体。在这个整体中,胎盘起着联系母体与胎儿的重要转运作用。因此,妊娠妇女用药后,药物不只存在于母体,也可通过胎盘进入胎儿体内,从而对胎儿产生影响。

(一)母体的药动学

妊娠时机体形成了一个复杂的多房室单位,除母体本身外,还加上胎盘和胎儿,生理上产生了较大的变化,这些变化主要来自激素的影响,自身调节也发挥一定作用。它随着妊娠的时间而变异,并能影响药物的体内过程和药物的作用。

1. 吸收(absorption)

妊娠期间,孕激素分泌增多可导致胃酸分泌减少,胃排空时间延长,胃肠道平滑肌张力减退,肠蠕动减慢,从而使口服药物吸收速度延缓,血药浓度达峰时间推后且血药浓度峰值常偏低。肠道黏液形成的增加,使肠腔内pH升高,有利于弱碱性药物的吸收。妊娠早期有些呕吐频繁的孕妇其口服药物的吸收更受影响。另外,妊娠晚期由于血流动力学的改变,尤其是下肢血液回流不畅,会影响皮下或肌内注射药物的吸收。

2. 分布（distribution）

影响药物体内分布的因素主要包括血流量、体液 pH 值、药物与血浆蛋白或组织的结合等。而妊娠期主要表现在血容量的增大和蛋白浓度的降低。

妊娠期妇女血容量增加 35%～50%，血浆增加多于红细胞增加，血液稀释，体液总量可增加达 8 L，故妊娠期水溶性药物的分布容积明显增加。如果没有其他药代动力学过程进行补偿，孕妇的药物需要量应高于非孕期妇女。

由于妊娠期妇女血浆白蛋白减少，同时内源性配体（如类固醇激素和肽类激素）增多，占据蛋白结合位点，从而造成血浆蛋白结合率降低，游离型药物增多，使药效可能增强，且可增加药物经胎盘向胎儿转运的比率。妊娠期游离型增加的常用药物有：地西泮（diazepam）、苯妥英钠（phenytoin）、苯巴比妥（phenobarbital）、利多卡因（lidocaine）、哌替啶（pethidine）、地塞米松（dexamethasone）、普萘洛尔（propranolol）、水杨酸（salicylic acid）、磺胺异噁唑（sulfafurazole）等。

3. 代谢（metabolism）

妊娠期肝血流量改变可能不大，但肝微粒体酶活性却有较大的变化，且不同代谢酶活性的变化不一。妊娠期受高孕激素水平的影响，机体胆汁郁积，药物排出减慢，从肝清除速度减慢。妊娠期苯妥英等药物羟化过程加快，可能与妊娠期间胎盘分泌的孕酮的影响有关。

4. 排泄（excretion）

妊娠期妇女随心搏出量和肾血流量的增加，肾脏的负担也相应加重，肾小球滤过率增加约 50%，肌酐清除率也相应增加，从肾排出的过程加快，尤其那些主要经肾排出的药物，如注射用硫酸镁（magnesium sulfate）、地高辛（digoxin）和碳酸锂（lithium carbonate）等。但妊娠晚期孕妇长时间处于仰卧位，肾血流量减少，又使由肾排出的药物排出延缓，再如妊娠高血压症孕妇，因其肾功能受影响，药物排泄减慢减少，反使药物容易在体内蓄积，应予以重视。

（二）胎盘的药动学

胎盘是将母体血与胎儿血隔开的屏障，具有药物的转运和代谢功能。胎盘屏障是由合体细胞、合体细胞基底膜、绒毛间质、毛细血管基底膜和毛细血管内皮细胞组成的血管合体膜，其厚度和绒毛膜的表面积可影响药物转运。

1. 胎盘的药物转运

胎盘屏障具有一般生物膜的特征，药物经胎盘的转运方式既与一般生物膜相似，又有其自身特点。

（1）被动转运（passive transport）。

1）扩散作用（diffusion）。药物分子按其理化性质，被动地从高浓度向低浓度移动，因此，当绒毛间血窦中药物增多时，则其输送到胎儿速度增快。相反，当胎儿体内药物浓度增高时，则由母血经胎盘的转运速度减慢。药物转运速度也受膜厚度的影响，如绒毛膜上皮层薄的部位物质交换较容易。

2）膜孔滤过。是一种少见的转运方式。胎盘小孔与胃肠道及血－脑屏障的小孔相似，直径约 1 nm，只限于相对分子质量 <100 Da 的分子才能通过。

3) 易化扩散（facilitate diffusion）。有些物质扩散速度快，是借助于胎盘的特异载体系统，促进了扩散作用，称为易化扩散，如葡萄糖（clucose）即是借此种方式通过胎盘。

（2）主动转运（active transport）。物质分子借助于载体系统通过胎盘转运，需消耗能量。氨基酸（amino acids）、水溶性维生素（hydrosoluble vitamin）、电解质（electrolyte）K^+、Na^+ 及免疫球蛋白（immunoglobulin）等以这种方式通过胎盘。

（3）胞饮作用（pinocytosis）。母体血浆小滴等大分子物质被合体细胞吞裹入细胞内，直接进入胎儿血中。大分子物质如蛋白质、病毒及抗体等经此种方式通过胎盘。

药物通过胎盘受许多因素影响，如药物脂溶性的高低，分子质量的大小，药物离子化的程度，药物与蛋白结合力和结合率，胎盘的结构、功能状态和血流量等。

脂溶性对转运很重要，脂溶性化合物容易经过胎盘扩散到胎儿体内。脂溶性药物如安替比林（phenazone）及硫喷妥钠（thiopental sodium）等，在生理性的 pH 离子化很差，能够很快通过胎盘。相反，脂溶性差的药物通过胎盘较慢，如氯筒箭毒碱（tubocurarine chloride）、肝素（heparin）等都是高度离子化的药物，这些药物经过胎盘的速度很慢。

一般来说，小分子药物比大分子药物扩散速度快。多数相对分子质量 250～500 Da 的药物容易通过胎盘，相对分子质量 700～1 000 Da 的药物很少能穿过胎盘。

药物与血浆蛋白结合率的高低与通过胎盘的量成反比，药物与血浆蛋白结合后分子质量变大，不容易通过胎盘，如甲氧西林（meticillin）及双氯西林（dicloxacillin）与血浆蛋白结合率分别为 40% 和 96%，故前者通过胎盘相对较快，后者通过胎盘相对较慢、较少。

药物的转运与血管合体膜的厚度成负相关，与绒毛膜面积成正相关。随着妊娠的发展，血管合体膜的厚度从早期妊娠时的 25 μm 到晚期妊娠的 2 μm，且绒毛膜面积增加，药物转运更加活跃。此外，母体中毒、感染和缺氧等均可使胎盘屏障破坏，使正常不易通过胎盘的药物变得容易通过。

胎盘血流量的改变明显地影响药物经胎盘的转运，合并先兆子痫、糖尿病等全身性疾病的孕妇，胎盘可能发生病理变化，使胎盘的转运及渗透减少。子宫收缩、孕妇体位不当、麻醉、脐带受压迫等，可引起胎盘血流量改变，使胎盘转运功能受到不同程度的影响，药物转运速度减慢。

2. 胎盘对药物的代谢

胎盘具有代谢功能，其具有氧化、还原、水解和结合等多种代谢形式的催化系统，但和肝脏相比胎盘的代谢能力较弱。另外，胎盘的代谢过程已被证实与有些生殖毒性事件的发生相关，如沙利度胺（反应停，thalidomide）所导致的短肢畸形及己烯雌酚（diethylstilbestrol）所致的青少年阴道腺癌等。

有些药物经代谢后活性降低并限制其通过胎盘屏障，有些药物不代谢或代谢活化后进入胎儿，在胎儿体内产生毒性。研究表明，在肾上腺皮质激素类药物中，皮质醇（cortisol）和泼尼松（prednison）通过胎盘转化为 11-酮衍化物，而地塞米松（dexamethasone）通过胎盘时可不经代谢直接进入胎儿体内。因此，在妊娠期治疗孕妇疾病可用泼尼松，治疗胎儿疾病宜用地塞米松。

胎盘上存在多种与外源性物质代谢相关的细胞色素 P450（cytochrome P450，CYP）同工酶。某些 CYP 同工酶（如 CYP1A1 和 2E1）可使一些原本无毒或低毒的外源物经胎盘代谢活化转运至胎儿体内而产生毒性，如大剂量对乙酰氨基酚可经 CYP2E1 氧化代谢生成中间产物 N-乙酰-对-苯醌亚胺，后者可与局部组织蛋白结合，引起细胞坏死。此外，CYP 同工酶在胎盘中的表达也与妊娠期母体多种自身及环境因素有关，如吸烟可诱导胎盘 CYP1A1 的表达增加。

（三）胎儿的药动学

胎儿各器官处于发育阶段，其功能尚未健全，药物的吸收、分布、代谢和排泄与成人有很大差异。

1. 吸收

药物既可通过胎盘转运至胎儿循环再到胎儿组织，也可经过羊膜进入羊水中。后者存在吸收过程。羊水中的蛋白含量仅为母体血浆的 1/20～1/10，故药物多呈游离型。羊水中的药物可被胎儿皮肤吸收或妊娠 12 周后的吞咽进入胃肠道，并被吸收进入胎儿血循环。原型药及其代谢产物经胎尿、胎粪排出，又可被胎儿吞咽羊水而重吸收，故形成羊水-肠道循环。

2. 分布

胎儿肝、脑等器官体积相对较大，血流量多，有 60%～80% 的血流进入肝脏，故肝内药物分布量较其他器官为多；胎儿的血-脑屏障较差，药物较易进入中枢神经系统；胎儿血浆蛋白含量较低，进入组织的游离型药物增多。胎儿的血液循环是由脐静脉血，主要经肝脏、肝血窦再经门静脉与下腔静脉进入右心房，但亦有进入肝脏的部分脐静脉血不流经肝血窦，而经静脉导管直接进入下腔静脉到达右心房，从而减少了肝脏对药物的代谢，增高了药物直接到达心脏和中枢神经系统的量，这一点尤其在母体快速静脉给药时应给予高度关注。

3. 代谢

肝脏是胎儿药物生物转化的主要器官，其功能较成人为低，如使苯胺羟化和甲基丙咪嗪氮化脱甲基的活性仅分别为成人肝脏的 40% 和 35%。妊娠早期胎儿肝脏中缺乏催化药物结合反应的酶，特别是葡萄糖醛酸转移酶，故对一些药物如水杨酸盐（salicylate）解毒能力差，易达到中毒浓度。大多药物经胎儿代谢后活性下降，但是有些药物经代谢后其产物具有毒性。例如，苯妥英钠（phenytoin sodium）经胎肝微粒体酶代谢为对羟苯妥英钠，后者可竞争核酸合成酶，干扰叶酸代谢，呈现致畸作用，尤其当合用肝药酶诱导剂苯巴比妥（phenobarbital）时，其代谢产物增多，致畸作用增强。

4. 排泄

妊娠 11～14 周胎儿肾脏开始有排泄功能。药物经代谢后可形成极性大而脂溶性低的代谢物，这些代谢物不易通过胎盘屏障，从而降低药物通过胎盘进入母血的速度，致使代谢物在胎儿体内蓄积。例如：地西泮（diazepam）的代谢物甲基地西泮易在胎儿肝脏蓄积；反应停的代谢物可在胎儿体内蓄积而引起毒性。另外，胎儿肾小球滤过率甚低，肾脏排泄药物的功能甚差，易致药物及其代谢物在胎儿体内停留时间较母体长。

二、药物作用与胎儿发育阶段的关系

药物对胎儿的有害作用有致畸性和非致畸性两种。非致畸性作用如胎儿宫内发育迟缓、新生儿核黄疸(高胆红素脑病)、中枢神经系统抑制、肾毒性、耳毒性等,它与药物本身的性质以及用药时的胎龄、药物剂量、疗程长短和胎儿遗传素质等因素有关,其中最重要的是药物性质和用药时的胎龄。

1. **妊娠早期用药**

在卵子受精后 2 周,即孕卵着床前后。此期受精卵分裂,胚泡形成,植入完成,并形成内外二胚层,此时药物对胚囊是"全"或"无"的影响。"全"是指有害药物损伤整个胚囊或部分胚囊细胞,致使胚囊死亡,并被母体吸收或流产;"无"是指有害药物并未损害胚囊或虽然损害部分胚囊细胞,但由于此期的未分化胚囊细胞在功能上具有潜在的多向性,可以补偿或修复少量被损伤的细胞,因而不出现异常,不发生形态方面的畸形,继续妊娠,并不留下远期后果。此期是细胞和组织分化前期,有害药物并不引起畸形发生,故称为不易感期。

药物对胚胎的不良影响关键在于受孕后的 3～12 周,此期是细胞和组织分化期。3 个胚层高度分化形成各器官原基时,所有细胞和组织都是以严格步骤和精确的规律进行繁殖、分化、迁移和消长,并有条不紊地形成各个器官的原基。如受精后 15～25 日神经初步形成;20 日胚胎头尾开始分体节(骨骼肌肉的前身);30 日发生感官和肢芽,初步建立胚胎血液循环;60 日肢芽生长,颜面形成,心、肝、消化道和生殖器官形成和发育。此期由于胚胎细胞已失去多向性,开始定向发育,因而不易通过细胞分化的代偿来修复,一旦受到有害药物的作用,极易发生形态上的异常,导致畸形发生,故称为致畸高度易感期。

2. **妊娠中期和晚期用药**

此期大多数器官分化已基本完成,药物一般不再导致畸形,但少数器官如中枢神经系统、生殖器官分化尚未完成,故仍有可能出现形态上的异常。此时期胎儿生长和发育迅速,各主要器官功能进一步完善,尤其是中枢神经系统、内分泌系统和神经肌肉系统,此时期受有害药物的影响,主要导致生理功能缺陷及发育迟缓、出生低体重或出生后发育异常等,并且某些障碍直至青春期才会表现出来。例如,此阶段孕妇服用药物(如咖啡因、地塞米松),可引起胎儿宫内发育迟缓和神经内分泌功能紊乱,特别是下丘脑-垂体-肾上腺轴的功能发育改变。因此,此时期用药也应慎重,要根据用药适应证,权衡利弊后再做出选择。

3. **妊娠期用药分类**

1979 年,美国食品药品监督管理局(FDA)根据动物实验、临床用药经验及对胎儿的不良影响,将妊娠期常用药物分为 5 类。

A 类:妊娠初 3 个月用药,经临床对照观察未见药物对胎儿有损害,也未发现随后的妊娠期间对胎儿有损害。如甲状腺素(thyroxine)等。

B 类:动物实验未发现有致畸作用,但缺乏临床对照观察资料;或动物实验显示对胎仔有危害,但未在临床对照试验中证实。如青霉素类(penicillins)、头孢菌素类

(cephalosporins)、地高辛（digoxin）、氯苯那敏（chlorpheniramine）等。

C 类：动物实验中观察到胎仔畸形和其他胚胎发育异常，但是缺乏临床对照试验资料；或者动物实验和临床对照观察资料均缺乏。如庆大霉素（gentamicin）、异烟肼（isoniazide）、异丙肾上腺素（isoprenaline）等。本类药物只有在权衡了药物对母亲的有利性大于对胎儿的危险性之后，方能使用。

D 类：临床资料显示对胎儿有危害，一般不用；但孕妇有生命危险或患有严重疾病，又无可代替药物，且效益明显超过其危害时，可再考虑应用，如苯妥英钠、氯磺丙脲（chlorpropamide）等。

X 类：动物实验和临床资料均证实对危险性大，为妊娠期禁用的药物。如己烯雌酚、沙利度胺等。

根据 FDA 分类标准，在临床应用药物中，A 类药物非常少，仅占 0.7%，19% 为 B 类，C 类药物最多，占 66%，D 类和 X 类分别占 7%。必须强调的是，应用具有致畸性的药物后，胎儿是否会发生畸形，还受到药物剂量、用药时间、遗传因素、孕期保健和潜在疾病的影响。如丙戊酸钠（sodium valproate）为 D 类药，可导致胎儿畸形，但孕妇应用后仍有 95% 的机会分娩正常婴儿。

表 5-1 列举了部分已知对胎儿或新生儿有危害的药物，由于一些药物对胎儿造成的潜在危害尚未完全阐明，未列入的药物不表明无致畸作用，因此，妊娠期用药特别是前 3 个月应当慎之又慎。

表 5-1 部分已知对胎儿或新生儿有危害的药物

药物种类	药物名称（分类）	对胎儿/新生儿的影响
抗菌药	四环素类（D）	牙齿着黄色、色素沉着、牙齿畸形、骨骼生长延缓
	氯霉素（C）	再生障碍性贫血，灰婴综合征
	庆大霉素（D）	耳损伤
	卡那霉素（D）	听力损伤、肾损害
	链霉素（D）	先天性耳聋
	磺胺类药物（C）	高胆红素血症、核黄疸
激素类	己烯雌酚（X）	性别异化，男性睾丸发育不全，女性青春期阴道癌
	炔诺酮（D）	女性生殖器官男性化
	可的松、强的松（D）	唇裂、腭裂
抗癌药	甲氨蝶呤（X）	脑积水，无脑儿，腭裂
	环磷酰胺（X）	肢体畸形、腭裂、外鼻外耳缺损
抗惊厥药	苯妥英钠（D）	唇裂、腭裂、智力低下
	丙戊酸钠（D）	多发性畸形、发育迟缓
	三甲双酮（D）	骨畸形、小头等
镇静催眠药	地西泮（D）	有待进一步确定
降糖药	甲苯磺丁脲（C）	多发性畸形、新生儿低血糖

续表 5-1

药物种类	药物名称（分类）	对胎儿/新生儿的影响
抗凝药	氯磺丙脲（D）	多发性畸形、新生儿低血糖
	香豆素类（D）	鼻畸形、眼损害、智力发育障碍、耳聋、心脏畸形、流产
维生素类	维生素 A（A/X）	过量可致胎儿骨骼发育异常或先天性白内障
	维生素 D_3、D_2（A/D）	过量可致胎儿、新生儿血钙过高、智力发育迟缓
	维生素 K1（C）	过量可使新生儿发生高胆红素血症和核黄疸
止吐药	沙利度胺（X）	海豹肢畸形
抗躁狂药	碳酸锂（D）	心血管发育不全
甲状腺药物	丙硫氧嘧啶（D）	甲状腺先天肿大
	碘剂（X）	甲状腺功能低下及甲状腺肿
其他	乙醇（X）	异常面容，肢体、心脏畸形

三、孕妇用药原则

（1）明确适应证，尽量不选新药。对可用可不用的药物一律不用，包括对不断涌向市场的新药在未弄清楚其是否有致畸作用前，孕妇不应随便使用，尤其是妊娠前 12 周之内更要慎重。

（2）用药种类的选择。选择必须用药时，应在同类药物中尽可能选择毒性小或不易通过胎盘的药物，其用药剂量亦应尽可能减少。

（3）对所有的育龄妇女谨慎用药，决定用药前应权衡利弊。因为妊娠一般要在受精后 20d 才能确诊，有些人在知道妊娠以前就已接触了有致畸危险的药物，故只是在妊娠期注意用药还不足以预防药物引起胎儿畸形。还应注意，孕妇用药后应当密切观察胎儿在宫内的发育情况，有问题时，以便及时采取措施。

近来，有关父体用药对胎儿的影响也备受关注。20 世纪 60 年代曾有因父亲用药产生畸形婴儿的报道。最近还证明人及家兔用苯妥英钠后可在精液中出现该药，接受抗癫痫治疗的男性所生后代可能有缺陷。

四、妊娠期常用药物

妊娠期妇女可能使用各种药物，有报道称 90% 的孕妇至少用过 1 种药物。而市场上药物品种的繁多和妊娠期的特殊性，增加了临床医生在妊娠期用药的复杂性。现将妊娠期常用的主要药物分别介绍如下。

（一）镇吐药

妊娠期恶心呕吐发生率为 50%～89%，常于妊娠 4～8 周出现，妊娠 16 周消失。大约 10% 的孕妇症状较为严重，需要治疗，更为严重者可出现脱水、酮症、代谢性酸中毒及电解质紊乱。苯硫酰胺（benzene sulfamide）、抗组胺药及促进胃动力药可用于治疗妊娠期恶心呕吐。苯硫酰胺小剂量偶尔使用是安全的。氯苯甲嗪虽可致动物畸形，但对人类无明显危害。目前，尚无甲氧氯普胺（metoclopramide）孕期用药造成婴儿异常的报道，故许多国家把它作为孕期止吐药物。

（二）抗感染药物

β-内酰胺抗菌药主要包括青霉素类和头孢菌素类，其均属 B 类。青霉素类应用多年，被认为是妊娠期最安全的抗菌药物。头孢菌素类由于孕期肾清除率较高，半衰期较非孕期短，因此孕期使用较为安全。氨基糖苷类为 D 类，有较为明显的耳肾毒性，对孕妇和胎儿有一定的危害，如链霉素（streptomycin）孕期应避免使用。大环内酯类抗菌药，如红霉素为 B 类药，孕期可以选用。四环素类药物属于 D 类，其易通过胎盘，可使胎儿牙釉质发育不全，并影响胎儿骨质和体格发育。喹诺酮类药物在动物身上发现可影响胎儿软骨发育。磺胺类药物在孕晚期或分娩前使用，由于竞争胆红素，可能增加早产儿高胆红素血症的发生。氯霉素（chloramphenicol）为 C 类药，可引起再生障碍性贫血和"灰婴综合征"。这些药物在妊娠期不宜使用。

关于真菌感染，妊娠期约有 10% 的妇女可能患有白色念珠菌性阴道炎，常用药物为制霉菌素（nystatin）、克霉唑（clotrimazole）和咪康唑（miconazole），未见对胎儿有明显的损害，可以选用。依曲康唑（Itraconazole）目前缺乏人体的研究结果，因此孕妇仍应谨慎使用。

对于病毒感染，利巴韦林（ribavirin）有较强的致畸作用，故孕妇包括可能即将怀孕的妇女均禁用。阿昔洛韦（acyclovir）对动物无致畸作用，目前已试用于妊娠中、晚期疱疹病毒的治疗，未见不良反应。目前临床使用的阿昔洛韦有口服和注射制剂，但静脉注射仅用于重症全身性感染。

（三）抗高血压药

高血压是母体及胎儿发病和死亡的重要原因之一。在应用降压药时，一般主张舒张压在 100 mmHg 及以上采用，因为降压的同时也可能降低胎盘的血流量。

甲基多巴（methyldopa）是中枢 α 受体的激动剂，属于 B 类药物，目前尚未发现与甲基多巴有关的先天畸形。阿贝洛尔（labetalol）具有 α、β 受体阻断作用，未见胎儿畸形，但由于其可阻止新生儿的交感神经效应，故对其影响有待进一步确定。肼曲嗪（hydralazine）可以通过胎盘屏障，治疗水平对胎儿影响不明，是治疗妊娠期间急性高血压广泛使用的药物之一。硝苯地平（nifedipine）属于钙离子通道阻断剂，其对啮齿类动物有致畸和胚胎毒性，尚无人类的相关报道，孕早期慎用。卡托普利（captopril）属于血管紧张素转化酶抑制剂，同时为高度可疑致畸剂，孕期应禁用。

（四）解热镇痛药

阿司匹林（aspirin）大剂量应用可能有致畸作用（C/D），妊娠晚期使用，可能影响血凝，因此妊娠期应谨慎使用。对乙酰氨基酚（acetaminophen）是非那西丁（phenacetin）的代谢产物，目前尚未发现有致畸作用，认为短期使用是安全的。

（五）镇静药

巴比妥类药物易通过胎盘。由于胎儿体内消除有限，故在胎儿体内的药物水平可达到或超过母体水平。动物实验表明有致畸性，但对人类危害较小。如孕期长期大量应用，可出现胎儿生长受限、呼吸抑制，也可导致新生儿戒断综合征，故孕期谨慎使用。地西泮属于苯二氮类药物，动物有致畸作用，其在妊娠期的使用有一定的争议，故妊娠期若应用宜采用最低剂量。

（六）抗凝药

肝素分子量较大，不易通过胎盘进入胎儿体内，一般认为孕妇可安全使用。但肝素（C）对安装人工心脏瓣膜的孕妇的疗效尚不清楚，因此应严密监测血栓栓塞并发症。香豆素类（D）可以通过胎盘屏障，对胎儿产生危害，因此孕期应尽量避免使用。

（七）降糖药

糖尿病是最常见的妊娠期合并症。胰岛素（insulin）不通过胎盘屏障，对孕妇和胎儿均很安全，可用于妊娠期降血糖。而口服降糖药可能导致胎儿高胰岛素血症和新生儿低血糖，且有致畸报道，故孕期不宜使用。

第二节 哺乳期妇女临床用药

一、药物从乳汁排泄的特点

母乳是婴幼儿最有营养的食品，近年推崇母乳喂养，即使在母乳不足时也应尽可能地多用母乳辅加人工喂养。母乳喂养不仅能增加婴儿对病原微生物的抵抗力，同时也使母亲受益，如减少产后出血等。由于有些药物可通过乳汁进入乳儿体内，哺乳期妇女所用药对乳婴有无危害的问题为人们所关注。

大部分药物能从乳汁中排出，但多数药物进入乳汁中的药物量不超过乳母摄入量的1%~2%，一般不至于对乳婴产生不良反应。但有些药物从乳汁排出较高，如红霉素、氯霉素、磺胺甲基异噁唑、卡马西平、巴比妥类、地西泮等。因此，哺乳期妇女用药必须了解药物经乳汁排出情况。

影响药物从母乳排出的因素有：

（1）药物游离型浓度梯度。游离型浓度梯度越高，转运能力越强；pH或蛋白结合率发生改变，会影响药物游离型的浓度，从而影响血浆到乳汁的转运。

（2）药物分子的大小。分子越小越易转运，相对分子质量小于 200 Da，则血浆与乳汁中的药物浓度近似。

（3）血浆与乳汁中的pH。正常乳汁pH值约为7.08，低于母体血浆，弱酸性药物将主要分布在血液等细胞外液中，而弱碱性药物易转运到乳汁中，其转运量个体差异较大，并且个体本身受多种因素影响也呈现较大差异。

（4）药物的脂溶性。乳汁中脂肪含量高于血浆，脂溶性高的药物易于转运到乳汁。

哺乳期妇女用药的基本原则是：

（1）严格掌握适应证，权衡利弊。乳母用药应具有明确的治疗指征，不要轻易用药。

(2) 选药要慎重。在不影响乳母治疗效果的情况下，选用进入乳汁最少的药物；当不能证实药物对乳儿的安全性时，可暂停哺乳，停药后在恢复哺乳。

(3) 适时哺乳，防止蓄积。哺乳妇女用药易选在哺乳刚结束后，且尽可能与下次哺乳时间相隔 4 h 以上，从而避开乳汁中药物峰浓度。

二、对乳婴有影响的药物

哺乳妇女用药对乳婴的影响，除与药物进入乳汁的量有关外，还与药物的性质、乳婴反应的敏感性等因素有关。表 5-2 和表 5-3 是分别对乳婴有明显影响的药物和对乳婴有轻度影响的药物。

表 5-2 对乳婴有明显影响的药物

药　物	对乳婴的影响
水合氯醛	乳婴昏睡
地西泮	对乳婴有镇静作用，肌张力减退
锂盐	恶心、呕吐，肢体震颤
苯巴比妥	乏力、嗜睡
乙醇	大剂量使乳婴产生酩酊状态
放射性碘	抑制乳婴甲状腺
抗甲状腺药	甲状腺功能低下
四环素	乳婴牙齿及骨发育畸形
氯霉素	骨髓抑制
茶碱	激动不安

表 5-3 对乳婴有轻度影响的药物

药　物	对乳婴的影响
氨苄西林	可致腹泻或过敏
呋喃类	溶血性贫血
甲硝唑	厌食、呕吐
利福平	嗜睡，腹泻
异烟肼	引起维生素 B_6 缺乏
口服避孕药	抑制乳汁分泌，乳婴饥饿
吗啡	抑制呼吸中枢
溴化物	药疹，嗜睡

（一）某些乳婴对药物有超敏反应和神经系统毒性反应

乳婴中枢神经系统尚未发育成熟，血脑屏障差，对中枢神经系统药物敏感。例如：微量吗啡即可引起呼吸抑制，微量氯丙嗪可诱发麻痹性肠梗阻，糖皮质激素（glucocorticoid）诱发胰腺炎等。某些药物易通过血脑屏障并直接损害较脆弱的中枢神经系统。例如：H_1受体阻断药（H_1-blocker）、苯丙胺（amfetamine）、氨茶碱（aminophylline）、莨菪碱类（hyoscyamine）可致昏迷或惊厥，硝基呋喃类（nitrofuran）易致多发性神经炎，四环素类（tetracyclines）易致颅压增高囟门隆起等。

（二）药物所致乳婴溶血、黄疸和核黄疸

红细胞6-磷酸葡萄糖脱氢酶缺乏的乳婴发生溶血概率高。该类乳婴接受甲萘醌（menadione）、磺胺类、硝基呋喃类和噻嗪类（thiadiazide）利尿药后，因还原型辅酶Ⅱ缺乏，致红细胞还原型谷胱甘肽水平低，因而，红细胞膜和血红蛋白的巯基及含巯基的酶受上述药物的氧化性损害，导致新生儿溶血性贫血、高胆红素血症及黄疸。

（三）药物所致乳婴高铁血红蛋白症

乳婴接受具有氧化性质药物而引起高铁血红蛋白症，其原因：一是该类乳婴红细胞内6-磷酸葡萄糖脱氢酶和谷胱甘肽还原酶不足，致使亚铁血红蛋白易被氧化成高铁血红蛋白；二是由于红细胞内高铁血红蛋白还原酶和促酶活性低，不能使高铁血红蛋白还原逆转。该类药物常用的有非那西丁、磺胺间甲氧嘧啶（sulfamonomethoxine）、亚甲蓝（methylthioninium chloride）等。

临床案例

患者，女性，25岁，因为风湿性心脏病，约在7年前做了二尖瓣分离术，2年前做了二尖瓣置换术。目前，应用的药物包括：华法林，每天5 mg；青霉素V钾，每天500 mg；地高辛，每天0.25 mg。宫内孕5周时发现怀孕来院就医。医生建议地高辛和青霉素V钾继续使用，华法林更换为肝素，并密切监测是否有血栓栓塞并发症。

问题：

1. 对于用药方案的维持和调整，医生的依据是什么？
2. 为了进一步保证孕期用药的安全有效性，医生还会给患者怎样的建议？

案例分析

1. 青霉素V钾为青霉素类抗生素，属于B类。地高辛在对母体不产生毒性的剂量下，对胎儿无明显不良影响，故这两种药可以在妊娠期使用。所以，医生建议地高辛和青霉素V钾继续使用。而华法林可以通过胎盘屏障，妊娠早期使用可出现华法林综合征，敏感期为妊娠6～12周，而肝素分子量大，不易通过胎盘屏障，因此医生建议停用华法林，改用肝素。虽然肝素在孕期使用较华法林安全，但是对于安装人工心脏瓣膜孕妇的疗效尚不清楚，所以应密切监测是否有血栓栓塞并发症。

2. 地高辛安全范围比较小，而且孕期常伴有药物清除率的增高，因此应建议患者监测血中地高辛的浓度。对于华法林，妊娠12周后，孕妇使用仍有可能造成胎儿发生中枢神经系统畸形。若患者在使用肝素期间出现栓塞，不得不重新使用用华法林时，必须告知患者华法林对孕妇和孩子可能存在的危害。

【思考题】

1. 试述妊娠期母体药动学的改变。
2. 试述药物致畸与胎儿发育之间的关系。
3. 试述影响药物从母乳排出的因素。

【推荐阅读】

[1] Tasnif Y, Morado J, Hebert M F. Pregnancy-related pharmacokinetic changes [J]. Clin Pharmacol Ther, 2016, 100 (1): 53-62.

[2] Pieper P G. Use of medication for cardiovascular disease during pregnancy [J]. Nat Rev Cardiol, 2015, 12 (12): 718-729.

[3] Riley L E, Cahill A G, Beigi R, et al. Improving safe and effective use of drugs in pregnancy and lactation: workshop summary [J]. Am J Perinatol, 2017, 34 (8): 826-832.

(郜娜 乔海灵)

第六章　小儿临床用药

小儿一般是指18岁以下的未成年人，包括早产儿（出生时为24～40周）、新生儿（出生后0～28天）、婴儿（1个月～1岁）、儿童（1～12岁）及少年（12～18岁）。小儿时期的特点是全身组织和器官在不断地发育成熟中，是遗传性先天疾患显露期，感染性及其他后天性病症容易发生。环境因素对机体的影响也非常明显，这个时期的发病率和死亡率都远远超过成人时期。因此，小儿的用药机会较多，用药特点也与成人有异，大多数药物的药动学和药效学在小儿各年龄组中有相当大的差异，与成人差异更为显著。临床上常按成人剂量推算得到小儿剂量，给小儿临床用药带来风险。

《2016年儿童用药安全调查报告白皮书》显示：中国儿童药物不良反应率是成人的2倍，新生儿更是达到4倍，每年约有7000例儿童死于用药错误。14周岁以下儿童中，每年约有3万名儿童因用药不当致聋，而其中95%以上的患儿由氨基糖苷类抗生素的不合理应用引起，而因药物使用造成肾功能、神经系统等损伤的则难以计数。而全球儿童安全组织中国分会发布的《2015儿童用药安全报告》的数据显示：儿童药物中毒近年来呈上升趋势，形势严峻，86.4%的儿童中毒均发生在家中，药物中毒所占比例从2012年的53%上升到2014年的73%，相当于每3个因中毒就诊的孩子中，就有2个孩子是药物中毒。上述触目惊心的数字应引起对儿童安全用药问题的重视，为此，2011年，卫生部医政司委托《中国国家处方集》编委会办公室组织编写了《中国国家处方集（化学药品与生物制品卷）（儿童版）》，2014年5月30日，国家卫生和计划生育委员会发布了《关于保障儿童用药的若干意见》，并且在2015年3月12日宣布成立国家卫生计生委儿童用药专家委员会。本章内容旨在通过研究药物在小儿体内的药动学和药效学特点来指导临床合理用药。

第一节　小儿的药动学特点

小儿机体尚未发育成熟，在机体构成成分和器官功能等方面都处于不断发育时期，随着年龄增长趋向成熟。因此，大多数药物在小儿的体内吸收、分布、代谢和排泄方面与成人相比有明显差异，要做到小儿临床合理用药，就必须首先了解小儿的药动学特点。

一、吸收

吸收是指药物经用药部位进入血液循环的过程。吸收的速度与程度取决于药物的理化性质、机体的状况和给药途径。

1. 口服给药

药物口服后的生物利用度与胃肠道 pH、吸收面积、胃排空时间和肠蠕动速度等有关。

新生儿和婴幼儿胃酸分泌较少,刚出生的新生儿胃液呈中性,出生后 24 h 后胃液 pH 值迅速降至 1~3,约 10 天又逐渐回升至中性。随后由于胃酸分泌渐增,胃液 pH 值渐降,至 2~3 岁达成人水平。

新生儿及婴幼儿胃酸缺乏,会影响药物的溶解和解离,但由于小儿多用液体剂型,对药物吸收影响较小。但对青霉素 G(penicillin G)、氨苄西林(ampicillin)、奈夫西林(nafcillin)等因胃酸减少使其破坏减少,吸收增加且较快。苯妥英钠(sodium phenytoin)、苯巴比妥(phenobarbital)、利福平(rifampicin)及维生素 B_2(vitamin B_2)在 pH 值相对偏碱时,解离型增加,生物利用度降低。新生儿胆汁分泌较少,脂肪消化能力不足,脂溶性维生素吸收较差。胃排空时间延长可使药物的吸收减少,而肠蠕动减慢又可使一些药物的吸收增加。另外,由于新生儿肠管相对长度较成人长,故相对吸收面积增大,也可增加药物的吸收。

2. 胃肠道外给药

新生儿皮下脂肪少,皮下注射给药吸收不良,故不适用。

婴幼儿肌肉未充分发育,疾病时末梢循环欠佳会影响药物的吸收,故病情较重时应以静脉给药途径为首选。但应注意,静注高渗药物有引起高渗血症的危险,而引发颅内出血和坏死性肠炎,刺激性药物可引起血栓性静脉炎。

新生儿及婴幼儿皮肤黏膜给药,因其皮肤角质层薄,药物较易经皮肤吸收,如长期涂用肾上腺皮质激素,甚至可以抑制肾上腺皮质;外用 10% 硼酸(boric acid)扑粉或软膏可致毒性反应;用 3% 六氯双酚(hexachlorophene)杀菌溶液给新生儿洗澡可因药物吸收而引起中毒;甚至婴儿穿戴用樟脑丸保存的衣物时,部分葡萄糖-6-磷酸脱氢酶缺乏者可因萘经皮吸收,导致溶血性贫血的发生。滴鼻给药也是儿科一种常用的给药途径,但应注意阿托品(atropine)滴眼后如不充分冲洗,易经鼻咽黏膜吸收而致中毒。直肠给药时,由于药物在直肠的存留时间及直肠血流量存在个体差异,造成药物的吸收程度有较大差异,故应注意。

二、分布

分布是指药物吸收后随血液循环到各组织中的过程。药物在体内的分布范围取决于药物的脂溶性、血浆蛋白结合率以及组织器官的血流量、生理屏障等因素。

1. 机体构成变化影响分布

新生儿、婴幼儿体液含量大,如足月新生儿体液总量可达 77%,1 岁时减至 58%,直到青春期才减至成人水平的 55% 左右。由于新生儿体液含量大,使水溶性药物的分布容积增大,峰浓度降低,消除减慢,作用时间延长。同时,由于新生儿细胞内液较少,药物在细胞内浓度较成人高,使水溶性药物能较快输送至靶细胞。当小儿处于脱水状态时,水溶性药物分布容积减少,血药浓度升高。另外,新生儿脂肪含量少也影响药物分布，使脂溶性药物分布容积降低，血浆中药物浓度升高，这是新生儿易致药物中毒的原因之一。

2. 血浆蛋白结合率低

药物吸收后与血浆蛋白可逆性结合，使药物暂时失去药理活性，只有游离型药物才有药理活性。新生儿血浆蛋白结合率较成人为低，有以下几个原因：①血浆蛋白浓度低。②蛋白与药物的亲和力低。③血 pH 较低。④血浆中存在竞争抑制物，如胆红素等。药物血浆蛋白结合率降低，使其分布容积增大。同时，也使血浆及组织中游离型药物浓度升高，作用增强。新生儿对阿司匹林（aspirin）、地西泮（diazepam）等较敏感的原因可能与脑组织中游离药物浓度增加有关。因此，即使某些药物有效血药浓度与成人相同，也较易引起药效增强或中毒，尤其是血浆蛋白结合率高的药物更是如此，如阿司匹林、苯妥英钠、苯巴比妥等。另一方面，药物与胆红素竞争血浆蛋白结合位点可使游离胆红素浓度增高，而引发核黄疸，故 1 周内新生儿禁用磺胺类（sulfanilamide）药物、阿司匹林和维生素 K（vitamin K）等。表 6-1 列出了某些药物在新生儿血浆蛋白结合率和表观分布容积的变化。

表 6-1 新生儿和成人的血浆蛋白结合率（PPBR）和表观分布容积（V_d）

药物	PPBR		$V_d/L \cdot kg^{-1}$	
	新生儿	成人	新生儿	成人
氨苄西林	9%～10%	15%～29%	—	0.40～0.70
青霉素 G	～60%	～65%	—	～0.30
甲氧西林	～26%	～37%	—	～0.30
萘夫西林	68%～69%	87%～90%	—	0.60～0.70
磺胺异噁唑（SIZ）	65%～70%	～84%	0.35～0.43	～0.16
磺胺甲氧达嗪（SMP）	～57%	65%～70%	0.36～0.47	0.18～0.20
水杨酸盐	63%～84%	80%～85%	0.15～0.35	0.13～0.20
保泰松	65%～90%	96%～98%	0.20～0.25	0.12～0.15
地高辛	14%～26%	23%～40%	4.90～10.16	5.17～7.35
地西泮	～84%	94%～98%	1.40～1.82	2.20～2.60
苯妥英钠	80%～85%	89%～92%	1.20～1.40	0.60～0.67
苯巴比妥	28%～36%	46%～48%	0.59～1.54	0.50～0.70
丙米嗪	～74%	85%～92%	—	20.00～40.00
地昔帕明	64%～71%	80%～94%	—	22.00～59.00

3. 血脑屏障发育未全

新生儿尤其是早产儿血脑屏障发育不完善，使多种药物如镇静催眠药、吗啡（morphine）等镇痛药、全身麻醉药、四环素（tetracycline）类抗生素等易穿过血脑屏障，作用增强。但因哌替啶（pethidine）的脑转运低于吗啡，与成人无明显差异。另外，小儿在酸中毒、缺氧、低血糖和脑膜炎等病理状况，亦可影响血脑屏障功能，使药物较易进入脑组织。

三、代谢

药物代谢的主要器官是肝脏，代谢速度取决于肝细胞色素 P450（cytochrome P450，CYP450）混合功能氧化酶以及肝药物结合酶的代谢和结合能力。新生儿代谢能力最低，随着年龄增加，代谢酶系迅速发育，约在 6 个月时已与成人相当，随后代谢能力继续增加，并超过成人水平。

新生儿肝 CYP450 发育不足，药物氧化过程障碍，需经氧化代谢的药物如苯巴比妥、地西泮、苯妥英钠、利多卡因（lidocaine）等，在新生儿体内清除率均降低，半衰期延长，若不调整剂量，可造成药物蓄积中毒。另外，新生儿葡萄糖醛酸转移酶发育未全，对需与葡萄糖醛酸结合代谢的药物如氯霉素（chloramphenicol）、吲哚美辛（indometacin）、水杨酸盐（salicylate）等体内转化受阻，如初生 1~2 周的新生儿，尤其是早产儿，使用氯霉素剂量过大（每天 100 mg/kg），可导致体内游离氯霉素浓度过高，发生致死的灰婴综合征。葡萄糖醛酸结合酶不足是磺胺药引起新生儿核黄疸的原因之一，磺胺药与生理性溶血产生的大量胆红素与葡萄糖醛酸竞争结合，以致结合胆红素形成受阻而诱发核黄疸。若孕妇在分娩前 1 周开始应用苯巴比妥，则可诱导新生儿的肝微粒体酶，促进葡萄糖醛酸结合酶增生，可防止发生高胆红素血症。

儿童肝 CYP450 等活性超过成人，对某些药物如安替比林（phenazone）、保泰松（phenylbutazone）、苯妥英钠等的代谢超过成人，因此每公斤体重用药剂量较成人大。有些药物在新生儿体内转化途径及转化产物也与成人不同。如在新生儿有相当数量的茶碱（theophylline）转化生成咖啡因（caffeine），而在成人并无这种变化，且消除速率差异很大。茶碱在新生儿的半衰期长达 24~36 h，较成人的 3~9 h 明显延长。

需注意，尽管新生儿药物代谢酶活性低使药物代谢减慢，但由于同时存在的低蛋白结合率使血浆游离药物浓度升高，趋向于加速其代谢。如新生儿每日注射苯妥英钠 10 mg/kg 所达到的血浆浓度比成人应用 5 mg/kg 要低得多。显然，影响小儿药物代谢因素较多，应多方面考虑，综合分析。表 6-2 列出了经氧化消除的药物在新生儿及成人的血浆半衰期。

表 6-2　经氧化消除的药物在新生儿及成人的血浆半衰期

药物	半衰期/h		药物	半衰期/h	
	新生儿	成人		新生儿	成人
戊巴比妥	17~60	12~27	地西泮	25~100	15~25
丁哌卡因	25.0	1.3	吲哚美辛	14~20	2~11
咖啡因	95	4	哌替啶	22	3~4
卡马西平	8~28	21~36	茶碱	24~36	3~9

四、排泄

肾脏是大多数药物排泄的主要器官，胆汁、肺、汗腺、唾液等也可排泄药物。新生儿肾功能发育未全，消除药物能力较差，尿 pH 较低，弱酸性药物排泄尤慢。新生儿肾小球滤过率为成人的 20%～40%，到 2.5～5 个月后达成人水平；新生儿肾小管分泌和重吸收的作用也较成人低，约在 7 个月时达到成人的能力。因此，经肾小球滤过排泄的药物如地高辛（digoxin）、庆大霉素（gentamicin）等，和经肾小管分泌的药物如青霉素（penicillin）等，在新生儿半衰期明显延长，此时应特别注意休克或肾功能不全的新生儿有引发药物中毒的危险。出生 1 个月后肾功能发育迅速，1 岁后甚至超过成人，这是某些药物的小儿用量相对较大的一个原因。婴幼儿不同时期肾功能差异较大，血药浓度很难预测，对有些药物最好能进行治疗药物检测。某些药物婴儿与成人的半衰期比较见表 6-3。

表 6-3 婴儿、儿童与成人某些药物的半衰期

药物	半衰期/h		
	婴儿	儿童	成人
庆大霉素	3.0～6.0	1.0～3.0	1.0～2.5
地高辛	35～88	/	30～60
茶碱	24.0～36.0	2.3～4.5	3.0～9.0
对乙酰氨基酚	49.0	4.5	3.6
苯妥英钠	25～100	10～20	12～18

总之，与成人的药动学相比，新生儿的药物分布容积较大，肝代谢和肾排泄药物的能力较差；通常幼儿和儿童药物的分布容积较大，消除速度也较快。因此，为了达到相同的血药浓度，按体重计算的剂量在新生儿应该小一些，而在幼儿和儿童则应该大一些。药动学上的明显差异不仅存在于小儿与成人之间，而且也存在于小儿尤其是幼儿之间。表 6-4 列出了某些药物在新生儿体内过程的变化。

表 6-4 某些药物在新生儿体内过程的变化

变化	药物
生物利用度减低	对乙酰氨基酚、苯妥英钠、苯巴比妥、利福平、脂溶性维生素
血浆蛋白结合减少	青霉素类、磺胺类、苯巴比妥、戊巴比妥、苯妥英钠、地西泮、水杨酸盐、保泰松、丙咪嗪、地高辛、利多卡因、呋塞米、丁哌卡因
肝代谢减慢	氯霉素、多西环素、异戊巴比妥、苯巴比妥、苯妥英钠、地西泮、哌替啶、对乙酰氨基酚、吲哚美辛、茶碱、咖啡因、利多卡因、甲苯磺丁脲
肾排泄减慢	青霉素类、氨基苷类、磺胺类、头孢菌素类、水杨酸盐、地高辛

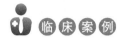

新生儿，女。出生后第 3 天出现黄疸，并且日渐加重。医生给新生儿用茵栀黄注射液退黄，第 15 天患儿高烧 39 ℃，WBC $2.1 \times 10^9 \cdot L^{-1}$，经检查诊断为急性支气管炎。医生开出以下处方：0.9%氯化钠注射液 300 mL + 氯唑西林 600 mg, q.d., iv.gtt；氨苄西林 600 mg, q.d., iv.gtt。药师看患者后建议停用氯唑西林，只用氨苄西林，每次 12.5～50 mg/kg, q.8h。医生接受建议，5 天后感染控制，黄疸症状好转。

问题：该患儿为什么不适合使用氯唑西林？

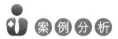

患儿的黄疸比较严重，而氯唑西林的血浆蛋白结合率高，会与胆红素竞争血浆蛋白结合位点，加重患儿的黄疸症状。同时，氯唑西林与氨苄西林同属于 β-内酰胺抗菌药物，同一类别的抗菌药物一般不主张联合使用。此外，β-内酰胺抗菌药物是时间依赖性抗菌药物，半衰期短，宜每天多次给药。

第二节 小儿的药效学特点

小儿药效学特点与成人基本相似。但由于小儿的生理特点与成人有差异，对某些药物反应也有例外，有时不仅表现为量的差异，甚至可能发生质的改变，因此，除了小儿药动学特点可影响到药效学外，小儿也有自身的药效学特点。

一、中枢神经系统

1. 药物敏感性增高

小儿中枢神经系统发育较迟，对作用于中枢神经系统的药物反应多较成人敏感。小儿对氯丙嗪（chlorpromazine）和异丙嗪（promethazine）较敏感，易致昏睡；阿片类（opioid）药物易引起呼吸抑制；小儿对中枢兴奋药也较敏感，睡前吃巧克力糖（含可可碱和少量咖啡因等）引起失眠，新生儿宜用洛贝林（lobeline）而不宜用其他易致惊厥的中枢兴奋药。

2. 影响智力发育

长期应用中枢抑制药，可抑制小儿学习和记忆功能，出现智力发育迟缓或障碍，影响患儿学习和成长。目前已知苯二氮䓬类（benzodiazepine）抗焦虑药有致遗忘作用，苯巴比妥、苯妥英钠和丙戊酸钠（sodium valproate）均能影响小儿记忆能力。

3. 毒性反应

新生儿由于血脑屏障发育未完善，有些药物易致神经系统反应。如抗组胺药（antihistaminic）、苯丙胺（amfetamine）、氨茶碱（aminophylline）、阿托品可致昏迷及惊厥；皮质激素（corticosteroids）易引起手足搐搦；氨基糖苷类（vminoglycosides）抗生素引起第 8 对脑神经损伤；呋喃妥因（nitrofurantoin）可引起前额头痛及多发性神经根炎；四环素、维生素 A（vitamin A）等可致颅内压增高、囟门隆起等。

二、水盐代谢

1．水、电解质平衡

新生儿及婴幼儿对泻药和利尿药特别敏感，易致失水，对某些药物耐受性差可能与此有关。例如，婴幼儿对铁盐敏感，口服硫酸亚铁（ferrous sulfate）1 g 引起严重中毒反应，2 g 以上可致死，而成人可以耐受 50 g 之多。这是因为可溶性铁盐引起胃肠黏膜损伤，导致大量呕吐、腹泻和胃肠道出血甚至失水、休克。小儿发热常伴有脱水，服用阿司匹林稍过量即可引起呕吐、失水、酸碱平衡紊乱等一系列毒性反应。

2．钙盐代谢

小儿钙盐代谢旺盛，易受药物影响。例如：苯妥英钠可影响钙盐吸收；皮质激素除可影响钙盐吸收外还影响骨质钙盐代谢；同化激素（anabolic hormone）可加速小儿骨骼融合，均能抑制小儿骨骼生长；四环素能与钙盐形成络合物，可随钙盐沉积于牙齿及骨骼中，使牙齿黄染，影响骨质，使生长发育受抑制。

三、遗传性疾病

1．葡萄糖-6-磷酸脱氢酶（G6PD）缺乏

许多遗传性缺陷往往通过对药物的反应异常才表现出来，这多在小儿期间首次用药时才被发现。如 G6PD 缺乏症患者对许多药物如磺胺类药、抗疟药（antimalarial drug）、硝基呋喃（nitrofuran）类抗菌药、对乙酰氨基酚及砜（sulfone）类抗麻风药等可出现溶血反应，且这种反应常较成人严重。另外，由于新生儿和婴幼儿红细胞内 G6PD 和谷胱甘肽还原酶不足，且红细胞内高铁血红蛋白还原酶和过氧化氢酶活性低，因此在出生后 2～3 月内应用一些具有氧化作用的药物，如非那西丁（phenacetin）、磺胺间甲氧嘧啶（sulfamonomethoxine）、苯唑卡因（benzocaine）、硝酸盐（nitrate）、次硝酸铋（bismuth subnitrate）等，易致高铁血红蛋白症。

2．其他酶缺乏

还有一些遗传性缺陷，影响药物在体内灭活代谢，易致药物作用及毒性增强。例如：乙酰化酶缺乏者异烟肼（isoniazid）灭活缓慢；对位羟化酶不足者苯妥英钠灭活减慢；血胆碱酯酶缺乏者在应用琥珀胆碱（suxamethonium chloride）时，可使横纹肌持久麻痹而发生呼吸停止。

四、内分泌及营养

小儿的正常发育有赖于内分泌的协调及营养物质的充分供应、吸收与利用。许多激素和抗激素制剂能扰乱内分泌而影响小儿生长发育。

1．影响内分泌

许多激素和抗激素制剂能扰乱小儿内分泌而影响生长发育。例如：长期应用糖皮质激素可对抗生长激素，抑制儿童骨骼生长及蛋白质合成；应用性激素制剂或影响垂体分

泌促性腺激素的制剂均可影响性征发育，如人参（ginseng）、蜂王浆（royal jelly）等中药均可兴奋垂体分泌促性腺激素，使小儿出现性早熟；苯妥英钠、苯巴比妥可诱导肝微粒体酶而加速维生素 D 代谢，造成缺钙；对氨基水杨酸（para-aminosalicylic acid）、磺胺类及保泰松等可抑制甲状腺激素的合成，硫脲（thiocarbamide）类、硫氰化合物（thiocyanate compounds）均具抗甲状腺作用，地高辛也可导致甲状腺功能低下，这些药物均可通过影响甲状腺功能造成生长发育障碍；氯丙嗪可产生内分泌紊乱，引起儿童生长抑制。

2. 影响营养物质

药物可通过影响小儿的食欲、营养物质的吸收、利用和代谢等影响小儿的营养，如有恶心副作用的药物、抗胆碱药等可使小儿食欲下降，有致泻作用的药物、活性炭（active carbon）等吸附药、广谱抗生素（broad-spectrum antibiotic）等可影响维生素的吸收，异烟肼可影响维生素 B_6 利用，抗叶酸药（antifolic）、苯妥英钠、乙胺嘧啶（pyrimethamine）等的抗叶酸代谢作用，都会影响小儿身体及智力的正常生长发育。

五、免疫反应

新生儿体内有来自母体的一些免疫球蛋白，6 个月以后逐渐消失。此时易受微生物感染。此后缓慢地产生各种抗体，微生物感染对此有促进作用。常用抗生素杀灭病原体不利于自身抗体的产生，削弱了婴幼儿的抗感染能力，且多种抗生素还具有免疫抑制作用。因此，小儿轻度感染加强护理即可促进其自愈，以少用抗菌药物为宜。变态反应是经过后天接触后获得的异常免疫反应，首次用药不致发生，因此，新生儿注射青霉素前不需作过敏皮试。新生儿免疫系统尚未发育成熟，过敏反应发生率较低，但药物过敏反应的首次发生多在幼儿及儿童，且反应较严重，应引起重视。

六、其他方面

1. 灰婴综合征

新生儿应用氯霉素剂量大于 100 mg/（kg·d）时易发生灰婴综合征，表现为厌食、呕吐、腹胀，进一步发展出现循环衰竭，全身呈灰色，病死率很高。因此新生儿应慎用氯霉素，有条件时应进行血药浓度监测，其治疗范围为 10～25 mg/L。

2. 牙色素沉着

四环素、多西环素（doxycycline）、米诺环素（minocycline）等可沉积于骨组织和牙齿，引起永久性色素沉着、牙齿发黄。四环素还可抑制骨的生长发育。故妊娠 4 个月后、哺乳期母亲、8 岁以下的儿童应禁止全身应用四环素。

3. 出血

新生儿和婴幼儿口服阿司匹林等非甾体类抗炎药、香豆素类抗凝血药等可引起消化道出血；许多药物应用不当还可引起血尿，如阿司匹林、非那西丁、保泰松、皮质激素类、三氟拉嗪（trifluoperazine）、氯丙嗪、庆大霉素、青霉素（penicilin）、多黏菌素（polymyxin）、磺胺类、环磷酰胺（cyclophosphamide）、肝素（heparin）等。静脉输注高渗溶液可导致颅内出血、出血性坏死性肠炎。

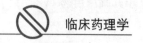

患者,男,5岁。主诉腹痛,腹泻伴下坠感。相关检查:血常规 WBC $8.9 \times 10^9 \cdot L^{-1}$,中性粒细胞比率72.1%,淋巴细胞23%,血红蛋白130 g/L;大便常规:黄色水样便,镜检白细胞少许,诊断为单纯腹泻。医嘱复方地芬诺酯100片,每次半天,p.o.,b.i.d.。双歧三联活菌(培菲康)210 mg×30片,每次1片,p.o.,b.i.d.。双八面体蒙脱石(思密达)10袋,每次1袋,p.o.,b.i.d.。药师审方时发现小儿使用复方地芬诺酯不妥,并向医生解释原因,医生接受并修改处方。

问题:药师为什么会觉得小儿使用复方地芬诺脂不妥呢?

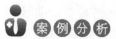

复方地芬诺酯是地芬诺酯与阿托品的复方制剂,地芬诺酯为哌啶的衍生物,具有较弱的阿片样作用,小儿对本品敏感,应用时易出现迟发性地芬诺脂中毒,可能出现呼吸抑制及昏迷,易成瘾,发药量太多。应取消复方地芬诺酯,建议思密达与培菲康选其中一种即可。

第三节　影响小儿用药的因素

一、母亲用药与新生儿

妊娠期或哺乳期妇女用药可能对新生儿产生影响,多种药物可通过孕妇用药对新生儿产生不良反应。当然,亦可通过母体用药来防治新生儿疾患。详见本书第五章相关内容。

二、用药依从性

依从性(compliance)是指患者对医嘱执行的程度,就用药而言,即患者能否按照医生的处方规定用药。小儿用药依从性较差,其影响因素众多,较成人更为复杂。如能改善依从性,则可显著提高疗效。小儿不遵照医嘱用药较为常见,且形式多样,如增减剂量、不按时用药、中断用药等,据报道,接受口服青霉素类抗生素治疗的患儿,有25%~75%的表现为不依从。依从性差可致用药量不足或过量而影响疗效。

(一)引起依从性差的原因

许多因素可致依从性差,包括给药方案、疾病、患儿、医生、家长、治疗环境等。复杂的治疗方案可使依从性降低,如每日服药1~2次,依从性为75%,若每日服药4次,依从性降至25%;用药时间越长,依从性越低,如患有哮喘、风湿性关节炎、癫痫等慢性疾病,患儿常表现不依从;另外,患儿拒绝服药或打针,家长忘记或姑息也可致依从性下降;药物方面因素也可导致用药的依从性差,如药物剂型不便服用、药物口味不佳等。

（二）提高依从性的方法

医生在开出合理的处方后，还应指导患儿家长用药方法及观察服药后反应，调整剂量或排除差错等。医生应帮助患儿及其家长了解疾病与治疗，如果病情较为严重，则依从性较好，反之，则依从性较差。医护人员应尽可能友善地对待患儿，使他们信任并喜欢自己。

三、新生儿黄疸与用药

有的药物可使新生儿生理性黄疸加重，发展成高胆红素血症。具有氧化作用的药物，如磺胺类，呋喃类，维生素 K_3、K_4（vitamin K_3、K_4）等，可使红细胞葡萄糖-6-磷酸脱氢酶缺陷者发生溶血，导致血清胆红素升高；有的药物可抑制葡萄糖醛酸转移酶的活性，从而使胆红素转化受阻；有的药物如磺胺异噁唑（sulfafurazole）、水杨酸盐、苯甲酸钠（sodium benzoate）等可竞争占据白蛋白结合位点，使胆红素与白蛋白的结合减少，游离型胆红素浓度增加，易通过血脑屏障而诱发核黄疸。表6-5列出了易引起新生儿溶血或黄疸的药物。

表6-5 易引起新生儿溶血或黄疸的药物

药 物	备 注
解热镇痛药	
非那西丁、乙酰苯胺	大剂量应用时出现
阿司匹林、氨基比林、安替比林	新生儿一般不引起溶血
辛可芬、新辛可芬	肝毒素、可致黄疸
抗疟药	
伯氨喹、帕马喹	敏感新生儿易致溶血和出现黄疸
米帕林、奎宁	敏感新生儿大剂量应用时可致溶血和黄疸
抗菌药	
磺胺类	兼有肝毒素和使胆红素与白蛋白分离的作用；可引起溶血、脑核黄疸、黄疸和变性血红蛋白血症
呋喃妥因、呋喃他酮、呋喃唑酮	肝毒素，可引起溶血和新生儿黄疸
氯霉素、四环素、利福平	肝毒素，可致新生儿黄疸，大剂量可引起敏感者溶血
砜类	
氨苯砜、噻唑砜	引起溶血
中枢神经抑制药	
如氯丙嗪、丙氯拉嗪、地西泮、三溴乙醇、氯仿	肝毒素，可引起新生儿黄疸或溶血。有人认为氯丙嗪与母体组织结合，通过胎盘少，是分娩时最满意的镇静药，仅长期大量应用时才会引起黄疸

续表 6-5

药　物	备　注
其他	
对氨水杨酸、异烟肼、甲苯磺丁脲、奎尼丁、丙磺舒、合成维生素 K、苯肼、乙酰苯肼、三硝基甲苯、甲睾酮、去甲睾酮、氟羟甲睾酮、黄体酮、皮质激素、苯甲酸钠、咖啡因、去乙酰毒毛花苷、毒毛花苷 K	可引起溶血，其中有难有易；苯肼易引起，奎尼丁仅出现于敏感者应用大剂量时。肝毒素，可引起新生儿黄疸或溶血（如萘）可增高血中胆红素浓度

第四节　小儿合理用药

小儿尤其是新生儿在机体和器官功能等各方面都处在发育时期，在解剖和生理上都有一系列较迅速和连续的变化。因此小儿的药动学和药效学与成人相比有其特点，在用药时必须了解这些特点，严格掌握其适应证、毒性反应及禁忌证，在药物的选择上要考虑其疗效高、不良反应少以及使用方便等各方面条件。以下介绍小儿用药剂量的计算及给药方法等。

一、严格掌握给药剂量

小儿用药剂量一直是儿科治疗工作中既重要又复杂的问题。由于小儿的年龄、体重逐年增加，体质各不相同，用药的适宜剂量也就有较大的差别。同一年龄也可因治疗目的或用药途径的不同而致剂量相差较大，一定要谨慎计算并认真核对。小儿药物剂量计算方法很多，包括按体重、体表面积或年龄等方法计算，目前多采用前二者。

（一）根据小儿体重计算

多数药物已计算出每千克体重、每日或每次的用量，按已知的体重计算比较方便，对没有测体重的患儿可按下列公式推算：

出生 6 个月儿童体重（kg）= 出生体重 + 月龄 × 0.7；

7～12 个月儿童体重（kg）= 出生体重 + 月龄 × 0.6；

1～10 岁儿童体重（kg）= 年龄 × 2 + 8（城市）或 + 7（农村）；

每次剂量 = 体重（kg）× 药量/（kg·体重·次）。

如已知成人剂量而不知每千克体重用量时，可将该剂量除以成人体重（按 60 kg 计）即得每千克体重药量，这种计算法对年幼儿童量偏小，年长儿偏高，应根据临床经验做适当调整。

（二）根据体表面积计算

近年来广为推荐的药物剂量是按小儿体表面积计算，该法科学性强，既适用于成人,又适用于各年龄小儿,可按一个标准准确地给药,但计算方法较复杂,首先需要知道各年龄的体表面积,还要记住每平方米用药量。

体重在 30 kg 以下者,可按下式计算体表面积:

体表面积(m^2)= 0.035(m^2/kg)×体重(kg)+ 0.1(m^2)

体重在 30～50 kg 者,应按体重每增加 5 kg,体表面积增加 0.1 m^2,如体重 35 kg 体表面积为 1.2 m^2,体重为 40 kg 体表面积为 1.3 m^2。

如果仅知成人剂量,可根据体表面积的比例计算出各年龄小儿的剂量。以下列公式计算:

$$小儿剂量 = 成人剂量 \times \frac{小儿体表面积}{成人体表表积}$$

成人体表面积可按 1.72 m^2(70 kg 体重成人体表面积)计算。

应注意,在婴幼儿时期对某些药物的剂量按体表面积计算与按体重计算有较大的差异,尤其是新生儿时期差异更甚。因此,按体表面积计算药量不适于新生儿及小婴儿。结合小儿生理特点及药物的特殊作用,对新生儿及小婴儿用药量应相对小些;应用非剧毒药物或对肝肾无害的药物可稍加量;在婴儿期(不包括新生儿),抗生素及磺胺药用量可稍大些。

(三)根据成人剂量折算

根据成人剂量折算小儿剂量方法有 10 余种,所得出的药量有的偏大,有的偏小。表 6-6 是根据小儿各年龄的体重、体表面积、细胞外液量和成人体重、体表面积及细胞外液量的比例,折算出的小儿用药量比例。按此法计算出来的药量偏差在各年龄期较其他方法为小。

表 6-6 小儿药物按成人剂量折算

小儿年龄	相当于成人用量的比例
初生～1 月	1/18～1/14
1^+ 月～6 月	1/14～1/7
6^+ 月～1 岁	1/7～1/5
1^+～2 岁	1/5～1/4
2^+～4 岁	1/4～1/3
4^+～6 岁	1/3～2/5
6^+～9 岁	2/5～1/2
9^+～14 岁	1/2～1/3

(四)根据药动学参数计算

近年药动学的迅速发展也扩展至儿科用药领域。简言之,其原理是根据血药浓度监测计算出药物的各种药动学参数,如生物利用度、分布容积、半衰期等,用药时再根据这些参数计算出达到有效血药浓度的剂量。如:

$$C = \frac{D \cdot F/\tau}{V_d \cdot K_e}$$

式中，C 为血药浓度；D 为剂量；F 为生物利用度；τ 为给药间隔；V_d 为分布容积；K_e 为消除速率常数。

同一药物的这些参数在不同生理病理情况下数值不同。具备完整的小儿药动学参数的药物尚不多，且决定剂量的有效血浓度多以成人数值为标准，目前我国血药浓度监测还不普遍，因此，这种计算方法虽较合理，但在应用方面还受一定的限制。

小儿用药剂量的计算是治疗中重要的一环。剂量过小达不到治疗目的；剂量过大又易产生毒性反应。由于小儿处于生长发育阶段，个体间差异很大，给药剂量必须个体化。即使同一药物在同一儿童的应用，有时也有差别。一般药物剂量有从最小量至最大量的安全有效范围，常取中间量或中间偏小量。取量的原则是：①病情重、起病急的应取较大量，病轻取偏小剂量。②用药时间短，要求很快达到目的者取大剂量，如苯巴妥抗惊厥，首剂可用 10 mg/kg。③药物毒性小安全性高的可取大剂量，如维生素类药物，用量可与成人相近。④个人体质好，体重超过标准者可取较大剂量。⑤慢性病、用药时间长者，宜用小剂量。⑥药物毒性大安全范围小，宜用小剂量，如吗啡类、强心苷类（cardiac glycoside）、茶碱类药物。⑦个人体质差，营养不良或对药物敏感者取小剂量。

"小儿不是小型成人"在儿科用药上已是为人所熟知的警句。但纵观上述各种小儿剂量计算公式都是以成人剂量为标准加以换算，即把小儿看成小型成人，这对大多数安全范围宽的药物是适用的。严格地说，这些公式并未考虑每一药物在小儿体内的药效学及药动学的特点，氯霉素引起灰婴综合征、磺胺药引起核黄疸、四环素引起牙齿黄染等的历史教训提醒我们，对儿科用药的特殊性应予重视。在当今大多数药物对小儿的药动学及药效学的系统性资料均较缺乏，小儿用药剂量应综合考虑，不能仅用一种公式机械地决定。一般对初次治疗的患者，如不了解其对某药的反应时，开始宜用较小剂量，以免发生不良反应。当然，在抢救危重患者时，可根据经验应用较大剂量。对门诊治疗的患者，药物总量须适当限制，一般对急诊患者的口服药处方以 1～2 天药量为宜，对某些诊断已明确、估计病情变化不至太大的患儿也可给予多日药量。重要的是在治疗过程中的继续观察，只有安全有效，才是检验用药量是否正确的标准。

二、选择适宜的药物剂型及给药途径

药物剂型和给药途径影响药物的体内过程及疗效，应根据患儿病情选择不同的给药途径。

（一）胃肠道给药

是小儿最常用的给药途径。为了小儿服药方便，可将药物制成水剂或乳剂，也可将药片研成粉末，临时混在糖浆、果汁或其他甜香可口的液体中喂服。2～3 岁以上的小儿可及早训练其吞咽药片。特殊情况如患儿处于昏迷状态或拒绝服药而又无法注射时，可由鼻饲胃管滴入或输入，也可由肛门、直肠灌入。对年长儿应用胃管输入法时，应避免患儿反抗时药物被误吸入肺，尤以油类药物如石蜡油（liquid paraffin）更应慎重。直肠注入法大都用于较大儿童，在婴儿期注入药物容易排出，吸收不佳。

（二）胃肠道外给药

以下几种情况可用胃肠道外给药：①病情严重的患儿需要药物迅速起效时。②昏迷或呕吐不能服药时。③患消化道疾病不易吸收药物时。

采用注射法给药，以皮下和肌内注射较为安全。静脉或鞘内注射应慎重，要认真考虑所用药品是否适宜，应审查药物标签及核对剂量。静脉注射容易发生严重反应，须加倍警惕。肌内注射较大量或注射刺激性强的药物时，一般由臀大肌的外上方注入，应注意避免损伤坐骨神经，尤其对瘦弱的婴儿更应警惕。气雾疗法也是胃肠道外给药法之一，适用于呼吸道疾患。

总之，小儿的给药方法应根据临床情况决定。对一般病症能用口服给药达到治疗目的就应尽量避免注射应用，以减少患儿痛苦及负担；对危重急症要及时选用相应的药物抢救，一般选择注射或吸入法给药；对慢性病则要持久用药，切忌延缓与疏忽。

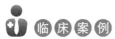

患儿，男，7岁，在骑自行车时被小轿车撞击而住院治疗。检查发现该患儿患有复合性骨折，便进行了切开复位术和左侧股骨、肱骨的内固定。该患儿目前处于极度疼痛之中。

问题：哪一类镇痛药物对儿童有效？在儿童应用镇痛药物后会发生哪些问题？

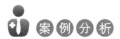

吗啡、哌替啶和芬太尼在儿科可用于治疗中度至重度疼痛的患者。

吗啡是最常用的镇痛药物之一。5个月以上的儿童吗啡清除率与成人无明显差异。新生儿与大婴儿及儿童相比，吗啡的清除率较低，半衰期较长。新生儿因半衰期延长，在间断给予静推时，可产生较好的疼痛控制作用。而当间断性使用吗啡时，较大的婴儿和儿童则需要较短的剂量间隔（如每2～3 h）。

哌替啶较其他阿片类药物如吗啡、芬太尼或含水吗啡，并未体现出镇痛优势，而且哌替啶可导致焦虑，其活性代谢产物去甲哌替啶的蓄积可导致惊厥发作。

芬太尼因其显效快，作用持续时间短而成为常用的镇痛剂，尤其常用持续输注治疗术后疼痛。芬太尼具有很高的亲脂性，可快速透过血脑屏障。因为其在新生儿、婴儿、幼儿体内的分布较广泛，所以需要较大的剂量才能达到理想的效果。

【思考题】

1. 新生儿与成年人在药代动力学方面有哪些差异？
2. 小儿给药剂量的计算方法有哪些？如何评价和应用？
3. 如何分析和评价氯霉素引起新生儿灰婴综合征、四环素引起小儿牙齿黄染？

【推荐阅读】

[1] RAMOS-MARTÍN V, O'CONNOR O, HOPE W. Clinical pharmacology of antifungal

agents in pediatrics: children are not small adults [J]. Curr Opin Pharmacol, 2015, 24: 128-134.
[2] HARSKAMP-VAN GINKEL M W, HILL K D, BECKER K C, et al. Drug dosing and pharmacokinetics in children with obesity: a systematic review [J]. JAMA Pediatr, 2015, 169 (7): 678-685.
[3] RODIEUX F, WILBAUX M, VAN DEN ANKER J N, et al. Effect of kidney function on drug kinetics and dosing in neonates, infants, and children [J]. Clin Pharmacokinet, 2015, 54 (12): 1183-1204.
[4] SEYBERTH H W, RANE A, SCHWAB M. Pediatric clinical pharmacology [M]. Berlin Heidelberg: Springer, 2011.

(乔海灵)

第七章 老年人临床用药

第一节 概 述

老年人一般指年龄超过65岁者。随着人类社会经济、科技和医疗卫生事业的发展，人的寿命逐渐延长，老年人占总人口的比例不断增加。一般将老年人占总人口比例超过7%者称为人口老龄化（population aging）。据第六次全国人口普查（2010年）的数据显示，我国60岁及以上老年人人口已达到了1.78亿人，占总人口的13.26%，已成为老龄化速度最快、老年人口最多的国家，人口老龄化问题日益突出。人口老龄化已成为当今世界面临的重要问题，并且老年人患病概率高用药机会多，不良反应发生率高，老年人用药问题也日益受到重视。美国老年医学会（American Geriatrics Socie，AGS）1991年制定了判断老年患者潜在不适当用药的比尔斯（Beers）标准，并在2015年10月8日发布了最新版的标准，该标准对医师及药师在选择药物方面具有重要指导意义，在降低老年患者不合理用药和治疗费用等方面发挥了积极作用。

一、老年人生理、生化功能的特点

随着年龄的增长，老年人机体会产生结构退化，生理、生化功能减退，自身稳定机制下降等，并常伴有老年性疾病，而影响药物对老年人的药理效应。因此，只有充分了解老年人机体功能变化的特点，才能做到临床合理用药。表7-1列出了老年人生理、生化功能的特点。

表7-1 老年人生理、生化功能特点

系统	生理、生化功能
神经系统	脑重减轻，脑萎缩，神经元减少；脑循环血管阻力增加，大脑血流量下降；神经传导速度减慢，整体反射迟钝，调节能力下降
内分泌系统	胰、甲状腺、睾丸、肾上腺重量减轻，激素分泌减少，女性雌激素减少尤为明显；糖皮质激素、促甲状腺激素、生长素反应减弱，可能与细胞激素受体减少等有关
心血管系统	心脏：脂肪与结缔组织增加，胶原样、淀粉样变性增多，心内膜增厚、硬化，心脏充盈受限，心肌收缩性减退，心搏出量与心输出量降低 血管与血压：动脉、静脉、毛细血管弹性纤维进行性磨损、断裂，钙沉积，血管胶原纤维交联等使其弹性减弱，外周阻力增加，收缩压明显升高；血管压力感受器敏感性下降，反射调节能力降低，易致体位性低血压

续表 7-1

系统	生理、生化功能
呼吸系统	肺重量和容量减少，肺泡膜变薄，肺小血管硬化，肺毛细血管床减少，血流量减少，弥散能力降低。肺组织弹性下降、依从性降低、呼吸肌肌力下降等，呼吸系统功能减退；对 CO_2 的敏感性下降
消化系统	胃黏膜萎缩，主细胞、壁细胞和黏液颈细胞数减少，消化能力下降；胃肠运动减弱，胃肠道和肝血流量减少，肝重量及肝微粒体代谢酶活性降低
泌尿系统	肾重量、肾单位数量减少，肾血流量、肾小球滤过率、肾小管排泄和重吸收功能均下降，致肌酐清除率降低；血浆肾素、醛固酮浓度减少；膀胱肌张力松弛，纤维组织增生，容量减少，前列腺增生，易致尿频、尿急
免疫系统	细胞免疫功能降低，T 细胞数减少，其中 T_H 和 T_S 数减少且伴有功能缺陷，T 细胞调控网络失去平衡；B 细胞变化不明显，血清抗体总量无变化，但抗体类型分布异常，如 IgA、IgG 增加，IgM 减少；血清中自身抗体增高
机体组分	体重、肌肉、血浆蛋白、体液量均减少，脂肪组织增加

二、老年人的用药特点

1. **用药种类多且疗程长**

老年性疾病的一个明显特点是多病并发，即同一老年人常同时患有多种疾病，且患病的频率随增龄而增加。如许多老年人同时患有高血压、慢性支气管炎、肺气肿等。老年人的主要死亡原因已不再是过去常见的传染病，而是心血管系统、呼吸系统疾病及癌症等老年性疾病，这些疾病多系慢性重症，且常并发其他疾病。因此，老年人患病率及住院率均较年轻人为高，用药机会和种类明显增多，疗程延长。在工业化国家，65 岁以上老年人的药品消耗量占总人群药品消耗量可达 1/2，老年人病床占用率约达 33%，如英国医疗保健药物开支中 30% 用于老年人，75 岁以上的老年人中有 3/4 是常规用药者，其中 2/3 的人每天用药 1～3 种，1/3 的人每天用药 4～6 种。因合并用药的机会多，老年人出现药物相互作用的可能性增多。

2. **主观选择药物的要求高**

老年人生活阅历丰富，有一定的用药经验，也常从医生、病友、科普读物、报纸广告中获得某些用药知识。因此，老年患者本身对用药有主观选择愿望，盲目地去追求新药、贵药、进口药、补药等他心目中的好药，这些要求无疑给医生正确用药带来了困难。

3. **个体差异大**

老年人健康状况各不相同，其实际年龄并不一定和生理年龄相一致，即老龄和老化间存在差异。如有的未到 60 岁就老态龙钟、精力衰退，而有的八九十岁还白发红颜、步履稳健。由于现在还缺乏按生理年龄分组的标准，用药也不可能像婴幼儿那样有各种年龄或体重折算用药剂量的公式。这就造成了老年人用药的个体差异较其他年龄组为大。因此，老年人用药也就必须从老年人的生理、心理、病理、药理等各个方面的具体特点进行个别化的综合考虑。

4. 依从性差

依从性（compliance）是指患者对医嘱执行的程度，就用药而言，即患者能否按医生处方规定用药。许多调查资料表明，老年人用药的依从性降低，据统计，老年患者用药的依从性平均为59%，亦即有将近一半的患者不能按规定用药，值得注意。患者不能严格按医嘱用药，不仅影响药物疗效，也影响医生对新药或不同用药方法的正确评价。影响老年人用药依从性的主要原因有：患者的生活环境、社会地位和文化程度，疗程的长短（愈长依从性愈低），服药种类（用药同时超过3～4种，则依从性显著降低），以及患者的精神状态等。监测患者依从性的方法有：①直接法，即测定患者血药浓度或尿药排泄量；②间接法，即疗效观察、与患者交谈了解、检查剩药数量等。

5. 不良反应发生率高

老年人药物不良反应比年轻人多见，且随增龄而增多。有报道认为老年人的药物不良反应发生率为年轻人的2～7倍，如20～29岁组不良反应发生率为3%，61～70岁组为15.7%，71～80岁组为18.3%，80岁以上组为24%。老年人药物不良反应发生率高的原因有多个方面：①剂量过大。多数老年人所需药物剂量比年轻人少，若不进行剂量调整，则发生过量反应。②相互作用多。同时应用多种药物，导致体内药物产生相互作用，研究发现，使用5种以下药物时不良反应发生率为4.2%，合用6～10种时发生率为10%，11～15种时为28%，16～20种时高达54%。③依从性差。服药不足使症状不能控制，擅自增量往往导致毒性反应，突然停药在许多情况下可引起停药综合征及症状反跳。④对药物敏感性增高：如某些镇静药可引起中枢过度抑制，中枢抗胆碱药引起痴呆，抗精神病药引起行为异常等。⑤自身稳定机制降低。老年人许多重要器官的储备能力和对内环境的调节功能减弱，致使药物不良反应的发生率随年龄增长而增多。

老年人用药是针对老年人生理生化与病理生理特点研究药物在老年人体内的药动学、药效学和不良反应，其目的在于提高药物对老年人的治疗效果，减少药物不良反应，做到合理用药。同时，通过药物对老年人机体功能影响的研究，有助于了解和掌握老年人机体活动与衰老的规律，为预防早衰、延年益寿提供科学依据。

第二节　老年人的药动学特点

老年人机体各系统、器官的组织形态与生理生化功能随着年龄的增长而发生特征性的变化，这种改变可影响到药物的体内过程，表现在药物吸收、分布、代谢、排泄等方面发生变化。了解老年人的药动学特点，将有助于老年人的合理用药。

一、吸收

口服是最常用的给药途径。老年人胃酸分泌减少，胃液的pH值升高，胃排空减慢,肠蠕动也相对减慢,小肠吸收面积减少,肠道及肝血流量减少等,均可影响口服药物的吸收。

1. 胃酸缺乏

老年人胃酸比年轻人减少25%～35%,胃酸减少和胃内容物pH值升高可影响药物吸收。使片剂崩解延缓,药物的溶解度降低而吸收减少;使弱酸类和弱碱类药物的解离度与脂溶性发生变化从而影响吸收,如苯巴比妥(phenobarbital)和地高辛(digoxin)的吸收速率减低,起效变慢;影响药物在胃液中转化而影响吸收,如地西泮(diazepam)需在胃液中水解成为有效代谢物去甲地西泮(demethyldiazepam),胃酸减少使其转化降低,生物利用度降低。

2. 胃排空和肠蠕动速度减慢

老年人胃排空减慢,使药物进入小肠的时间延迟,血药达峰时间延迟,峰浓度降低,这主要影响口服固体剂型药物的吸收,对液体剂型则无影响。另外,老年人肠蠕动减慢,则可使药物在肠内停留时间延长,有利于药物的吸收。

3. 胃肠道和肝血流量减少

由于老年人心输出量减少而使胃肠道和肝血流量减少,使药物吸收速率和程度明显降低。肝血流量减少使一些首过消除明显的药物,如普萘洛尔(propranolol)和维拉帕米(verapamil)等,首过消除减少,生物利用度增加。

另外,小肠绒毛变厚变钝,使黏膜吸收面积减少,而影响药物的吸收。

综上所述,尽管影响药物口服吸收的因素很多,但对大多数通过肠道被动转运吸收的药物影响不大,如阿司匹林(aspirin)、对乙酰氨基酚(paracetamol)、磺胺(sulfanilamide)类等;对通过主动转运吸收的药物如半乳糖(galactose)、葡萄糖(glucose)、维生素B_1(vitamin B_1)、维生素B_2(vitamin B_2)、铁(ferrum)、钙(calcium)等吸收量明显减少。由于药物理化性质及其他特性,并非所有药物在吸收方面都存在年龄差异。当然,尽管老年人对药物的吸收有所减少,但因增龄后药物消除减慢而致使血药浓度无明显改变。因此,应综合评价老年人吸收变化对药动学的影响。

皮下及肌内注射给药,由于老年人局部血液循环较差,可使吸收减慢,因此,急症患者宜采用静脉给药。

二、分布

许多因素可影响药物的分布,如器官的血流量、机体成分、体液pH、血浆蛋白结合率、组织与药物的结合力等。老年人主要通过机体成分和血浆蛋白的变化等影响药物分布。

1. 机体成分的改变

从20～80岁间人体总水分无论绝对值还是相对值均减少约15%,更重要的是从15～60岁间,有代谢活性的组织逐渐被脂肪取代,人体脂肪男性由18%增至38%,女性由33%增至48%。这种变化使水溶性药物更易集中于中央室,分布容积减少;脂溶性药物更易分布于周围脂肪组织,分布容积增大。如地西泮的脂溶性较氯羟西泮(lorazepam)或奥沙西泮(oxazepam)强,因此,在老年人中前者分布容积大,且随年龄的增加而增大。某些水溶性药物如乙醇（alcohol）、安替比林（phenazone）、对乙酰氨基酚、吗啡（morphine）、醋丁洛尔（acebutolol）等的分布容积则随年龄的增加而减少。有研究报道，50岁以上者乙醇、吗啡、哌替啶（pethidine）等的分布容积较小，血药峰浓度要比50岁以下者高约70%。

2. 药物与血浆蛋白结合的变化

老年人药物与血浆蛋白结合的变化较为复杂。研究显示，老年人血浆蛋白结合率降低的药物有华法林（warfarin）、苯妥英钠（sodium phenytoin）、保泰松（phenylbutazone）、水杨酸（salicylic acid）、茶碱（theophylline）、丙戊酸钠（sodium valproate）、甲苯磺丁脲（tolbutamide）、地西泮等，蛋白结合率升高的有氯丙嗪（chlorpromazine）、丙吡胺（disopyramide）、利多卡因（lidocaine）、普萘洛尔等，也有许多药物蛋白结合率并无明显改变，如奎尼丁（quinidine）、苯巴比妥、磺胺嘧啶（sulfadiazine）、呋塞米（furosemide，速尿）、布洛芬（ibuprofen）、奥沙西泮等。

药物与血浆白蛋白结合率降低，使游离型药物增加，表观分布容积增大。药物血浆蛋白结合率降低所产生的影响取决于正常时药物蛋白结合率的高低，高结合率（>85%）或低分布容积（<0.15 L/kg）的药物所产生的影响大，低结合率药物影响小。高结合率药物由于与蛋白结合减少而引起血浆游离药物增高可使作用增强，易致毒性反应。如注射等剂量的哌替啶在老年人血浆中的游离药物浓度比年轻人约高1倍，总浓度也较高，这可能是哌替啶对老年人镇痛效果较好的原因之一。另外，老年人血浆白蛋白浓度降低，华法林与血浆白蛋白的结合能力较年轻人显著降低，使老年人应用华法林后不良反应较多。

药物相互作用亦影响药物蛋白结合率。同时应用多种药物，可通过竞争蛋白结合部位而引起蛋白结合率和分布容积的变化。对于治疗指数小的药物应监测血药浓度。研究显示，60～92岁老人服用水杨酸盐（salicylate），单用时游离水杨酸浓度为28%±6%，同时服用2种以上药物时浓度增至48%±8%。对于高蛋白结合率药物通过竞争性置换，较易出现不良反应。

综上所述，药物分布的年龄相关性变化较为复杂，既取决于老年人的解剖与生理变化的影响，又取决于药物的理化性质和药动学特征。老年人药物分布容积的改变会影响给药剂量和间隔。

三、代谢

药物代谢主要在肝脏进行。随着年龄增加，肝脏发生多方面的变化，肝细胞数减少，肝脏重量亦减轻，从20～80岁减轻约35%，肝血流量从30岁后每年减少0.3%～1.5%，在65岁时减少达40%。这些变化可对某些经肝代谢的药物发生影响。上述改变在老年人表现出较大的个体差异，再加上原已存在的肝对药物代谢的个体差异，使得药物在老年人的代谢变化更为复杂。

1. 肝血流量减少

使肝高摄取率药物清除率降低，消除减慢。尤其是其中可口服的药物如普萘洛尔、维拉帕米等的首过消除明显降低，血药浓度升高。如单剂量口服普萘洛尔后老年人的血药浓度明显高于年轻人，在多次给药时普萘洛尔的稳态血药浓度70岁者约为40岁者的4倍。

2. 肝微粒体酶活性降低

老年人肝微粒体酶活性降低，受此酶灭活的药物半衰期显著延长，血药浓度升高。例如，异戊巴比妥在年轻人约25%在肝脏氧化，老年人只有12.9%，等剂量的异戊巴比妥在老年人的血浓度约高1倍，作用时间也有所延长。地西泮半衰期的延长与年龄的增加呈正相关，20岁时$t_{1/2}$为20 h，80岁以上约为90 h，其不良反应发生率从1.9%升至7.1%～39%。苯巴比妥、安替比林、对乙酰氨基酚、保泰松、吲哚美辛（indometacin）、氨茶碱（aminophylline）、三环类抗抑郁药（tricyclic antidepressant）等有类似现象。肝微粒体酶在老年人不易受药物诱导增生，长期应用上述药物较少发生耐受性。

需指出，并非所有老年人的肝微粒体酶都减少，有研究表明，肝微粒体酶活性受年龄影响较小，其个体差异超过年龄差异，不能按年龄推算肝药酶的活性。现有资料表明，药物的第二相代谢即结合反应不受年龄变化影响，如异烟肼（isoniazid）、肼屈嗪（hydralazine）、普鲁卡因胺（procainamide）的乙酰化反应，这些药物的体内代谢并不减慢。

老年人药物肝代谢较为复杂，很多因素可影响肝代谢，如营养状况、环境因素、病理状态、遗传因素、联合用药等，有些药物在肝内受多种酶系统代谢，而产生不同的影响。迄今尚无使人满意的测定肝代谢的定量指标，这也是强调老年人用药方案必须个体化的原因之一。

四、排泄

多数药物及其代谢产物经肾排泄。老年人肾血流量减少，40岁以后每年减少1.5%～1.9%，65岁老年人肾血流量仅为年轻人的40%～50%；老年人肾小球滤过率下降，80岁老年人较年轻者下降约46%；老年人肌酐清除率也降低等。因此随着年龄增加，即使无肾脏疾病，主要经肾排泄的药物排出也逐渐减少，肾清除率降低，半衰期延长，如青霉素（penicillin）、头孢噻吩（cefalotin）、氨基糖苷类（aminoglycosides）、四环素（tetracycline）、地高辛等。庆大霉素（gentamicin）、青霉素的半衰期在老年人可延长1倍以上，苯巴比妥和地高辛也延长约一半。故老年人应用肾排泄药物时，必须相应减少用量或延长给药间隔。表7-2和表7-3分别列出了某些药物在老年人体内过程及半衰期的变化，供参考。

表7-2 老年人体内过程有变化的药物

变化	药物
生物利用度减低	普萘洛尔、四环素、铁盐、钙盐、维生素B_1、维生素B_2
血浆蛋白结合减少	磺胺类、苯妥英钠、地西泮、水杨酸盐、保泰松、哌替啶、吗啡、利多卡因、奎尼丁、口服抗凝血药、泼尼松、甲苯磺丁脲、甘珀酸钠
肝代谢减慢	多西环素、苯巴比妥、苯妥英钠、地西泮、氯氮䓬、哌替啶、吗啡、对乙酰氨基酚、安替比林、吲哚美辛、保泰松、茶碱、丙咪嗪、利多卡因、奎尼丁、普萘洛尔、口服抗凝血药、甘珀酸钠

续表 7-2

变化	药物
肾排泄减慢	青霉素类、氨基糖苷类、四环素类、磺胺类、头孢菌素类、苯巴比妥、水杨酸盐、锂盐、地高辛、氯噻酮、西咪替丁、氨甲蝶呤

表 7-3 老年人药物半衰期的变化

药物	成年人		老年人		半衰期比值（老年人/成年人）
	年龄组	半衰期/h	年龄组	半衰期/h	
抗生素类					
青霉素 G（iv）	25	0.55	77	1.00	1.82
普鲁卡因青霉素（im）	25	10.00	77	18.00	1.80
阿莫西林（iv）	年轻人	1.00～1.50	89	2.67	2.67～1.78
头孢唑啉	24～33	1.57	70～88	3.15	2.01
头孢拉定	24～33	0.53	70～88	1.20	2.26
双氢链霉素	27	5.20	75	8.40	1.62
卡那霉素	20～50	1.78	70～90	4.70	2.64
四环素	27	3.50	75	4.50	1.28
多西环素（iv）	20～28	11.90	42～55	17.70	1.49
奈替米星	54	2.30	74	5.00	2.17
镇静催眠药					
地西泮	30	32.00	65	70.00	2.19
氯氮	25	10.10	69	16.20	1.60
硝西泮	21～38	28.90	66～89	40.40	1.40
奥沙西泮	25	5.10	53	5.60	1.10
氯美噻唑	27	6.15	70	6.34	1.03
异戊巴比妥	20～40	22.80	>65	86.60	3.80
苯巴比妥	20～40	71.00	>70	107.00	1.51
心血管药					
普萘洛尔（po）	29	3.58	80	3.61	1.01
（iv）	29	2.53	80	4.23	1.67
美托洛尔	23	3.50	67	5.00	1.43
地高辛	27	51.00	72	73.00	1.43
奎尼丁	23～34	7.25	60～69	9.70	1.34
利多卡因	24	1.34	65	2.33	1.74

续表 7-3

药 物	成年人		老年人		半衰期比值
	年龄组	半衰期/h	年龄组	半衰期/h	（老年人/成年人）
镇痛药					
吗啡（iv）	26～32	2.90	61～80	4.50	1.55
阿司匹林	21	2.38	77	3.71	1.56
安替比林	27	12.50	79	16.8	1.34
吲哚美辛	20～50	1.53	71～83	1.73	1.13
对乙酰氨基酚	24	1.82	81	3.03	1.64
保泰松	26	81.00	78	105.00	1.30
其他					
甘珀酸钠	<40	16.30	>65	22.90	1.40
异烟肼					
（快乙酰化者）	<35	1.40	>65	1.50	1.07
（慢乙酰化者）	<35	3.70	>65	4.20	1.14
华法林	31	37.00	76	44.00	1.19
米帕明	<65	19.00	>69	23.80	1.25

临床案例

患者，女，78 岁。临床诊断：冠心病，心律失常，房颤加扑动，心功Ⅳ级，慢性支气管炎，肺心病，风湿性心脏病。给予双氢氯噻嗪 25 mg，10% 氯化钾 10 mL，维拉帕米 40 mg，t.i.d.，地高辛 0.25 mg，q.d.。患者用药 8 天后开始恶心、呕吐，胃纳极差，厌食等。急查心电图显示洋地黄效应，房颤，测血钾 3.3 mmol/L，地高辛血药浓度大于 4 μg/L。

问题：地高辛在常规治疗剂量下使用为什么会出现浓度过高以致毒性反应的发生？

案例分析

老年人肾血流量减少，肾小球滤过率下降，肌酐清除率也降低，经肾排泄的药物如地高辛等排出减少，肾清除率降低，半衰期延长。加之本案例中地高辛与维拉帕米合用，两药在药动学及药效学方面均存在药物相互作用：①药动学方面，地高辛是 P-gp 底物，而维拉帕米是 P-gp 的抑制剂，合用维拉帕米可促进地高辛的吸收，此外，维拉帕米还可进一步减少地高辛肾清除率以及代谢清除率，抑制肾小管主动排泄地高辛，这两个环节均可使地高辛血药浓度增高，诱发中毒，发生严重的心动过缓，心跳停止。②药效学方面，维拉帕米还可使心肌对洋地黄发生敏化作用，从而使低浓度地高辛诱发中毒。因此，老年人和洋地黄化的患者禁合用维拉帕米。

第三节 老年人的药效学特点

老年人的生理、生化功能衰退,适应力与内环境稳定调节能力下降使药效学发生改变。临床经验显示,老年人对药物的反应较年轻人强,易发生不良反应甚至中毒。一方面是由于药动学作用,即血药浓度随增龄而增高;另一方面是由于药效学作用,即靶细胞或器官的敏感性增加,造成相同血药浓度下的效应增强。与药动学相比,老年人的药效学研究尚较少。

一、中枢神经系统的变化对药效学的影响

人类神经组织发育较迟,衰萎较早。中枢神经系统的神经细胞无再生能力。因此,随年龄增加脑皮质和脑白质均减少,皮质尤为显著,脑回萎缩,大脑重量可减轻20%~25%。脑血流量相对减少,儿茶酚胺合成减少,单胺氧化酶活性增加。老年人中枢胆碱能神经功能障碍,学习和记忆力均减退,常不能按医嘱用药。

老年人中枢神经系统生理功能的改变,影响了对中枢神经系统药物的敏感性。老年人比年轻人对地西泮、硝西泮(nitrazepam)和氯氮䓬(chlordiazepoxide)敏感,如地西泮对老年人产生"宿醉"等副作用发生率是年轻人的2倍,硝西泮引起的尿失禁、活动减少等,仅见于老年人。老年人对苯二氮䓬类(benzodiazepines)药物敏感性增高的原因可能是体内与苯二氮䓬受体结合的配体减少,使机体对外源性配体的敏感性增高。巴比妥类(barbiturates)在老年人常可引起精神症状,从轻度的烦躁不安到明显的精神病,因此,老年人不宜使用该类药物。另外,老年人对其他中枢抑制药物的反应性也有变化,如氯丙嗪常可引起较强的中枢抑制效应,吗啡易产生呼吸抑制,还可引起敌对情绪,三环类抗抑郁药可引起精神错乱等。

其他具有中枢抑制作用的药物如降压药、抗组胺药、皮质激素等的中枢抑制作用在老年人较明显,如利血平(reserpine)、可的松(cortisone)可能引起精神抑郁、自杀倾向等。耳毒性药物如氨基糖苷类抗生素、依他尼酸(etacrynic acid)、灭酸(fenamic acid)类解热镇痛药等在老年人易致听力损害甚至耳聋。抗精神病药甲硫哒嗪(thioridazine)、氯丙嗪在老年人易产生锥体外系症状,还可引起体位性低血压并干扰体温调节等;老年人对疼痛的耐受性较高,但应注意镇痛药可使老年人的内环境稳定机制更不稳定,解热镇痛药则多由于老年人的血浆白蛋白减少等使药效学增强,故必须注意调节剂量。

二、心血管系统的变化对药效学的影响

老年人心血管系统功能减退,心肌收缩力减弱,心输出量可减少30%~40%,循环功能的储备及自我调节能力减退,心脏对各种刺激的反应也明显下降。如老年人对异丙肾上腺素(isoprenaline)的正性变率作用的敏感性降低,对β受体阻断药如普萘洛尔

的负性变率作用也减弱。提示 β 受体的反应性随年龄增长而减弱,原因可能与 β 受体数目或密度减少、亲和力降低和受体后腺苷酸环化酶的活性降低有关。老年人由于对儿茶酚胺转化能力下降引起血浆去甲肾上腺素浓度增高,而使 β 受体数目向下调节,但也有报道老年人 β 受体数目无明显减少。故老年人应用 β 受体激动药或阻断药的剂量必须因人而异。老年人血管 α 受体的变化报道不一。

老年人血压随年龄增长而上升,压力感受器反应障碍,血压调节功能不全。老年人对降压药的耐受性较差,易产生体位性低血压;对升压药的反应也较强,尚应考虑到动脉硬化的潜在危险性,在应用拟交感胺类药物时可引起血压骤升,诱发脑出血等。

地高辛是治疗心力衰竭最常用药物,老年人由于肾清除率降低等变化,敏感性增高,毒性反应如恶心、低血钾症及心律失常较多见,地高辛中毒的发生率与死亡率均明显高于年轻人。因此,给药方案应相应调整并个体化。另外,有水钠潴留作用的药物如皮质激素(corticosteroids)、保泰松等及对心脏有负性肌力作用的药物如 β 受体阻断药、钙通道阻滞药等均可诱发或加重心衰,老年心衰患者应慎用。

三、内分泌系统的变化对药效学的影响

随着年龄增长,机体内分泌功能发生变化,各种激素水平产生明显的改变,与之相适应的各种受体的数量也有所改变,而导致反应性的差异。如老龄大鼠胞质中的雄激素受体只相当于年轻大鼠的 14%,雌激素受体也有同样的改变。糖皮质激素受体也随细胞老化而减少,因此,老年人糖皮质激素对葡萄糖代谢的抑制作用较成年人可降低 3~5 倍。随年龄的老化,机体对糖皮质激素的反应性降低。老年人耐受胰岛素及葡萄糖的能力均下降,大脑耐受低血糖的能力也较差,易发生低血糖昏迷。

老年人性激素分泌减少可出现各种不适症状甚至引发疾病,适当补充性激素具有缓解作用,但大量长期应用时会引起新的平衡紊乱,如雌激素(estrogen)引起女性子宫内膜及乳腺的癌变,雄激素(androgen)引起男性前列腺肥大或癌变等,应慎用。

老年机体对外界刺激的反应能力降低,还表现在对激素作用的调节能力下降。机体长期处于交感神经冲动输入减少时,如长期应用利血平,因交感神经递质耗竭,可出现肾上腺素受体的向上调节,但在老年机体这种调节能力下降。

四、免疫系统的变化对药效学的影响

随着年龄增大,某些免疫效应细胞减少及 T 细胞应答缺陷,体液免疫也下降。因此,老年人易患严重感染性疾患。此外,随年龄增长,自身免疫抗体出现的频率增高,免疫性疾患、肿瘤等较为常见。

老年人体液免疫和细胞免疫功能均衰退,在病情严重、全身状况不佳时,往往伴有机体防御功能的严重损害或完全消失,有可能使抗生素治疗失败,因此,抗生素用量宜略增加(排除肝肾功能不足等因素后),并适当延长疗程以防复发。另外,老年人药物变态反应发生率并未因免疫功能下降而降低,特别是骨髓抑制、过敏性肝炎、间质性肾炎及红斑性狼疮等反应的发生率与年轻人无明显差异。

五、其他方面的变化对药效学的影响

老年人肝细胞及肾单位大量自然衰亡,肝肾血流量明显减少,功能相应降低,因此,对损害肝脏或肾脏药物的耐受性明显下降。肝功能不全患者给予在肝中浓度高或主要经肝代谢和灭活的药物,如氯霉素(chloramphenicol)、四环素、红霉素(erythromycin)等,可引起异常毒性反应,应慎用或禁用;肾功能减退使氨基糖苷类抗生素等经肾消除且具有肾毒性的药物毒性增加。

老年人机体水分含量减少,细胞内水分可减少21%,由于脂肪组织增多,使体内水分绝对量和相对量均减少。因此,老年人服用作用较强的利尿药或泻药易致失水、失盐、失钾,严重时可发生休克。

老年人对肝素(heparin)和口服抗凝血药非常敏感,易致出血反应,这可能与凝血因子的合成不足有关,也可能与受体对药物的敏感性增高有关。一般剂量下即有可能引起持久性凝血障碍。

关于老年机体对药物作用反应性改变的机制研究不多。一般认为,随着年龄的老化,基因表达、转录和翻译过程都普遍下降,导致与年龄有关的蛋白质转换率降低,使酶对刺激的诱导反应随增龄而下降,这可能是老年机体对各种外界环境因素包括对药物的反应性降低的分子基础。

临床案例

患者,男,76岁。有脑外伤史,突然发作意识不清伴全身强直样抽搐3次,经医院诊断为外伤性癫痫,服用卡马西平0.2 g,t.i.d.。3天后感头昏、视物不清伴恶心呕吐,活动加重。神经系统检查:神志清楚,双眼水平震颤,强迫头位,四肢肌力5级,肌张力明显低下,双手指鼻试验及双侧跟膝胫试验均困难,感觉对称存在,四肢腱反射减低,病理征未引出,颈无抵抗。

问题:该患者在使用卡马西平常规用量的情况下为何会出现这些现象?

案例分析

本案例属于卡马西平不良反应。老年人对药物的耐受比青年人差,而对药物的反应却比青年人强,这与药物损伤的靶器官有关。卡马西平在脑、肝、肾组织内浓度最高。人的脑组织随着增龄而减少,脑皮质的神经元数逐渐减少,脑组织的体积也逐渐缩小,加之脑血流的减少和酶代谢的降低,这些脑生理变化使老年人在用药过程中更易遭受损害。

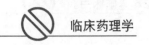

第四节 老年人的用药原则

老年人由于机体生理特点与年轻人有差异，使药物的体内过程及药理效应均发生改变，同时还存在着影响药物作用的其他因素，使老年人用药与年轻人相比有许多不同之处。这就需要了解老年人的生理变化特点及药动学和药效学改变，结合患者病情，全面综合分析，权衡利弊缓急，做到合理用药。

一、严格掌握适应证

用药目的是为了治疗及预防疾病，使用得当可以治疗疾病，使用不当又可致病。诊断明确之后，选药时应首先考虑药物对老年人所具有的危害是否小于治疗所带来的益处，即权衡治疗药物的利弊，做出选择。老年人并非所有疾病或症状都需药物治疗，如对失眠、多梦的老年人，有时只需调节生活习惯，晚间节制烟酒、咖啡等其他精神兴奋因素，而不必应用镇静催眠药。又如对老年抑郁症患者，可合理安排其生活，丰富生活内容，使其不再感到孤独，无须抗抑郁药的治疗。对目前尚无有效药物治疗的疾病，如老年性痴呆和脑血管疾病造成的弥散性脑综合征等，用药治疗反而会使情况变得更为复杂，以不用药为好。原则是能不用药的应尽量避免用药。

二、恰当选择药物及剂型

药物治疗时，应慎重估计疾病的严重性和药物危险性，恰当地选择疗效可靠、作用温和的药物，排除禁忌证。应劝告患者不要自选药物，不要滥用新药，尤其不要偏信广告，避免发生不良反应。

老年人多患慢性疾病常需长期服药，故主要以口服给药为主。有些老年人吞药有困难，尤其是量大时，不宜用片剂、胶囊，可选用液体剂型，必要时可注射给药。老年人胃肠功能不稳定，选用缓释剂型时应注意。有些药物对老年人可致严重或罕见的不良反应（表7-4），应尽量避免应用。

表7-4 易致老年人严重不良反应的药物

药 物	不良反应	药 物	不良反应
苯海索	幻视，幻听	巴比妥类、喷他佐辛	精神错乱
氯丙嗪	直立性低血压，低温	吲哚美辛、保泰松	再生障碍性贫血
胍乙啶、倍他尼定	直立性低血压	异烟肼	肝毒性
依他尼酸	耳聋	甘珀酸钠、雌激素	体液潴留，心力衰竭
甲芬那酸	腹泻	氯噻酮	利尿过久，失禁
甲基多巴	嗜睡、抑郁	氯磺丙脲	血糖过低
强心苷	行为异常、腹痛、疲乏	呋喃妥因	周围神经病变

三、给药方案应个体化

个体化用药（personalized medicine）是临床合理用药的基础，也是精准医学（precision medicine）的核心内容。老年人对药物的反应性存在较大的个体差异，同一种药物、同一个剂量，在不同的老年人个体所产生的疗效和不良反应也有所不同。因此，应根据老年人药动学及药效学特点确定给药方案，一般主张从小剂量开始，并逐步增加剂量，以达到临床用药的个体化。许多药物在老年人半衰期延长，若用成年人的常规剂量和间隔往往招致中毒，原则上老年人用药剂量宜小，间隔宜长。一般推荐用成人剂量的半量或1/3量作为起始量，也有人建议65岁以上剂量减少10%，75岁以上减少20%，85岁以上减少30%；药物的治疗量小于80岁者为成人剂量的2/3～4/5，80岁及80岁以上者宜用成人剂量的1/2。经肾排泄的药物可按肌酐清除率的高低计算用药剂量。

老年人用药剂量的个体差异很大，同龄老人的剂量可相差数倍之多。因此，老年人给药方案应个体化，有条件时应进行治疗药物监测（TDM），其指征为：①治疗指数小、毒性大的药物，如地高辛等。②具有非线性动力学特征的药物，如苯妥英钠、阿司匹林等。③心、肝、肾疾病患者。④多种药物联合应用时。

四、优化联合用药

当老年人患有多种疾病、根据病情确实需要联合用药时，应充分了解药物的相互作用，权衡药物的治疗作用和不良反应，优化联合用药。同时，要采取适当的措施防止或减少不良反应的发生。临床经验证明，药物不良反应发生率随用药种类增加而增加，用药种类越少，不良反应发生率就越低。故用1种药物有效，就无须用两种药，以免发生不必要的相互作用。如抗生素的联合应用，一般不应超过2～3种。老年人往往患有多种疾病，联合用药应保持警惕，在高血压等心血管疾病及肝肾功能不全时尤应注意。

五、控制疗程并注意随访

许多药源性疾病往往是由于用药时间过长或剂量过大所致。因此，当病情好转或经治疗达到疗程时，应及时停药或减量，治疗无效时应及时更换其他药物，即使需要长期应用的药物也应定期停用1～2天，以便发现或减少药物的不良反应。当患者出现新的病诉时要分辨是原有疾病加剧还是药源性疾病所致。

老年患者长期用药要定期随访，掌握影响药物疗效的各种因素，找到未能取得预期疗效的原因，发现有不良反应时应及早处理。应用对骨髓、肝、肾等有损害的药物时，还应定期检查，以便早期发现毒性反应。

六、减少和控制应用补养药

抗衰老药物目前颇具吸引力，但应注意到真正有效的抗衰老药尚缺乏充分证据。应积极开展健康长寿的卫生常识教育，目前尚无药物能逆转衰老进程，更无所谓长寿药或妙方。企图依靠应用滋补药物补养身体、延年益寿、返老还童、永葆青春还是有待研究的课题。表7-5列出了老年人给药时需调整剂量的常用药物。

表 7-5 老年人给药时需调整剂量的常用药物

药 物	建议剂量改变	理 由
抗生素		
氨基糖苷类	按 GFR 减量	GFR 减低
青霉素类	按 GFR 减量	GFR 减低
抗心律失常药		
奎尼丁	减量	血浆清除率减低
普鲁卡因胺	按 GFR 减量	GFR 减低
丙吡胺	按 GFR 减量	GFR 减低
利多卡因	减量	肝血流量减少
地高辛	按 GFR 减量	GFR 减低
精神活性药物		
地西泮	减量，给药间隔延长	中枢神经系统敏感增高，半衰期延长
氯氮	减量，给药间隔延长	中枢神经系统敏感性增高，血浆清除率减低，分布容积增大
丙咪嗪	减量（有时达 50%～70%）	未明（可能生物利用度增加）
阿米替林	减量（有时达 50%～70%）	未明（可能生物利用度增加）
利尿药		
噻嗪类	减量	反应增强
呋塞米	减量	反应增强
抗凝药		
华法林	减量	阻止凝血因子生成的敏感性增高

注：GFR，肾小球滤过率。

临床案例

患者，女性，88 岁，因"阵发性震颤"被送到急诊室。在急诊室中，震颤又一次发作，开始于左臂，后发展成为全身强直性阵挛。苯妥英钠的负荷剂量 1 000 mg 于 30 min 静脉滴注。该患者为进一步诊治被收入神经内科病房，每天苯妥英钠 300 mg QHS 治疗。治疗几天后，患者主诉困倦和步态不稳。测定血清白蛋白浓度为 21 g/L（正常 32～52 g/L），苯妥英钠的血清浓度是 15 μg/mL（正常 10～20 μg/mL），其中游离型为 19%。

问题：该患者出现困倦和步态不稳的原因可能是什么？

案例分析

正常人苯妥英钠蛋白结合率为 85%～90%，即游离型药物浓度为 10%～15%，而该患者游离的苯妥英高达19%，这是因为其血清白蛋白浓度降低，导致游离的苯妥英浓度达2.85 μg/mL（正常1~2 μg/mL）。这可以解释该患者困倦和步态不稳的症状。

另外，该患者苯妥英钠的体内代谢也可能受到了影响。苯妥英钠在体内主要经肝羟化代谢，老年人肝脏减小、肝血流量减少已被证明，有研究认为，随着年龄增长，肝脏微粒体酶活性减低，对有些药物代谢减慢，但对此尚存争议。每个药物的肝脏代谢存在很大的个体差异，在大多数状况下，该个体差异性比衰老引起的改变更为重要。遗憾的是，目前尚无行之有效的评价肝脏代谢的临床方法。一般认为，老年人肝第一相代谢（氧化、羟化和去甲基作用）药物清除率降低或不变，第二相代谢（乙酸化、磺化和葡萄糖醛酸化）清除率无明显改变，肝提取率高的药物如硝酸盐、利多卡因和普萘洛尔等肝脏代谢可能降低。

该患者的苯妥英钠给药方案应进行调整，减低给药剂量和/或延长给药间隔时间；针对低蛋白血症的治疗，补充白蛋白并加强营养。

【思考题】

1. 老年人的用药特点有哪些？
2. 老年人的药动学特点有哪些？
3. 老年人的用药原则哪些？

【推荐阅读】

［1］ZHANG H F, WANG H H, GAO N, et al. Physiological content and intrinsic activities of 10 cytochrome P450 isoforms in human normal liver microsomes［J］. J Pharmacol Exp Ther, 2016, 358（1）：83-93.

［2］CORSONELLO A, ABBATECOLA A M, FUSCO S, et al. The impact of drug interactions and polypharmacy on antimicrobial therapy in the elderly［J］. Clin Microbiol Infect, 2015, 21（1）：20-26.

［3］LAVAN A H, GALLAGHER P. Predicting risk of adverse drug reactions in older adults［J］. Ther Adv Drug Saf, 2016, 7（1）：11-22.

［4］VAN DEN ELSENA G A H, AHMEDA A I A, LAMMERSA M, et al. Efficacy and safety of medical cannabinoids in older subjects: a systematic review［J］. Ageing Research Reviews, 2014, 14: 56-64.

［5］BEERS M H, OUSLANDER J G, ROLLINGHER I, et al. Explicit criteria for determining inappropriate medication use in nursing home residents. UCLA Division of Geriatric Medicine［J］. Arch Intern Med, 1991, 151（9）：1825-1832.

［6］American Geriatrics Society 2012 Beers Criteria Update Expert Panel. American Geriatrics Society updated beers criteria for potentially inappropriate medication use in older adults［J］. J Am Geriatr Soc, 2012, 60（4）：616-631.

［7］American Geriatrics Society 2015 Beers Criteria Update Expert Panel. American Geriatrics Society 2015 updated beers criteria for potentially inappropriate medication use in older a-

dults [J]. J Am Geriatr Soc, 2015, 63 (11): 2227-2246.
[8] JANSEN P A, BROUWERS J R. Clinical pharmacology in old persons [J]. Scientifica (Cairo), 2012, 2012: 723678.
[9] 张洪泉. 老年药理学与药物治疗学 [M]. 北京: 人民卫生出版社, 2010.

（乔海灵）

第八章 药物相互作用及其临床意义

药物相互作用（drug-drug interaction，DDI）是指先用、后用或同时并用一个物质（药物、食物、烟、酒、茶等）而使另一个药物的作用程度或持续时间发生改变。从临床角度来看，药物相互作用可分为临床可期望的药物相互作用（clinically desirable drug interactions）、不良的药物相互作用（adverse drug interactions）和不重要的药物相互作用（inconsequential drug interactions）。可期望的药物相互作用表现为药物疗效提高，不良反应减少等而被临床积极利用。不良的药物相互作用可表现为药物疗效降低或无效，不良反应甚至毒性增加。药物相互作用可能有三种作用方式，即药代动力学方面的相互作用、药效动力学方面的相互作用和药物体外相互作用。药物相互作用一般主要发生在体内，因此，临床上常见药代动力学和药效动力学方面的药物相互作用。

在临床用药中，有相当一部分的药物不良反应是由于药物相互作用而引起的。据统计，7%的住院患者可发生不良的药物相互作用。多数患者的不良反应表现为短暂的，轻度不适。严重的危及生命的药物不良药物相互作用在住院患者中占3%，门诊患者的发生率更低。但随着药物种类和联合用药概率的日益增加，药物相互作用特别是不良药物相互作用发生的频率也越来越高。因此，在基础理论和临床治疗方面充分认识药物相互作用及其临床意义，是临床药理学研究的重要内容。

第一节 药代动力学方面的相互作用

药代动力学方面的相互作用是指先用、后用或同时并用一个物质致使另一药物在体内吸收、分布、代谢、排泄的过程改变，从而影响另一药物的血药浓度和生物利用度，使另一个药物的作用程度或持续时间发生改变。药代动力学方面的相互作用包括吸收、分布、代谢、排泄等环节发生的相互作用。

一、药物在胃肠道吸收部位的相互作用

口服药物从消化道进入血液，经历一个复杂的过程。大部分药物在胃肠道吸收部位的转运是以不耗能、无饱和的被动扩散的形式进行，药物的转运速度与药物浓度和油水分布系数有关。但是，许多因素又使药物的吸收复杂化。如胃肠道内pH值、胃肠道的蠕动、血液循环、食物与药物的吸附与络合等可影响药物的吸收。影响药物吸收的相互作用最终会导致药物的吸收速率或吸收程度改变，或同时对二者产生影响，其结果在多

数情况下妨碍了药物吸收，但也有少数是促进吸收的。胃肠道是口服药物吸收的主要部位，因此药物在胃肠道的相互作用最常见。

(一) 胃肠道 pH 值的影响

药物在消化道的吸收过程中，与药物透过一切生物膜一样，解离度小，脂溶性大容易吸收。药物的解离程度取决于周围环境的 pH 值及药自身的解离常数（pKa）。胃肠道 pH 对药物解离程度有重要的影响，pH 的改变可使某些药物的解离度或溶解度发生变化。弱酸性药物在酸性环境、碱性药物在碱性环境中解离部分少、脂溶性高，较易扩散通过膜被吸收。相反，弱酸性药物在碱性环境或碱性药物在酸性环境中因解离部分多、脂溶性低不易扩散通过生物膜而较难被吸收。

任何一种弱酸或弱碱性药物，都有其各自的最佳吸收 pH 范围。弱酸类药物如磺胺（sulfanilamide）、保泰松（phenylbutazone）、水杨酸（salicylic acid）、呋喃妥因（nitrofurantoin）、双香豆素（dicoumarol）等在 pH＜7 的胃液中因解离度小，脂溶性大容易吸收。弱碱类药物如麻黄碱（ephedrine）、茶碱（theophylline）、奎尼丁（quinidine）、安替比林（phenazone）等在酸性胃液环境中因解离度增加，脂溶性低而较难吸收。两个药物并用时，若其中一个药物影响消化液的分泌或改变胃肠道的 pH 值，另一个药物的吸收就可能受到影响。例如，水杨酸类药物与碳酸氢钠合用时，后者升高了胃内的 pH 值，水杨酸类药物因离子化程度高而吸收减少。有时，对药物溶出率的影响也是重要的。例如，H_2 受体阻断药西咪替丁（cimetidine）与阿司匹林（乙酰水杨酸，aspirin）合用，可提高血中水杨酸的浓度。这是因为西咪替丁抑制胃酸分泌，提高阿司匹林的溶出率，从而增加阿司匹林的吸收。

(二) 离子与药物的相互作用

含二价或三价金属离子（Ca^{2+}、Fe^{2+}、Mg^{2+}、Zn^{2+}、Al^{3+}、Bi^{3+}）化合物在胃肠道内可与多种药物发生药物相互作用，形成不溶解的稳定的不能被吸收的络合物。含镁、铝的抗酸药可明显降低喹诺酮类药（4-quinolones）、四环素类、磷酸盐类等药物在胃肠道的吸收。例如，镁、铝金属阳离子与喹诺酮的 3 - 羧基和 4 - 氧桥功能基团产生络合，降低喹诺酮类药物的吸收。口服一种每片含氢氧化镁 600 mg 和氢氧化铝 900 mg 的抗酸药美乐事（maalox）后 24 h，然后口服环丙沙星（ciprofloxacin）500 mg，环丙沙星的血浆药峰浓度显著下降，尿中排出的环丙沙星原形药平均从 24% 减少至 2%。氢氧化铝凝胶（aluminium hydroxide）与氧氟沙星（ofloxacin）同时服用，后者的 *AUC* 从 5.44 mg（L/h）降至 2.16 mg（L/h），血浆药峰浓度从 1.4 mg/L 降至 0.5 mg/L。服用美乐事 30 min 后再服用依诺沙星（enoxacin）400 mg，其生物利用度降低 73%，尿中原形药排出量减少 67%。两药相隔 2 h 服用，生物利用度降低 49%。在服用依诺沙星 2 h 或 8 h 后给予抗酸药，生物利用度无明显变化。铁、锌也影响喹诺酮类在胃肠道的吸收。口服硫酸亚铁，使环丙沙星的 AUC 明显下降，血浆药峰浓度降至 90% 的敏感菌的最小抑菌浓度以下。而含锌的多种维生素使环丙沙星的生物利用度平均降低 24%。硫糖铝（sucralfate）与环丙沙星合用，后者的生物利用度下降。硫糖铝的金属离子与环丙沙星 3 - 羧和 4 - 桥氧基作用形成难以吸收的螯合物。服用硫糖铝前 2～6 h 先服环丙沙星明显减少这种相互作用。用大鼠小肠作为药物相互作用的在体模型研究证明，有三硅酸镁（magnesium trisilicate）存在时，地高辛（digoxin）的吸收减少 99.5%；粉状碳酸镁（magnesium carbonate）使其减少 15.2%；氢氧化铝凝胶使其减少 11.4%；含 35% 的二甲硅油亲水性乳剂使其减少 3.47%。地高辛的有效治疗浓度范围很窄，与含二价或三价金属离子的抗酸药使用，极易影响其生物利用度。因此，如需同服抗酸药，两药要分开服用，间隔时间尽可能长些。

离子交换树脂，特别是一些用作脂质调节、降胆固醇的药物，如消胆胺（cholestyramine）、降胆宁（colestipol）等，能与多种药物发生相互作用。消胆胺容易与地高辛、洋地黄毒苷（digitoxin）、乙酰水杨酸（acetylsalicylic acid）、保泰松（phenylbutazone）、华法林（warfarin）、甲状腺素（thyroxin）等的酸性分子有很强的亲和力，结合成难溶的复合物。消胆胺与洋地黄毒苷并用，可减少洋地黄毒苷的吸收，降低血药浓度与药效。临床也正是利用这个特点，既可减少经由肝肠循环再次进入血液中的洋地黄毒苷，又可促进洋地黄毒苷从粪便的排出，达到治疗洋地黄毒苷过量中毒的目的。但消胆胺对地高辛的吸收和排泄影响较少。消胆胺对噻嗪类利尿药有吸附作用，使后者的吸收速度大为减少。多次使用消胆胺，明显影响氢氯噻嗪（hydrochlorothiazide）的吸收，间隔时间达 4 h，氢氯噻嗪的 AUC 和 C_{max} 显著降低，吸收减少约 35%；单剂量消胆胺可使氢氯噻嗪吸收减少 85%。

（三）胃的排空和肠蠕动

胃肠蠕动能影响药物吸收，药物在胃肠道的吸收速度和吸收量很大程度上取决于药物在胃肠道滞留的时间。由于大多数药物在小肠吸收，所以改变胃肠排空速率的因素能明显地影响药物到达小肠吸收部位的时间。胃肠道的蠕动加快，药物很快通过胃到小肠，吸收加快药物起效快，但经粪便排出也快，可能致吸收不完全。相反，胃肠道的蠕动减慢，药物经胃到达小肠的时间延长，药物起效慢；但药物在肠道的停留时间长，可能吸收更完全。例如，溴丙胺太林（普鲁苯辛，propantheline bromid）与地高辛同用，地高辛的吸收部位在小肠，而溴丙胺太林可以延缓胃排空，使地高辛进入小肠的速度减慢，从而使地高辛的达峰时间延迟，抑制了地高辛的吸收速度；但它也能使肠的蠕动减弱，因而地高辛在小肠的停留时间延长，吸收增加。甲氧氯普胺（metoclopramide，灭吐灵）与地高辛并用，前者增加肠蠕动，地高辛因此吸收减少，血药浓度降低。

（四）药物损害肠道的吸收机能

一些能损害肠道黏膜吸收机能的药物，如环磷酰胺（cyclophosphamide）、对氨基水杨酸（para-aminosalicylic acid，PAS）、新霉素（neomycin）与另一些药并用，使后者吸收不良和吸收减少。如治疗结核病的药物 PAS 与利福平（rifampicin）合用，使利福平的吸收减少并因此而削弱其抗结核作用。研究结果表明，损害利福平在肠道吸收的并不是 PAS 本身，而是存在于 PAS 颗粒中的皂土（bentonite，一种高岭土样物质）。由于 PAS 与利福平合用会降低疗效，而异烟肼（isoniazid）不会影响利福平的吸收，有人建议异烟肼而不是 PAS 与利福平合用。环磷酰胺使同用的 β-乙酰地高辛（β-acetyldigoxin），吸收减少，血药浓度下降。

（五）肠道转运体的影响

小肠细胞膜上存在多种转运体（transporter），这些转运体可将营养物质、内源化合物及药物转运至血液循环，从而促进物质的吸收；也可将这些物质通过分泌作用外排至肠腔，从而减少吸收。很多口服药物联合用药时的药物相互作用就是由药物转运体介导的，因此药物转运体对吸收有十分重要的影响。

小肠转运体按其对药物吸收的作用可分为两类：①介导药物吸收的转运体，包括有机阴离子转运多肽（organic anion transporting polypeptide，OATP），寡肽转运体1（oligopeptide transporter 1，PEPT1）和多药耐药相关蛋白1（multidrug resistance associated protein 1，MRP1）。例如，β-内酰胺类抗生素与寡肽均为PEPT1的底物，临床上二肽、三肽药物与内酰胺类抗生素合用时，由于竞争性与小肠上皮细胞的PEPT1结合，可相互抑制对方从小肠的吸收。②介导药物排泌或外排的转运体，包括P-gp、多药耐药相关蛋白2（multidrug resistance-associated protein2，MRP2）和乳腺癌耐药蛋白（breast cancer resistance protein，BCRP）。

P-gp广泛分布于全身各组织器官，如小肠上皮细胞、胆管上皮细胞、肾小管近端内皮细胞、血脑屏障、血睾屏障、胎盘屏障等。P-gp的作用是将药物（包括其他化学物质）从细胞内主动转运到细胞外，降低细胞内的药物浓度。胃肠道的P-gp降低其底物的吸收、降低生物利用度；肠道和肝脏中的P-gp还增加药物的非肾清除，增加随粪排泄量；肾小管上皮细胞上的P-gp增加肾清除。P-gp转运药物是高耗能过程且呈饱和性，所以，药物剂量和用药方式的改变会影响它对药物的作用结果。有些P-gp底物超过一定剂量后，生物利用度突然增大，清除率降低。某些底物联用会对P-gp的转运作用产生竞争性抑制，如喹诺酮类抗菌药。底物与P-gp抑制剂联用时，底物的 *AUC* 值增大，清除率下降；底物与P-gp增强剂联用时情况则相反。例如，止泻药咯哌丁胺（loperamide）作用于胃肠道的阿片受体起到止泻作用，单用时由于血脑屏障P-gp的外排作用，脑内咯哌丁胺浓度很低，不产生呼吸抑制。但与P-gp抑制剂奎尼丁合用时，由于奎尼丁抑制了中枢P-gp外排咯哌丁胺的作用，导致咯哌丁胺的脑内浓度明显增加，作用于中枢的阿片受体后可导致严重呼吸抑制等神经毒性。再例如，地高辛是P-gp底物，奎尼丁、维拉帕米（verapamil）、硝苯地平（nifedipine）、胺碘酮（amiodarone）、克拉霉素（clarithomycin）、伊曲康唑（itraconazole）等均为P-gp的抑制剂，当地高辛与这些P-gp抑制剂合用时，由于地高辛的外排被P-gp抑制剂所抑制，可导致地高辛吸收增加，血药浓度增加，极易导致地高辛中毒。而地高辛与P-gp诱导剂利福平同时口服时，由于利福平增加了P-gp在胃肠道的外排，因此导致地高辛血药浓度下降（图8-1A）；但是地高辛与利福平同时静脉注射时，则不影响地高辛的血药浓度（图8-1B），这说明地高辛与利福平在肠道与P-gp发生相互作用，从而导致地高辛血药浓度降低而达不到疗效。地高辛在临床用药时很容易出现中毒情况，因此，临床上若发现地高辛与P-gp抑制剂合并用药的处方，一定要提高警惕、严格审查，不得已应用时要进行血药浓度监测，以防地高辛过量中毒。由于P-gp的底物、抑制剂、增强剂或诱导剂在常用药物中普遍存在，所以由P-gp介导的药物相互作用也十分普遍，由此引起的药物临床疗效和毒性应引起重视。

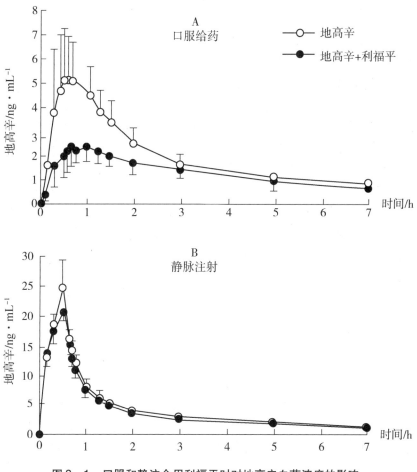

图 8-1 口服和静注合用利福平时对地高辛血药浓度的影响

资料来源：Greiner B，等 J Clin Invest，1999，104：147-153。

除 P-gp 外，MRP2、BCRP 等外排型转运体在肠道上皮细胞的刷状缘膜侧都有所表达，它们共同发挥着将底物分泌至胞外的重要作用。由 MRP2、BCRP 介导的药物相互作用同样会引起药物临床疗效和毒性的改变，同样应引起重视。

（六）食物对药物吸收的影响

许多药物的药代动力学行为和生物利用度受食物及进食时间的影响，一些药物必须与食物一起摄入以减少对胃肠道的刺激，而有些药物则必须空腹服用才可达到理想的药物吸收。例如，降血糖药须在餐前半小时服用，以控制餐后高血糖；而消化系统药物如促胃肠动力药、助消化药、胃黏膜保护剂等大多在餐前空腹服用，以使药物充分作用于胃壁；与食物同服可增加药物生物利用度的，如伊曲康唑、酮康唑等药物，进食引起胃酸分泌，酸性环境中有利于其吸收；餐后服用可使药物生物利用度增加的，如普萘洛尔、螺内酯、氢氯噻嗪、维生素 B_2 等。

二、药物分布过程中的相互作用

(一) 影响内脏血流而发生药物相互作用

一些药物(如西咪替丁等)可直接影响内脏血液循环或间接影响心输出量从而改变肝血流量,使经肝脏代谢的药物发生药物动力学的改变。西咪替丁与利多卡因(lidocaine)并用,使利多卡因的血浆清除率下降(其血浆清除率受肝血流量的影响,正常在肝的清除率约为70%)。普萘洛尔(propranolol)是肝脏首过效应较高的药物,但它也可以减少利多卡因血浆清除率。这是由于普萘洛尔减少心输出量并随之而减少肝血流量的结果。有人给猩猩注射异丙肾上腺素(isoprenaline,使肝血流量降低30%~40%),再注射利多卡因,可显著减少利多卡因的清除率,但这种相互作用的结果,反而提高了利多卡因的稳态浓度。

(二) 竞争血浆蛋白结合部位

药物进入血液后,一是与血中的红细胞或血浆蛋白结合,成为结合型药物;另一是溶于血浆,成为游离型药物。血中游离型药物则直接关系到药物作用与消除;而结合型药物不易透过生物膜,暂时失去活性,不易透过血脑屏障,不被肝代谢与灭活,不被肾排泄。所以,这又影响到药物分布。药物与血浆蛋白结合越多,其表观分布容积越小(华法林的蛋白结合率98%,表观分布容积0.11±0.01 L/kg)。

很多药物能与血浆蛋白进行非特异性结合。同时使用可共用相同的血浆蛋白结合部位的几种药物,其中一种药物能置换另一种药物,有时可使药物疗效发生显著变化。但大多数蛋白结合置换性相互作用并不产生有明显临床意义的后果。因为,置换作用虽然使被置换药物游离型增多,但是可被肾小球滤过和代谢的游离型药物也增多,使这些从血浆蛋白上被置换下来的药物很快离开血浆,血中游离型药物的浓度一般只有瞬时升高,便又重新恢复到原有的平衡。因此,蛋白结合的置换作用仅对蛋白结合率高(如超过90%)的药物有临床意义,而对蛋白结合率低的药物大多不产生因置换作用所致的药物中毒。例如,在正常情况下,华法林的蛋白结合率为98%,只有2%的非结合型药物有药理活性。如果同时使用保泰松,华法林的抗凝作用明显加强。保泰松与华法林共同竞争同一血浆蛋白结合部位,保泰松可将华法林置换下来,在一定程度上减少了华法林的蛋白结合率,如从98%降至96%,那么,其有药理活性部分的华法林从2%增加至4%。所以,保泰松与华法林同用,须降低华法林用量,否则会导致致命的出血并发症。

大剂量快速注射一些强置换血浆蛋白的药物,可能产生不良反应或明显的毒性症状。如在新生儿静注磺胺药,置换了与血浆结合的胆红素,血中游离胆红素大量增加并进入大脑而引起核黄疸。表8-1列举了一些在血浆蛋白结合部位置换而产生的有临床意义的药物相互作用。

表 8-1 药物在血浆蛋白结合部位的置换而引起的药物相互作用

被置换药	置换药	结果
甲苯磺丁脲	水杨酸盐，保泰松，磺胺药	低血糖
华法林	水杨酸盐，氯贝丁酯，水合氯醛	出血
甲氨蝶呤	水杨酸盐，磺胺药	粒细胞缺乏症
硫喷妥钠	磺胺药	麻醉延长
胆红素	磺胺药	新生儿核黄疸

三、药物在体内代谢过程中的相互作用

通过影响药物代谢而产生的药物相互作用（代谢性药物相互作用）约占药代动力学相互作用的40%，是最具临床意义的一类相互作用。代谢性药物相互作用是临床上两种或两种以上的药物同时或前后序贯用药时，在代谢环节产生作用的干扰，结果可使另一药物疗效增强甚至产生不良反应，或是疗效减弱甚至失败。这种代谢性药物相互作用大于90%是由细胞色素P450的氧化性代谢酶系（简称细胞色素P450或P450，CYP）介导的，其中酶抑制（enzyme inhibition）引起的药物相互作用约占全部的70%，酶诱导（enzyme induction）引起的约占23%，其他类型约占7%。一般来说，酶抑制引起的相互作用的临床意义大于酶诱导作用。

（一）CYP 酶系与药物相互作用

一般将药物代谢分为相互衔接的两个过程，即 I 相代谢和 II 相代谢。执行 I 相代谢的酶是位于内质网的依赖细胞色素P450的氧化性代谢酶系（简称细胞色素P450或P450，CYP），是狭义上的药物代谢酶。CYP酶系存在于肝、肾、胃肠、皮肤、胎盘、脑和肺中组织细胞的内质网上，称为微粒体酶系。CYP酶系存在于肝脏最多，也称之为肝药酶；在人类肝脏中与药物代谢密切相关的CYP450酶主要是CYP1A2、CYP2A6、CYP2C9、CYP2C19、CYP2D6、CYP2E1和CYP3A4。参与 II 相代谢（结合反应）的酶系包括UDP葡萄糖醛酸转移酶、谷胱甘肽-S-转移酶、磺酸化酶、环氧水合酶等。多种机制诱导或抑制CYP酶系，且有显著的个体差异，从而导致许多重要临床药物相互作用的发生。研究表明，200种以上的药物可增加或抑制肝药酶的活性。两药并用，其中一种影响CYP酶活性，就可使另一药物的药效或毒性发生改变。了解每一个CYP酶的底物药物、诱导剂和抑制剂，对于在临床上合理用药并阐明在药物代谢环节的药物相互作用有重要意义。

1. CYP 酶诱导作用

肝脏CYP酶受某些药物（如巴比妥类、利福平等）诱导后活性增强，从而可以增加药物代谢的速率，这一过程称为CYP酶诱导。能够促使CYP酶活性增强的药物称为肝药酶诱导剂。加入酶诱导剂可使该酶的底物药物浓度降低，代谢产物浓度升高。诱导剂通常对特定的CYP酶有专属性。具有酶诱导作用的临床常用药物有苯巴比妥和其他巴比妥类药物、苯妥英钠、卡马西平、利福平、水合氯醛等多种药物，这些药物的共同

特点是：亲脂，易与 CYP 酶结合，并具有较长的半衰期。CYP 酶的诱导表现为 DNA 转录和酶蛋白合成的增加，这些过程一般需要数天或数周，其速度取决于诱导剂的剂量、半衰期和 CYP 酶的动力学特性。诱导作用的起始时间也由药物的 $T_{1/2}$ 决定。诱导作用的最大效应在用药 1～2 周后出现，停药后可能维持数天乃至数周。当诱导药物被人体清除和 CYP 酶作用改变时，诱导作用即可逆转。近年的研究表明，核受体如孕烷受体（pregnane X receptor，PXR）、组成型雄甾烷受体（constitutive androstane receptor，CAR）对一些 CYP 酶及转运体的表达具有重要的调控作用，因而药物可通过调控或激活上游 PXR 或 CAR 信号通路而调控下游的代谢酶或转运体，从而介导药物相互作用。

诱导作用的结果可能是缩短药物的半衰期，加速药物的灭活，血药浓度下降或代谢产物增加。例如，CYP1A2 占肝脏 CYP 蛋白总量约 13%，但其在肝脏内的含量及活性的个体差异可相差数十倍以上。吸烟、摄入多环芳烃、食用十字花科蔬菜（白菜、油菜、花椰菜、芥蓝、芜菁和萝卜等）以及服用奥美拉唑（omeprazole）、苯妥英（phenytoin）、苯巴比妥（phenobarbital）、灰黄霉素（griseofulvin）等因素，能使人体 CYP 1A2 活性增高，导致由 CYP 1A2 催化代谢的药物代谢增强，从而引起药物相互作用。例如，利福平、苯巴比妥、苯妥英可诱导 CYP3A4 活性，导致由 CYP3A4 代谢的利多卡因、地西泮、尼非地平、华法林、环孢素、丙吡胺、特非那定、唑尼沙胺、维拉帕米等药物代谢增强，从而引起药物相互作用。

2. CYP 酶抑制作用

有些药物能抑制 CYP 酶活性，称 CYP 酶抑制剂。CYP 酶抑制剂所产生的作用称为酶抑制作用。CYP 酶抑制剂通过减慢自身或相互作用药物的代谢速率，可导致血药浓度升高、半衰期延长、药理活性增强；对于治疗指数较小的药物，可能导致其中毒。酶抑制的过程通常要比酶诱导快得多，只要肝脏中的抑制剂达到足够的浓度即可发生。酶抑制作用的方式，可分为可逆性抑制（reversible inhibition）和不可逆性抑制（irreversible inhibition）；可逆性抑制又可分为竞争性抑制（competitive inhibition）、非竞争性抑制（noncompetitive inhibition）和反竞争性抑制（uncompetitive inhibition）。最常见的抑制作用是竞争性抑制，发生在同一种酶的两种底物药物竞争酶的相同活性部位。与诱导不同，当抑制剂在肝脏中达到足够的浓度就可发生抑制作用。一旦抑制剂停用，酶的抑制作用通常比诱导逆转得更迅速。CYP 酶的抑制作用是药物与酶的血红素结合部位进行可逆或不可逆结合，从而抑制其他药物与之结合。例如，喹诺酮类药对 CYP 酶的抑制是可逆的。环丙沙星（ciprofloxacin）和依诺沙星（enoxacin）与茶碱合用时可降低后者的清除率，茶碱通过 CYP1A2 和 CYP 3A4 代谢，而氟喹诺酮类药物可通过可逆性抑制 CYP1A2 介导的茶碱去甲基化。另一种 CYP1A2 的选择性抑制剂西咪替丁与茶碱合用时，对茶碱代谢的抑制作用更大。

CYP 3A4 约占人肝脏 CYP 总量的 30%，肠壁组织 CYP 总量的 70%，在药物及内源性物质的代谢中起重要作用。因此，CYP3A4 是临床上最重要的 CYP 酶之一。辛伐他汀（simvastatin）、洛伐他汀（lovastatin）、阿托伐他汀（atorvastatin）的代谢主要由 CYP 3A4 介导，这些他汀类药与 CYP3A4 抑制剂环孢菌素 A、咪拉地尔（mibefradil）或奈法唑酮（nefazodone）并用，可显著增加这些他汀类药物的血药浓度从而增加肌炎和横纹肌溶解症等不良反应的风险；而由 CYP2C9 代谢的氟伐他汀（fluvastatin）和其他代谢途径消除的普伐他汀（pravastatin）却很少有这些相互作用。以 CYP3A4 为例，与之酶抑制相关的药物相互作用见表 8-2。

表 8-2　与 CYP3A4 酶抑制相关的药物相互作用

抑制剂	并用药	并用药的结果
红霉素	辛伐他汀	原型药 C_{max} 增加 3.4 倍，AUC 增加 6.2 倍。活性代谢物 C_{max} 增加 5 倍，AUC 增加 3.9 倍。血清肌酐升高，要密切注意肌紧张度
	西沙必利	心电图 Q-T 间期延长，可能会突发死亡
	环孢菌素	吸收增加 3~10 倍，降低代谢。会出现胃痛，高血压等不良反应
红霉素，克拉霉素，交沙霉素	卡马西平	竞争性抑制卡马西平的代谢。大环内酯类抗生素的抗菌作用也下降
依曲康唑	阿普唑仑	AUC 明显增加，清除率降低，$t_{1/2}$ 延长
	阿伐他汀	阿伐他汀酸增加 3~6 倍，C_{max} 不变。阿伐他汀内酯增加 4 倍，C_{max} 和 $t_{1/2}$ 增加和延长 3.2 倍。
	奎尼丁	总清除率，3—OH 代谢物和 N-氧化代谢物分别下降 61%、84% 和 73%。肾清除率减少 60%，$t_{1/2}$ 延长 25%
利托那韦（ritronavir）	甲基强的松龙	AUC 增加 12.2 倍，$t_{1/2}$ 从 2.1 h 延长到 4.8 h
	华法林	抗凝血作用增强
	沙奎那韦	抑制代谢，AUC 增加 5 倍。AUC 的个体差异从 146（57~702）升至 4 795（1 420~15 810）μg/（L·h）
地尔硫卓	三唑仑	心电图 Q-T 间期延长，昏厥
	甲基强的松龙	AUC 增加 2.6 倍，C_{max} 增加 1.6 倍，$t_{1/2}$ 延长 1.9 倍
	甲基强的松龙	AUC 增加 3.8 倍，C_{max} 增加 1.8 倍，$t_{1/2}$ 延长 2.7 倍

（二）与单胺氧化酶有关的药物相互作用

单胺氧化酶（monoamine oxidase，MAO）是体内去甲肾上腺素（NA）、肾上腺素、酪胺、多巴胺、5-羟色胺（5-HT）等化合物进行氧化脱胺的专属性酶，存在于肾上腺素能神经末梢、肝、肠等组织中。单胺氧化酶抑制剂（monoamine oxidase inhibitors，MAOIs）抗抑郁症作用机制是通过抑制 MAO，减少中枢神经系统内单胺类神经递质的降解，而相对提高中枢单胺类递质水平，患者则会情绪提高，产生抗抑郁作用。MAOIs 可分为肼和非肼类两种。肼类结构有环己甲肼（cymemoxin）、苯乙肼（phenelzine）、右异苯乙肼（mebanazine）、卡巴肼（carbenzine）、异唑肼（isocarbossazide）等。非肼类结构有苯环丙胺（tranylcypromide）、西莫沙酮（cimoxatone）、巴嗪普令（bazinaprine）、苄甲吲胺酯（indocate）、苯噁甲苄肼（domoxin）等药。

苯丙环胺和其他一些 MAOIs 与间接作用拟交感胺合用，可引起血压突然升高，甚至致命的高血压危象，应避免同时使用间接拟交感胺或至少间隔 2 周后使用。MAOIs 促进肾上腺素能神经元储存部位去甲肾上腺素的蓄积，而利血平则促进其释放。在使用苯乙肼治疗期间，应该避免应用利血平，尤其是避免应用 MAOIs 之后再使用利血平；如必须使用，应密切观察有无高血压及中枢兴奋的表现。镇咳药右美沙芬（dextromethorphan）存在于许多复方制剂中。MAOIs 与右美沙芬合用都有出现 5-HT 综合征的危险，应禁止合用。

MAOIs 能抑制脑内 MAO 的活性，减少多巴胺的降解，使多巴胺水平升高。左旋多巴（levodopa）亦可使中枢神经系统中的多巴胺水平升高，使自发运动明显增强。两者合用会导致血压升高、心跳加快等副作用。应用左旋多巴时，至少在停用 MAOIs 4 周后。

MAOI 苯乙肼（phenelzine）与丙咪嗪合用，可产生致命毒性反应，如疼痛、肌强直、意识丧失、高热、惊厥等。可能因为 MAOIs 通过抑制肝微粒体酶，间接增强三环类抗抑郁药物的作用；三环类抗抑郁药可使肾上腺素能受体对胺类敏感化，而 MAOIs 使胺类在神经元内聚集。两者合用时应密切观察。

同时使用苯乙肼和氟西汀（百忧解，fluoxetine），可导致 5-HT 综合征（肌肉强直、流涎、烦躁、反射亢进等），并且已有引起死亡的报道。可能是 MAOIs 与氟西汀联用，所发生的 5-HT 和/或 5-HT 多巴胺相互作用所致。应避免 MAOIs 与 5-HT 摄取抑制药在较近的时间内（至少间隔 1 周，氟西汀与 5-HT 摄取抑制药合用应间隔 5 周连用）。

MAOIs 具有广泛的酶抑制作用，可以影响到很多药物的代谢。与香豆素（coumarin）类以及茚满二酮（indandione）类衍生物可导致其抗凝作用增强，甚至出血；与赛庚啶（cyproheptadine）等 H_1 受体阻断药合用，可使其作用和毒性增加；与吩噻嗪类（phenothiazines）抗精神病药合用，可导致高血压，并加重锥体外系反应；与巴比妥类药物合用可延长巴比妥类的中枢神经系统抑制作用；与苯妥英钠合用，导致后者毒性增强；与乙醚（ether）以及水合氯醛（chloral hydrate）合用，使后者作用增强。

（三）与黄嘌呤氧化酶有关的药物相互作用

黄嘌呤氧化酶抑制剂硫唑嘌呤（azathiopurine）和巯嘌呤（mercaptopurine）通过黄嘌呤氧化酶转变为无活性的代谢物，别嘌呤醇（allopurinol）可抑制该酶的活性。如同时服用别嘌呤醇，硫唑嘌呤或巯嘌呤的剂量应减少 75%。

四、药物在肾脏排泄过程中的相互作用

在药物排泄的各个环节均可能发生药物相互作用。大多数药物经肾脏排泄，所以肾脏是排泄过程药物相互作用最多的部位。药物在肾脏可经过肾小球过滤，肾小管的被动重吸收和主动排泌。一些药物的排泄明显地依赖 pH，一种药物改变肾环境中的 pH，就会影响到另一药物的排泄。肾小管主动排泌过程中，由于竞争转运系统，亦会发生相互作用。

(一) 被动重吸收过程中的相互作用

影响被动吸收的主要因素是尿中 pH 和药物的 pKa。酸性尿有利于碱性药物的离子化。于是，使碱性药物在肾小管的重吸收减少，排泄增加，常见在低 pH 值尿液中排泄较快，在高 pH 值尿液中排泄较慢的弱碱性药物有阿米替林（amitriptyline）、苯丙胺（amphetamine）、抗组胺药（antihistamine）、氯喹（chloroquine）、丙米嗪（imipramine）、美卡拉明（mecamylamine）、阿的平（mepacrine）、吗啡（morphine）、哌替啶（pethidine）和普鲁卡因（procaine）等。相反，一些弱酸类药物在 pH 值较高的尿液中排泄较快，在 pH 值较低的尿液中排泄较慢。例如，萘啶酸（nalidixic acid）、呋喃妥因（nitrofurantion）、苯巴比妥（phenobarbital）、水杨酸（salicylic acid）和一些磺胺类药（sulphonamides）。

以口服苯丙胺为例，当尿液 pH 在正常范围内波动时，口服苯丙胺 48 h 后，有 30%～40% 的原型药物从尿中排出。若尿液被酸化至 pH5，在同一时间内，原型药物的排泄量增至 60%～70%。尿液被碳酸氢钠（sodium bicarbonate）碱化和被氯化铵（ammonium chloride）酸化，会得到截然不同的结果。碳酸氢钠能提高尿液 pH，延迟了苯丙胺的正常排泄；氯化铵会产生酸性尿，增强苯丙胺的排泄，缩短其作用。

根据酸碱质子理论，能给出质子的药物为酸性药，能接受质子的药物为碱性药。如果酸性药的 pKa 在 3.0～7.5 之间，碱性药的 pKa 在 7.5～10.5 的范围内，并且大部分药物是以原型在尿中排出，尿的 pH 对药物排泄的影响才有临床意义。

(二) 主动排泌过程中的相互作用

主动排泄过程中的药物相互作用主要是药物竞争肾小管的同一转运系统。即一药物可抑制另一药物或其代谢物在肾小管细胞的主动转运，而使另一药物的排泄减少。药物在肾小管转运系统相互竞争的一些例子有：强效利尿药速尿（furosemide）和利尿酸（etacrynic acid）均能与尿酸竞争肾小管的同一转运系统而妨碍尿酸的排泄，造成尿酸在体内的堆积，引起痛风。阿司匹林妨碍甲氨蝶呤的排泄，加大后者的毒性。双香豆素与保泰松都能抑制氯磺丙脲（chlorpropamide）的排泄，加强后者的降糖效应。合并使用奎尼丁与地高辛的患者中，约有 90% 的患者血清地高辛浓度平均升高两倍，分布容积降低 33%，肾清除率降低 33%～57%。虽然认为血清地高辛浓度升高与奎尼丁的用量有关，但奎尼丁在近曲小管与地高辛竞争主动排泄的载体是主要的。临床常见在肾小管主动排泄过程中相互作用的药物见表 8-3。

表 8-3 常见在肾小管主动排泄过程中相互作用的药物

药物 1	药物 2	相互作用机理	临床意义
速尿	消炎痛	药物 2 抑制药物 1 的肾小管排泌，并降低肾小球的过滤	降低利尿作用
安体舒通	地高辛	抑制药物 2 的肾小管排泌	增加血清中地高辛浓度

续表 8-3

药物1	药物2	相互作用机理	临床意义
丙磺舒	氨苄青霉素 羧苄青霉素 甲氧苯青霉素 头孢菌素类 氨苯砜 呋喃妥因 氨甲蝶呤 水杨酸盐 氯磺丙脲 吲哚美辛	抑制药物2的肾小管排泌	增加药物2的血清浓度,增加毒性,增强具有全身作用药物的临床疗效,但药物尿道抗感染的疗效减弱
水杨酸盐	氨甲蝶呤	抑制药物2的肾小管排泌	增加氨甲蝶呤的毒性
消炎痛 保泰松 阿司匹林	青霉素类	抑制药物2的肾小管排泌	可能无影响
奎尼丁	地高辛	从组织结合部位置换;抑制药物2的肾小管排泌	增加地高辛血清浓度,有增加毒性的危险

肾小管有许多转运体,介导一些药物的转运,在这些转运体中,有机阴离子转运体(organic anion transporter, OAT)和有机阳离子转运体(organic cation transporter, OCT)对肾排泄药物起了重要的作用。OAT 的主要功能是在肾脏主动排泌弱酸性药物,如氨甲蝶呤、阿德福韦、阿昔洛韦、丙磺舒、氨苯砜、β-内酰胺类和非甾体类抗炎药等。OCT 主动排泌弱碱性药物如齐多夫定、拉米夫定、茚地那韦、利托那韦、奈非那韦、普鲁卡因、普鲁卡因酰胺、氯苯那敏等。如果经同一转运体的药物联合应用,则可能发生药物相互作用而影响这些药物的肾脏排泄。寡肽转运体 PEPT2 也在药物的肾脏重吸收过程中发挥着不可或缺的作用。例如,二肽模型药物 Gly-Sar 与头孢妥仑合用后,头孢妥仑的肾清除率是单独给药的 3.1 倍,其机制为头孢妥仑与二肽型药物在肾脏排泄过程中竞争 PEPT2 结合位点,导致二者的重吸收减少所致。

第二节 药效学方面的相互作用

药效学的相互作用主要指作用在同一受体或生理系统上的药物间产生的相加、协同或拮抗作用。药效学的相互作用是一种药物增强或减弱另一种药物的生理作用或药物效应,而对药物的血浆浓度和药代动力学无明显影响。一般地说,作用性质相同的药物联合应用,可使效应增强(相加、协同);作用性质相反的药物联合,可导致药效减弱

（拮抗）。

一、生理活性的相互作用

如果合用药物产生相同的生理效应（不一定在同一作用部位），药理总作用得到加强。如普萘洛尔是β受体阻断药，而奎尼丁可阻碍细胞膜上的Na^+内流、K^+外流。尽管作用环节不同，但生理活性相同，抗心律失常的药物效应加强。如果合用药物产生完全相反的生理效应，则药理总作用减弱或消失。如利血平（reserpine）耗竭囊泡的去甲肾上腺素（noradrenaline），并抑制去甲肾上腺素的再摄取，血压下降；麻黄碱则促进去甲肾上腺素释放，血压上升。所以利血平与麻黄碱合用，利血平降压作用消失。

二、受体部位的药物相互作用

药物可在同一受体或有关部位的不同受体彼此对抗而发生药物的相互作用。

（一）竞争性拮抗

药理学上有很多药物之间发生竞争性拮抗的例子。例如，组胺与抗组胺药（包括H_2受体阻断药）；阿托品及胆碱能药；吗啡和烯丙吗啡；异丙肾上腺素及β受体阻断药；叶酸与甲氨蝶呤。肾上腺素能神经兴奋时，其突触前的囊泡释放的去甲肾上腺素作用于相应受体后，部分去甲肾上腺素重新被囊泡摄取，部分去甲肾上腺素除被单胺氧化酶代谢外，还被儿茶酚氧位甲基转移酶所破坏。MAO抑制剂引起去甲肾上腺素在肾上腺素能神经突触中蓄积。此时合用利血平，可引起去甲肾上腺素释放，导致实验动物发生高血压和中枢性兴奋。而先用利血平治疗的患者，再用MAO抑制剂，则不会引起高血压发作，因利血平已使贮存的去甲肾上腺素耗竭。

（二）生理性拮抗

抗胆碱酯酶药新斯的明（neostigmine）、毒扁豆碱（physostigmine）与非除极化神经肌肉阻断药筒箭毒碱（tubocurarinc）合用，筒箭毒碱能与体内的乙酰胆碱（acetylcholine，Ach）竞争骨骼肌运动终板膜上的受体，使终板不受Ach去极化作用，从而产生神经肌肉阻断作用。而新斯的明和毒扁豆碱能阻止神经末梢释放的Ach的破坏，因而提高了Ach的浓度，减弱了筒箭毒碱竞争受体的作用。如前述，单胺氧化酶抑制剂MAOIs能促进肾上腺触神经元内突触前部位的去甲肾上腺素蓄积，如磷酸异丙烟肼（iproniazid phosphate）、异卡波肼（isocarboxazid）、美巴那肼（mebanazine）、硫酸苯乙胺（phenethylamine）、优降宁（pargyline）等MAOIs与拟交感胺类药物，如支气管扩张药肾上腺素、麻黄素、异他林（isoetarine）、沙丁胺醇（salbutamol）或减轻鼻腔充血药甲氧胺（methoxamine）等合用，则肾上腺素能作用得到加强，出现剧烈头痛，高血压或高血压危象。三环类抗抑郁药（丙咪嗪、阿米替林、去甲阿米替林）能抑制囊泡对去甲肾上腺素的再摄取；而胍乙啶在突触部位被摄入囊泡并阻断囊泡内的去甲肾上腺素释放而起降压作用。这两类药合用时，三环类抗抑郁药可抑制囊泡对胍乙啶的摄取，两药发生拮抗作用。

三、改变作用点的环境

由于并用药物干扰体内水电解质、酸碱平衡，可间接影响另一些药物的药理作用。如噻嗪类利尿药、利尿酸、速尿等常常引起低血钾。并用洋地黄治疗心性水肿时缺钾则增加心脏对洋地黄的敏感性，易引起洋地黄中毒；噻嗪类利尿药引起的低血钾，也能增强横纹肌松弛药的肌松作用，严重时会引起呼吸停止。

临床案例

中药五酯片（华中五味子的乙醇提取物制剂）主要活性成分为木脂素类化合物，如五味子酯甲、五味子甲素、五味子醇乙等。某研究小组通过采用病例对照，在中国肾移植患者中考察五酯片与临床一线免疫抑制剂他克莫司（tacrolimus，FK506）同时合用后对他克莫司血药浓度和不良反应的影响。结果显示：同时口服合用五酯片后，经剂量校正后肾移植患者他克莫司的 C_0、C_{max} 和 AUC_{0-12h} 分别增加 2.5、2.1 和 2.2 倍，提示合用五酯片可显著减少他克莫司的用量。进一步通过动物实验，发现单次灌胃给予五酯片 0、0.5、2、6、12、24、36、48 h 后再灌胃给予他克莫司，可分别使他克莫司的 AUC 升高 1.8、1.3、2.5、1.0、0.9、0.4、0.3、0.3 倍。

问题：五酯片为什么可以升高他克莫司的血药浓度？其临床意义是什么？

案例分析

已有的研究表明，五酯片中的活性成分如五味子酯甲、五味子醇乙等对 CYP3A 及 P-gp 有诱导和抑制的双重作用，短时作用以抑制 CYP3A 及 P-gp 活性为主，长期作用可诱导肠道及肝脏中的 CYP3A 及 P-gp 的表达。他克莫司是 CYP3A 及 P-gp 的底物，在体内主要经 P-gp 外排及经 CYP3A 代谢。他克莫司与五酯片同时合用时，五酯片及其活性成分通过抑制经 P-gp 介导的他克莫司的外排及 CYP3A 介导的他克莫司的代谢，使后者血浓度显著升高。而由于五酯片及其活性成分对 CYP3A 及 P-gp 的诱导作用，使得五酯片给药后不同时间间隔再给予他克莫司后，对他克莫司血药浓度的影响存在差异：随着间隔时间延长，其对 CYP3A 及 P-gp 的诱导作用显现，因此升高他克莫司血药浓度和 AUC 的程度逐渐下降，表明可通过调整两者给药间隔实现两药合理联用。

肾移植患者需终身服用免疫抑制剂，他克莫司价格非常昂贵，而五酯片价格便宜，同时是临床上常用的护肝中药，可用于他克莫司所致的药源性肝损伤。由于合用五酯片可显著升高他克莫司的血药浓度、显著减少他克莫司的用量（他克莫司的临床用量为未合用五酯片时的 1/3～1/2），因此，临床上可考虑将五酯片作为潜在的他克莫司节约剂与他克莫司合用，在保证他克莫司疗效的同时降低其剂量、降低药物治疗费用、降低不良反应，具有很好的治疗学和经济学意义。

【思考题】
1. 药物相互作用有几种方式？最终会如何影响药物作用？
2. 举例说明在吸收、分布、代谢和排泄方面的药物相互作用及其产生的原因。

【推荐阅读】

［1］刘克辛，韩国柱，娄建石，等. 临床药物代谢动力学［M］. 2版. 北京：科技出版社，2010.

［2］刘克辛，娄建石，黄民，等. 临床药理学［M］. 北京：清华大学出版社，2012.

［3］ATKINSON A J, Jr, HUANG S M, LERTORA J J L, MARKEY S P. Principles of clinical pharmacology［M］. 3rd ed. Academic Press，2012.

［4］SEAN B. Clinical Pharmacology［M］. Syrawood Publishing House，2016.

［5］PRUEKSARITANONT T, CHU X, GIBSON C, et al. Drug-drug interaction studies: regulatory guidance and an industry perspective［J］. AAPS J，2013，15（3）：629-645.

［6］PALLERIA C, DI PAOLO A, GIOFRÈ C, et al. Pharmacokinetic drug-drug interaction and their implication in clinical management［J］. J Res Med Sci，2013，18（7）：601-610.

［7］QIN XL, CHEN X, WANG Y, et al. In vivo to in vitro effects of six bioactive lignans of Wuzhi tablet (Schisandra Sphenanthera extract) on the CYP3A/P-gp mediated absorption and metabolism of tacrolimus［J］. Drug Metab Dispos，2014，42（1）：193-199.

［8］ZHANG H F, WANG H H, GAO N, et al. Physiological content and intrinsic activities of 10 cytochrome P450 isoforms in human normal liver microsomes［J］. J Pharmacol Exp Ther，2016，358（1）：83-93.

（毕惠嫦　黄民）

第九章 疾病对药动学的影响

疾病可使机体生理状态发生一系列的改变，药动学可能随之受到影响，从而使药物效应出现增强或减弱，甚至产生药物的不良反应。同时，在一些病理条件下，药物靶受体的类型和数目也可能发生变化，从而影响药物效应，但这方面的研究相对匮乏，因而本章将主要探讨疾病状态下药动学的变化及机制。

第一节 概　　述

药物的体内药动学过程是机体对药物的处置过程，即机体对药物的吸收、分布、代谢及排泄的过程。疾病状态下的机体与正常机体对于药物的处置可能在相应的每个环节都发生变化，从而产生药物效应的差异。

一、疾病对药物吸收的影响

口服给药是常用的一种给药方法，消化系统疾病常影响药物从消化道的吸收，如克罗恩病（Crohn disease，CD，节段性回肠炎）可减慢林可霉素（lincomycin）、甲氧苄胺嘧啶（trimethoprim）及磺胺甲基异噁唑（sulfamethoxazole）的吸收；慢性胰腺炎（chronic pancreatitis，CP）或胆囊纤维化的患者可明显减少头孢氨苄（cefalexin）的吸收。同时，机体其他器官系统的许多疾病常能干扰胃肠道的生理功能，从而改变药物的胃肠道吸收，增强或减弱药物的体内效应。

1. **疾病改变胃排空时间**

（1）延长胃排空时间的疾病。如，Ⅱ型糖尿病（Type-2 diabetes mellitus，T2DM）、偏头痛（migraine）、帕金森综合征（Parkinson's syndrome）、胃溃疡（gastrohelcoma）、抑郁症（depressive disorder）、创伤或手术后等，能减慢药物在小肠的吸收，降低药物的血浆浓度峰值。

（2）缩短胃排空时间的疾病。如甲状腺功能亢进（hyperthyrea）、疱疹样皮炎（pemphigus arthriticus）、小肠憩室以及焦虑兴奋状态等，能加快药物从胃排空至小肠，从而加速药物的吸收，缩短达峰时间、提高峰浓度。

2. **疾病改变胃肠道及肝脏代谢酶、转运体表达，从而改变药物的首过效应**

（1）糖尿病等代谢综合征性疾病。在代谢综合征的患者中，巴马汀、小檗碱、紫杉酚等多种药物的吸收增强。有研究显示，静脉注射紫杉酚和多西紫杉醇后，2 种药物

的 AUC 和 Cl 在正常大鼠和糖尿病大鼠体内没有显著的差别。但是灌胃给药后，紫杉酚在糖尿病大鼠体内的 AUC 和 C_{max} 显著高于正常组大鼠，而多西紫杉醇的相应参数却没有明显的差异。进一步的研究发现，与正常组大鼠相比，糖尿病大鼠肠道中的基因 CYP3A62 表达显著降低；而肝脏中的 CYP3A1、CYP3A9 和 MDR1b 的表达水平有所增加。因而，紫杉烷类的药代动力学的差异可能与 CYP3A 和 P-gp 的变化有关。同时提示紫杉酚和多西紫杉醇对肠道中的 CYP3A 和 P-gp 具有不同的敏感性

（2）炎症。炎症在多种急性和慢性疾病中出现，在宿主防御、抵制化学、物理、生物的侵害以及维持细胞和组织的完整性方面起着非常重要的作用。有研究显示，炎症状态下，肠道药物代谢酶、转运体的表达显著降低，导致有些药物的吸收增强。黄连生物碱在体内低的吸收量与其临床上较好的抗炎作用不一致。然而肠外翻实验发现，用脂多糖预处理后能够显著增加黄连生物碱的吸收，而且作用机制与增加吸收、降低外排有关。

3. 胆汁分泌缺乏的患者

可发生脂肪泻（steatorrhea）及并发吸收障碍综合征（malabsorption syndrome）。伴有脂肪泻的患者对一些脂溶性高的药物，如地高辛（digoxin）等，一般难以吸收。

4. 改变吸收部位被动扩散的浓度梯度

（1）某些疾病改变药物在小肠被动扩散的浓度梯度，从而影响药物的吸收。例如，伴有低白蛋白血症（hypo-albuminaemia）的患者，药物与血浆蛋白结合量减少，血浆中游离药物的浓度随之升高，降低了药物透过肠黏膜的浓度梯度，结果使药物的吸收减少。

（2）皮下或肌内注射的药物吸收与注射部位的血流有关。周围循环衰竭时，血流减慢，不利于吸收"漏槽"的形成，从而使药物吸收受阻。因此，在休克（shock）、恶性高血压（malignant hypertension）等情况下，必须静脉给药才能达到抢救目的。

二、疾病对药物分布的影响

影响药物分布的因素主要包括血浆蛋白含量与组织器官血流量，能够改变血浆蛋白含量及组织器官血流量的疾病将显著影响药物的分布，从而影响药物的体内过程，最终影响药物的疗效及毒性。

1. 影响血浆白蛋白的含量

药物与血浆蛋白的结合是影响药物体内分布的最重要的因素，而血浆白蛋白又是结合药物的最重要的蛋白。药物的非结合型一般都是药物的活性型，因此药物与血浆蛋白结合的百分比稍有变动，就有可能明显地改变药物的药理效应。

临床上把各种原因引起的血浆白蛋白浓度下降统称为低白蛋白血症。慢性肝功能不全（chronic hepatic inadequacy）、慢性肾功能衰竭（chronic renal failure，CRF）、肾病综合征（nephrotic syndrome，NS）、营养不良（malnutrition）、心力衰竭（cardiac failure）、创伤及手术后等均可引起血浆白蛋白下降，从而使被结合的药物减少。在伴有药物清除率变慢的情况下，血浆中非结合型药物的浓度常可随之升高而造成毒性作用。已证明，在伴有低白蛋白血症的患者中给予地西泮（diazepam）、氯贝丁酯（clofibrate）、氯氮卓

(clorazepate)及泼尼松(prednisone)等药物,都可出现这种现象。与白蛋白有高结合力的药物,如苯妥英钠(phenytoin sodium)、甲磺丁脲(tolbutamide)、华法林(warfarin)及洋地黄毒苷(cardidigin)等,在低白蛋白血症情况下也可能导致血浆中非结合型药物的浓度升高。

2. 影响血流量

发热可以诱导整个循环系统发生改变以及增加血管壁的通透性;当发热处于平台期时,大量的外周血管扩张使得整个外周血流量增加。此时,更多的药物就可能会从中央室转运至外周室,导致药物表观分布容积增加。

三、疾病对药物代谢的影响

1. 肝脏疾病的影响

肝脏是机体内最大的代谢器官,肝损伤势必会影响药物的代谢。而肠道菌群对药物代谢的影响也许是另一个影响药物发生生物转化的因素。研究发现,肝损伤常常引起肠道菌群的紊乱,导致内毒素的增加,而增加的内毒素又进一步加重肝脏损伤的程度,由此形成一个恶性循环。肝脏疾病时,有些代谢酶活性减弱,有些代谢酶活性增强,药物在体内的代谢过程受到干扰,可使药效学发生改变,甚或加剧其毒性反应。尤其是在主要经肝脏代谢且主要经肝消除的药物,这种影响更为显著。(详见本章第二节相关内容)

2. 肾脏疾病的影响

肾脏是仅次于肝脏的药物代谢器官。肾功能障碍时,某些药物的体内代谢可发生障碍,可使其药动学及药效学发生改变,甚或加剧其毒性反应(详见本章第三节相关内容)。

3. 肺脏疾病对药物代谢有一定影响

例如,各种呼吸系统的疾病可促进氢泼尼松(dehydrohydrocortisone)在肝脏的代谢,慢性哮喘(chronic asthma)可加快甲磺丁脲的代谢。

4. 影响肝血流量的疾病的影响

边缘性高血压(borderline hypertension)及甲亢的患者,肝血流量随心输出量增加而增加;而利多卡因(lidocaine)、维拉帕米(verapamil,异搏定)、普萘洛尔(propranolol)、阿普洛尔(alprenolol)、氧烯洛尔(oxprenolo)、吗啡(morphine)、喷他佐辛(pentazocine)、哌替啶(isonipecaine)及地昔帕明(desipramine)等药物在肝脏的代谢加快,半衰期缩短;而对于充血性心力衰竭(congestive cardiac failure,CCF)的患者,上述药物在肝脏的代谢则减慢。

四、疾病对药物排泄的影响

药物有多种排泄途径,如肾、胆道、乳腺、肠液、唾液、汗和泪等,其中最重要的排泄器官是肾脏。肾脏常是药物发挥治疗作用的场所,又是常发生药物毒性作用的一个器官。肾脏在疾病状态时对药物和活性代谢产物药理作用的强度及维持时间均有明显影响(详见本章第三节相关内容)。

因此，研究疾病状态下的药代动力学较研究正常机体的更重要，更具有临床指导意义。研究不同疾病状态下，如糖尿病、脑缺血、肝损伤、肾损伤、炎性疾病、心血管系统疾病、神经系统疾病等疾病状态下的药代动力学，将为临床针对不同的机体状态，设计合理安全的用药剂量提供一定参考。本章将在第二、第三节中详细探讨肝肾疾病对于临床用药的影响。

第二节 肝脏疾病对临床用药的影响

肝脏是药物的主要代谢器官，因此，肝功能发生障碍时，对药物的体内过程会产生明显影响，进而影响药物的疗效或毒性。本节对肝脏疾病时的合理用药进行具体阐述。

一、肝脏疾病对药物动力学的影响

肝脏功能障碍主要影响药物在体内的代谢。慢性肝病的后期，由于部分细胞的坏死及纤维化，可使肝脏结构形态发生改变，并可导致门静脉血流量减少；也可因肝外侧支循环形成而减少门静脉血流量，肝脏血流量改变可能影响肝脏对药物的清除率。肝脏功能障碍对药动学的影响也可表现在其他方面，如蛋白质合成能力降低，或肝药酶功能减退，或胆汁排泄障碍等，可使药物的血浆蛋白结合率、表观分布容积和药物的排泄等发生改变。

（一）肝脏疾病对药物肝清除率的影响

药物进入肝脏和排出肝脏的量与肝血流量具有直接关系。进入肝脏的药量为血流量（Q）与进入肝脏时的血药浓度（C_A）之乘积，被肝脏摄取的药量为 $Q(C_A—C_V)$，C_V 是流出肝脏时的血药浓度。肝摄取率（extraction rate, ER）是指药物通过肝脏时从门静脉血消除的分数；肝脏的药物清除率（hepatic clearances of drugs, Cl_H）是指单位时间内有多少毫升血浆中所含的药物被肝脏清除。因此，药物的肝清除率（Cl_H）是肝血流量与肝摄取率的乘积。经肝消除的药物可划分为高 ER 与低 ER 两类。各种药物在肝脏 ER 不同，肝 ER 越高，其肝 Cl_H 越大。若 $ER→1$，则 $Cl_H→Q$，即肝清除率几乎等于血流量，亦即血浆中的药物通过肝脏时可在瞬间被消除。由于这类药物的肝清除率受肝血流量限定，故称流速限定性药物（flow-limited drugs），利多卡因、维拉帕米、吗啡、普萘洛尔、拉贝洛尔（labetalol）等便属此类，它们在肝脏的消除速度与肝血流量的关系很密切。若 ER 值不大，则要考虑肝消除能力，包括生物转化酶活力及经胆汁排泄率，称为消除能力限定性药物，如氨茶碱（theophyllamin）、地西泮、速尿（frusemide）、华法林等便属此类。

口服药物的 ER 值与血药浓度的关系至为重要，进入体循环的药量为 $(1.0-ER)$。ER 值大的药物，口服时必须注意肝功受损时 ER 值的变化，此时，只要 ER 稍有改变，如从 0.95 变成 0.90，则进入体循环药量将成倍增长。

肝药酶的功能对药物的 Cl_H 影响很大。慢性肝炎（chronic hepatitis）和肝硬化（hepatic cirrhosis)者，肝脏的微粒体酶合成减少，多种药酶的活性会明显下降，故药物在血浆中的半衰期明显延长，药效增强或发生毒性反应。例如肝病时，哌替啶（isonipecaine）、安定、苯巴比妥（phenobarbital）、异戊巴比妥（isoamylethylbarbituric acid）、氨茶碱、利多卡因、普萘洛尔、氢化可的松（hydrocortisone）、泼尼松龙（prednisolone）、甲磺丁脲、氨苄青霉素（ampicillin）、氯霉素（chloromycin）、林可霉素、异烟肼（armazide）及利福平（rifampicin）等药物的半衰期明显延长。

有些药物，需首先在肝脏转化为活性型才能发挥药理效应。肝药酶系活性下降，可能使这些药物的效应有所改变。例如，泼尼松在肝脏转化为氢泼尼松后才产生效应，因此，慢性肝炎的患者，口服泼尼松后血浆中氢泼尼松的浓度显著低于正常人。

肝病时可影响药物的首过效应。例如，口服阿司匹林（aspirin）、水杨酰胺（salicylamide）、哌唑嗪（prazosin）、普萘洛尔、拉贝洛尔（labetalol）、美托洛尔（metoprolol）、异丙肾上腺素（isoproterenol）、利多卡因（lidocaine）、氯丙嗪（chlorpromazine）、利他林（ritalin）、吗啡、哌替啶（pethidine）、丙氧酚（propoxyphene）、喷他佐辛（pentazocine）及对乙酰氨基酚（paracetamol）等药物，可使肝病患者的首次通过代谢受阻，从而增加了它们的生物利用度，血浆中的药物浓度升高。所以，肝病时要减少这类药物的给药剂量，并延长给药的间隔时间。

（二）肝脏疾病对药物血浆蛋白结合率的影响

血浆中多种蛋白质能与药物相结合，大多数酸性药物是与白蛋白相结合，碱性亲脂药物可与 α_1-酸性糖蛋白、血红蛋白、脂蛋白及球蛋白等相结合。严重慢性肝脏疾病时可造成肝脏的蛋白合成减少，从而使血浆白蛋白结合率降低。此外，肝脏病时胆红素及其他内源性因素的影响也可使药物与白蛋白的结合率降低。

药物蛋白结合率降低对其体内过程的影响是多方面的，如对药物的组织分布、肝脏的消除以及肾脏的排泄等都可发生影响。由于蛋白结合型药物不能跨膜转运，故游离型药物增加可使药物的组织分布范围扩大，表观分布容积（V_d）增大，总血药浓度降低。对肝清除能力的影响程度与药物的其他性质有关。流速限定性药物，由于药物通过肝脏循环1周后，血浆中的无论是游离型药物还是蛋白结合型药物几乎大部分被肝清除，因此，该类药物与蛋白结合减少时，一般并不至于改变肝清除率。对消除能力限定性药物，若在蛋白结合率降低的同时伴有肝内在清除能力降低，则可使肝清除率降低，总血药浓度不变或稍高。另一方面，还必须关注肝清除率和表观分布容积的改变可从多个方面影响药物的半衰期（$t_{1/2}$）。由 $t_{1/2} = (0.693 \cdot V_d)/Cl_H$ 可看出，肝清除率愈小、表观分布容积愈大，则半衰期愈长。因此，当某些肝脏疾病使白蛋白结合率降低而使表观分布容积增大时，无论肝清除率降低或未变，均可致药物半衰期延长；若不调整给药方案，则可使药物在体内蓄积，毒性增加。伴有肝脏疾病的患者服用氨茶碱、强的松龙、苯妥英（phenytoin）、地西泮等药物时，其不良反应的发生率可能升高。

（三）肝脏疾病对药物胆汁排泄的影响

某些药物的原形或其代谢产物可迅速地通过主动转运经胆汁排出。当肾功能不全时，经肾脏排出的药物或代谢物减少，此时，胆汁排泄可代偿性的排出小部分。当肝功能减退时，由于进入肝细胞的药物减少，或由于肝细胞贮存或代谢药物的功能降低，也可能由于药物从肝细胞到胆汁的主动转运过程发生障碍,都可部分或完全地阻断某些药物从胆汁排出。例如:地高辛,健康者7天内从胆汁排出的量为给药量的30%,而伴有肝脏疾病的患者经胆汁排泄仅为8%;又如安体舒通(aldactone),在胆汁淤积(cholestasis)患者中经胆汁的排出量也比正常人低;此外,四环素(cyclomycin)、红霉素(erythromycin)、利福平及甾体激素(steroid hormone)等也由于上述种种原因减少其经胆汁的排出量。

(四)其他

在肝脏处于病理状态时,其他脏器的功能也会受到一定程度的干扰而影响药物的体内过程。例如,门脉高压症(portal hypertension,PHT)伴有小肠黏膜水肿时,可影响药物自肠道吸收。有学者已经证实,门脉高压患者对安替比林(antipyrine)的吸收可能延迟数小时。通过肝脏的门腔静脉吻合可使口服药物避免首过消除而直接进入体循环,生物利用度增加。

二、肝脏疾病时的用药问题

肝脏疾病时可使许多药物消除速率减慢,半衰期延长。不过对一般药物而言,由肝功不良所致药物血浆浓度的变化常不超出2~3倍,在没有受体敏感性改变的情况下,血药浓度的这种变化对许多药物的临床意义并不很重要,因为正常人之间也可能存在血药浓度的个体差异。但某些药物在肝功能不良时应慎用。

(一)慎用损肝药物,避免药物性肝损害的发生

据统计,能引起不同程度肝损害的药物有200种以上,药源性肝损害占药物导致的不良反应的10%~15%。药源性肝损害分为可预测性损害与难预测性损害,前者因药物无选择性地或有选择性地损害肝细胞所致,如对乙酰氨基酚过量时可引起肝损害,是由于药物的代谢产物与肝细胞大分子产生紧密的共价键结合的结果,是过多的药物正常代谢产物所引起的;难预测性损害是因特异质或过敏反应所致,是间接的、不可预测的不良反应,如有胆汁淤积史的妊娠妇女应用口服避孕药可引起黄疸(jaundice),亦即具有胆汁形成遗传障碍的人群较易发生黄疸。因此,肝功能不良患者更应注意禁用或慎用损害肝脏的药物,以避免肝功能的进一步损害。

(二)慎用经肝代谢且不良反应多的药物

肝功能不良患者可致部分药物半衰期延长,长期服药可造成药物体内蓄积、毒性增加,故应注意调整给药方案,降低剂量或延长间隔。尤其是对那些经过肝脏代谢消除且不良反应多的药物更应注意。如肝功不良的患者应用氯霉素可明显抑制造血系统功能,故再生障碍性贫血发生率增加。洋地黄毒苷主要由肝脏解毒,肝功能不良患者易蓄积而中毒,剂量难于掌握,宜选用主要由肾排泄的地高辛。需指出的是,常规进行治疗药物监测(therapeutic drug mornitoring,TDM)的药物,在肝功不良患者中应用时必须进行TDM,如奎尼丁(quinidine)、苯妥英、氨茶碱等。

(三)禁用或慎用可诱发肝性脑病(hepatocerebral disease)的药物

肝性脑病及其前期应用镇静药,包括巴比妥类(barbiturates)等,往往会发生危险

的深度抑制，主要原因并非药物解毒不良而致药效加强，而是因药物敏感性增加所致。肝性脑病的患者对镇静药和麻醉药十分敏感，主要原因是中枢受体敏感性增高，如GABA受体随肝病严重性而增加，药物与内源、外源性中枢递质竞争关系改变。另外，含氮药物及其他一些伪神经递质胺或可以降低异化代谢的药物，如单胺氧化酶抑制剂（monoamine oxidase inhibitor，MAOI）也都可能诱发肝性脑病，肝功能障碍时应用此类药物时均应慎重。有学者认为，肝病患者选用奥沙西泮（oxazepam）作为镇静剂较合适，因其在急、慢性肝病时的肝清除率并未改变。

肝功能严重障碍甚至肝性脑病前期的患者忌用乙酰唑胺（acetazolamide）、噻嗪类药物（thiadiazine）等利尿剂。原因是该类药物能减少尿中 H^+ 的排出，而减少 NH_4^+ 的排泄，体内 NH_3 的堆积增加，诱发肝性脑病。同时，利尿时降低血钾亦可诱发肝性脑病。

肝功能不良时，应用口服抗凝血药如香豆素类（coumarins）等，对凝血功能的抑制较明显，停药后恢复也较迟，这可能因肝脏利用维生素K合成凝血酶及其他凝血因子的能力降低有关；另一方面，也可能与游离型药物增加、作用增强有关。

（四）肝脏疾病时，影响药效发挥

门腔静脉吻合使药物口服后绕过肝脏吸收入血，生物利用度增加，作用增强，如普萘洛尔、维拉帕米等。而有些药物则需经过肝脏代谢才能活化成有效药物，于肝功能不良时药效很低。如强的松须在肝中经11-β羟化脱氢酶催化转化成强的松龙，才能发挥疗效。有研究发现，在急或慢性肝病患者中，部分患者口服强的松后血浆中强的松龙的水平明显低于正常；而在肝病临床恢复时，服用强的松后血中强的松龙水平明显回升。故肝病患者宜用强的松龙代替强的松。另外，免疫抑制剂硫唑嘌呤（azathioprine，AZP）、抗肿瘤药环磷酰胺（cyclophosphamide）等均需在肝脏内活化后才能发挥疗效，肝功能不良者应用时应慎用。

目前，处理肝病患者的用药原则主要依据用药利弊来衡量，并结合用药经验及血药浓度监测；药物以少用为妥，只有在非常必要时才用药，尤其是对肝脏有害的药物；如可能，应尽量选用不经肝脏代谢及对肝无毒的药物，对具有明显肝毒性的药物仅能在严密的生化监护下应用（肝脏疾病各种药物半衰期的改变及剂量调整见本章第三节附表）。

第三节　肾脏疾病对临床用药的影响

肾脏是机体的主要排泄器官，肾功能发生障碍时，必将对主要经肾排泄的药物的体内过程产生明显影响；同时，肾脏疾病使机体体液的许多化学成分发生改变，从而使机体的状态特征发生改变，从而对药物的吸收、分布、代谢和排泄等各个环节均产生影响，进而影响药物的疗效或毒性。

一、肾脏疾病对药动学的影响

(一) 肾脏疾病对药物吸收的影响

目前,关于肾脏疾病时对药物的吸收和生物利用度的影响了解尚少,但某些因素如胃肠道功能紊乱、胃内 pH 的变化和抗酸药物均可影响口服药物的生物利用度。与肾功能正常者相比,有些药物如氯唑西林(cloxacillin)、氯磺丙脲(chlorpropamide)等药物,肾功能不全的患者口服后,其吸收速率减慢,吸收总量也降低。这种影响可能与肾病时血浆蛋白结合率降低有关。如当蛋白结合率高的药物与血浆蛋白结合量减少时,血浆中游离型药物浓度增高,肠黏膜两侧药物的浓度梯度降低,从而使药物的吸收速率减慢,吸收量减少。

此外,肾功能衰竭患者常伴有恶心、呕吐、腹泻等胃肠道功能紊乱症状;尿毒症(uraemia)患者胃内由于氨的含量增多而使 pH 升高,以及由于耗盐脱水而干扰肌肉内和肠壁内的血液灌流等等,均可影响药物的吸收和生物利用度。

(二) 肾脏疾病对药物的血浆蛋白结合及分布的影响

慢性肾功能衰竭可影响药物与血浆蛋白结合,通常酸性药物的白蛋白结合率明显减少,如巴比妥类、磺胺类(sulfamido)、氯贝丁酯、苯妥英、保泰松(butazone)、呋塞米、华法林以及氨苄青霉素(benzyl penicillin)等。对碱性药物与白蛋白结合的影响不一,吗啡、地西泮和氨苯蝶啶(triamterene)等与蛋白结合减少;地昔帕明及氨苯砜(aminophenylsulfone)则无明显变化;普萘洛尔和氯丙嗪等,其平均结合值与正常人无明显差异,但个体差异较大。

影响药物与血浆蛋白结合的原因较为复杂,主要原因是由于蛋白质从尿液中丢失及小肠对氨基酸吸收障碍而导致的低蛋白血症。此外,还可能与下列因素有关:①可能与患者血液中存在某些竞争性抑制物或取代物有关,如肾功能障碍患者血中酸性代谢物可降低酸性药物的蛋白结合率。②由于蛋白质结构改变而降低与药物的亲和力,如有学者认为正常人和尿毒症患者白蛋白的氨基酸组成具有差异。③由于药物代谢产物的蓄积而影响药物与血浆蛋白的结合。如在慢性肾功能衰竭的患者中,苯妥英和华法林的蛋白结合率随尿毒症的加重而降低,这可能是由于内源性的透析不能除去的结合抑制因子的存在,和/或白蛋白构型发生改变,导致药物与白蛋白结合部位的亲和力下降。在肾移植后,弱酸性药物的血浆蛋白结合率恢复正常,则可能是血浆蛋白结合的抑制因子被清除的结果,但若发生急性排斥反应后,结合率又会降低。

药物血浆蛋白结合率减少可影响其分布与消除,其对药效的影响常常是这些变化的综合结果。如尿毒症或肾病综合征(dropsical nephritis)的患者服用苯妥英时,其血浆白蛋白结合率降低,游离型血药浓度增加。因此,所需的总血药浓度可能降低,此时血药浓度的监测应为游离药物浓度的测定。

肾功能不全可以通过以下几个方面影响药物分布:

(1) 因酸碱平衡发生变化从而影响药物解离型与非解离型的比例,间接影响分布。如酸血症(acidemia)使弱酸性药物的非解离型部分增加,可使药物在细胞内蓄积。酸血症也可使碱性药物难以进入细胞内或使之易于离开细胞,造成药物在细胞外蓄积。这种再分布的药理效应在某种程度上取决于药物作用部位是在细胞内还是在细胞外。

（2）酸碱平衡失调和/或氮质产物蓄积可以把药物从结合部位置换下来，从而影响药物在作用部位的浓度或其排泄速度。如上述苯妥英与血浆白蛋白结合减少就是一例。尿毒症时地高辛分布容积减少，可能也是因为与主要组织（横纹肌）的结合减少。

（3）尿毒症时机体丢失脂肪较多，根据体重计算剂量时应予考虑。例如，尿毒症患者应用硫喷妥钠（thiopental sodium）麻醉时，所需诱导及维持麻醉的剂量均减少，其部分原因是脂肪组织摄取药物的量减少。

（三）肾脏疾病对药物代谢的影响

肾脏是一个仅次于肝脏的药物代谢器官，已证明依赖细胞色素 P-450 的混合功能氧化酶（MFO）亦存在于肾脏，虽其量不如肝脏多，但亦有一定的重要性，水杨酸盐（salicylate）、胆碱（bilineurin）、吗啡、儿茶酚胺（catecholamine）、5-羟色胺、苯乙胺（phenethylamine）及胰岛素（insulin）等均可在肾小管代谢。

肾脏疾病时，各种药物的代谢过程都可能受到不同程度的影响。体内氧化代谢有时加快，还原、水解和乙酰化过程则减慢，而葡萄糖醛酸、硫酸酯或甘氨酸的结合则似乎正常。如在伴有尿毒症的患者中，苯妥英的氧化代谢明显加快，常规剂量难以控制癫痫（seizure）发作。某些进行性氮质血症（azotemia）患者，胰岛素的需要量减少，可能由于肾小球滤过减少，也可能是由于肾脏对其降解减少。尿毒症时奎尼丁的氧化反应多属正常，而乙酰化反应往往减慢。

肾衰时肾脏排泄药物代谢物的能力降低，若代谢物的消除主要由肾脏完成时，肾衰可使某些活性代谢产物堆积。如别嘌醇（allopurinol）、哌替啶、普鲁卡因胺（procainamide）和某些口服磺酰脲（sulfonyl urea）的代谢产物的堆积。

肾脏疾病时的药物代谢转化还可影响药物在肝脏的代谢。如肾衰患者可能因抑制肝脏对乙氯维诺（ethchlorvynol）的代谢而延长其半衰期。磺胺类、对氨基水杨酸（paraaminosalicylic acid，PASA）及异烟肼等的乙酰化可因药物在体内停留时间过长而增加。阿托品（atropine）也可因肾消除减慢而引起肝脏生物转化作用代偿性增加。

需指出，肾脏对许多外源性药物的代谢作用尚不很清楚，肾脏代谢途径的临床意义还有待于进一步研究。

（四）肾脏疾病对药物排泄的影响

肾是许多药物和代谢产物主要的排泄器官。肾功不全时，主要经肾排泄的药物会在体内蓄积，血浆半衰期延长，故可使药效提高，甚或发生毒性反应。如尿毒症时地高辛的血药浓度一般都比同样剂量的正常人高，半衰期可由正常的 33 h 延至 83 h，临床发现地高辛中毒病例中约有 70% 患者伴有肾功能不全。肾功能不全时不但原药排泄减慢，其代谢产物的排泄也减慢而引起蓄积，若代谢产物有活性，即会产生相应的药理作用。如应用普鲁卡因胺的患者，由于其活性代谢产物 N-乙酰普鲁卡因胺的蓄积而增强原药的作用。活性代谢产物蓄积也能引起不良反应，如哌替啶的活性代谢产物去甲哌替啶有致惊作用，肾衰时易致激动、震颤、抽搐、惊厥等不良反应。另外，肾衰时甲基多巴（methyldopa）降压作用增强，呋喃妥因（furantoin）易致周围神经炎，均与其活性代谢物有关。

肾功能衰竭时，某些药物的体内代谢可发生障碍，如氢化可的松的还原反应、磺胺二甲基异噁唑（gantrisin diethanolamine）、对氨基水杨酸和异烟肼的乙酰化反应以及胰岛素的水解反应等。肾功能不全的患者可出现血浆中的伪胆碱酯酶（pseud-cholinesterase）及胆碱酯酶（cholinesterase）的活性下降，减慢普鲁卡因胺和琥珀胆碱（anectine）的降解，延长药物半衰期；肾皮质线粒体内 1－羟化酶活性下降，使维生素 D 不能转化成活性型的 1，25－羟胆骨化醇。肾脏病变时，对药物生物转化的影响还可能涉及肝脏的机制。例如，在肾功能衰竭患者中可能通过抑制肝脏对乙氯戊烯炔醇的代谢而延长了其半衰期，阿托品和多西环素（doxycycline）可因肾清除减慢而引起代偿性增快其肝脏生物转化。

肾功能改变影响药物排泄的机制有：

（1）肾小球滤过率改变。某些疾病可以改变肾小球滤过率。例如：急性肾小球肾炎（acute glomerulonephritis）使功能活动的肾单位减少，药物的总滤过量的相应减少；肾病综合征破坏了肾小球滤过膜的功能的完整性，使药物滤过增加等。

肾小球滤过率与许多药物的血浆半衰期密切相关，肾脏滤过功能障碍时能明显延长一些药物的半衰期。因此，主要通过肾脏排泄的药物，如甲氧苄胺嘧啶（trimethoprim）、磺胺异恶唑（sulfisoxazole，SIZ）、氨苄青霉素、羟苄青霉素（pyocianil）、链霉素（streptomycin）、庆大霉素（gentamicin）、阿司匹林、地高辛、氯丙嗪等，在肾功能不全的患者中应用时，必须根据其滤过能力来调节药物的剂量。

（2）肾小管分泌的改变。肾小管分泌药物是主动转运的过程，需要有载体参加，一般不受蛋白结合的影响。有些药物可以从肾小管分泌。有机酸及有机碱类药物的分泌通道是不同的，但同一类中却缺乏特异性，因而可出现竞争抑制。例如，有机酸利尿药呋塞米、利尿酸（acidum ethacrynicum）及氢氯噻嗪（hydrochlorothiazide），可通过有机酸转运机制分泌入肾小管管腔并到达作用部位。但在尿毒症时，蓄积的内源性有机酸阻止这些利尿药进入作用部位，以致要增大剂量才能在管腔内达到有效的利尿浓度。

（3）肾小管和集合管重吸收的改变。尿 pH 值能改变药物的被动重吸收，当患者尿 pH 值升高时，弱酸性药物（如巴比妥类、磺胺类、水杨酸类等）在碱性环境中易于解离，排泄增多；弱碱性药物（如吗啡、可待因、氨茶碱等）则相反。临床上可采用调节尿液的 PH 的方法治疗治疗药物中毒，如可通过碱化尿液可治疗苯巴比妥中毒。

总之，某些药物的体内过程可能受上述各种因素的影响。如磺胺嘧啶（sulfapyrimidine），部分与血浆蛋白结合，消除过程包括肝脏乙酰化、肾小球滤过、肾小管分泌和肾小管重吸收等。尿毒症患者磺胺嘧啶的消除明显减慢，体内蓄积增加，乙酰化及结合的程度与分布均发生改变，原因可能是上述诸因素变化的综合结果。

二、肾脏疾病时的用药问题

1. 肾脏疾病时的选择用药

药物以原形或代谢产物形式从肾脏排泄，代谢物中有的仍具活性。肾脏疾病时，具活性的药物原形及代谢产物蓄积可使药物治疗效应加强，也可能导致毒性反应发生。例如，给尿毒症患者一定剂量的洋地黄毒苷，虽然该药本身的血药浓度尚在较低水平，但其代谢产物地高辛则已达治疗浓度。又如，肾衰患者重复用哌替啶，可使其代谢产物去甲哌替啶蓄积，有时可使患者发生震颤和惊厥等不良反应。有的药物如氨基糖苷类（aminoglycosides）、多黏菌素（polymyxin）、二性霉素 B（amphotercin B）等均可直接损害肾组织。另一些药物，如四环素与皮质类固醇等（corticosteroid），由于其抗同化作用或增强异化作用可致负氮平衡，从而可加重原有肾功能不全患者的氮质血症。为避免毒性反应，在严重肾功能不全时用此类药物须调整剂量，甚至避免应用。还有些药物，即使其血浆浓度并未升高，其在尿毒症换种的毒性反应却可加剧。典型的例子是：在慢性肾功能衰竭的患者，镇静催眠药（sedative hypnotic）如地西泮（diazepam）、异戊巴比妥（amobarbital）等对神经系统方面的不良反应增加，可能与药物降解延迟及其与白蛋白结合减少等原因有关。还有一些药物，虽然也以原形经肾排泄，但毒性很小，肾功能损害时血药浓度虽高，却很少引起不良反应。不过，即使该类药物也应选合适的治疗剂量。

综上所述，肾功能减退时应用药物必须慎重。应根据具体药物及其代谢产物的毒性大小与性质，肾功能损害的程度与用药目的等仔细斟酌，既应慎重选药，又应适当调整给药方案。

2. 肾脏疾病时给药方案的调整

肾衰患者药物的消除能力降低，半衰期延长，若按常规给药方案给药，就会因蓄积而中毒。如严重肾损害的患者应用地高辛，其毒性反应发生率可高达 70%。因此，肾功能减退患者在选用肾脏毒性较大及主要经肾排泄的药物时，给药方案应作相应的调整。

肾功能不良时药物的剂量应该个体化，以达到最佳疗效，并减少毒性。剂量的个体化依赖于药代动力学的原则。用基本的方程式以估计药动学参数如清除率、分布容积、半衰期等。肾脏疾病各种药物半衰期的改变及剂量调整见附表。

第九章 疾病对药动学的影响

[附表] 肝、肾功能异常时药物的 $t_{1/2}$ 和剂量的调整

类别	药物	$t_{1/2}$/h			肾衰者，不同肾小球滤过率（mL/min）时剂量的调整（表内数字为正常人剂量的%）			肝功能异常时剂量的调整
		正常人	肾衰者	肝病者	>50	10~50	<10	
抗菌药	阿米卡星	2.0~3.0	86.0	—	同卡那霉素	35%~75%	25%~35%	—
	庆大霉素	3.0	60.0	—	75%~100%	35%~50%	25%	—
	卡那霉素	3.0	84.0	—	75%	q12~36h	—	—
	新霉素	2.0	12.0~24.0	—	q24h	q2.4~48h	q48~96h	—
	链霉素	2.5	110.0	—	同庆大霉素			—
	妥布霉素	2.5	70.0	—		50%~100%	25%~33%	—
	头孢克罗	0.6~1.0	1.5~3.5	—	—	25%~50%	10%~25%	—
	头孢孟多	0.5~1.8	15.0~24.0	—	q8h	q8~12q	q24~48h	严重者慎用
	头孢甲氧噻吩	0.6~1.0	8.0~33.0	—	q8h	q12~24h	q24~48h	严重者稍减量
	头孢羟氨苄	1.0~1.4	10.0~25.0	—	避免应用		q12~24q	—
	头孢来星	0.75~1.50	—	—	—	同左	同左	—
	头孢噻啶	1.5	10.0~23.0	—	—	—	q8~24h	—
	头孢噻吩	0.50~0.9	3.0~18.0	—	—	—	q6~12q	—
	头孢匹林	0.5	2.5	—	—	50%	25%	减量
	头孢拉定	0.5	2.5	12	—	—	—	—
	氯霉素	2.0~4.0	3.5~7.0	—	—	—	—	—
	氯林可霉素	2.0~4.0	3.5~5.0	7~14	—	—	—	中度及重度者需减量
	多黏菌素 E	1.6~8.0	10.0~2.0	—	75%~100%	50%~75%	23%~30%	—
	红霉素	1.5~3.0	4.0~6.0	—	q6h	—	—	中度及重度者需减量

续上表

类别	药物	$t_{1/2}$/h			肾衰者，不同肾小球滤过率（mL/min）时剂量的调整（表内数字为正常人剂量的%）			肝功能异常时剂量的调整
		正常人	肾衰者	肝病者	>50	10～50	<10	
抗菌药	林可霉素	4.0～6.4	10.0	11.8	—	q6～12h	q12～24h	中度及重度者需减量
	氨苄西林	0.8～1.5	6.0～2.0	1.9	q8～12h	q12～24h	q24～48h	—
	羧苄西林	1.0	10.0～20.0	1.9	—	q12～24h	q24～48h	—
	邻氯西林	0.5	0.8	—	—	—	—	—
	双氯西林	0.7	1.0	—	—	—	—	—
	乙氧萘西林	0.6	1.2	1.7	—	—	—	严重者需减量
	苯唑西林	0.4	1.0	稍延长	—	—	—	严重者需稍减量
	青霉素	0.5	6.0～20.0	—	—	q12h	q12～18h	—
	多黏菌素B	4.5～6.0	36.0	—	75%～75%	25%～30%	—	稍减量
	多西环素	15.0～24.0	25.0	—	—	—	—	稍减量
	米诺环素	12.0～15.0	14.0～30.0	—	—	—	—	—
	四环素	6.0～15.0	7.0～75.0	—	不用	不用	不用	严重者需减量
	万古霉素	4.0～8.0	200.0～240.0	—	q24～72h	q72～240h	—	—
	灰黄霉素	10.0～22.0	—	—	—	—	—	严重者需减量
	咪康唑	20.0～24.0	24.0	—	—	—	—	严重者需减量
	孟德立酸	3.0～6.0	—	—	—	—	不用	—
	甲硝唑	6.0～14.0	8.0～15.0	—	—	q8～12h	q12～24h	严重者需减量
	萘啶酸	1.0～2.5	21.0	—	—	—	不用	严重者需减量
	呋喃妥因	0.3	1.0	—	—	不用	不用	慎用

续上表

类别	药物	$t_{1/2}$/h			肾衰者，不同肾小球滤过率（mL/min）时剂量的调整（表内数字为正常人剂量的%）			肝功能异常时剂量的调整
		正常人	肾衰者	肝病者	>50	10~50	<10	
抗菌药	磺胺甲噁唑	9.0~11.0	10.0~50.0	—	q12h	q18h	q18~24h	严重者需减量
	磺胺异噁唑	4.5~7.0	6.0~12.0	—	—	q8~12h	q12~24h	严重者需减量
	甲氧苄啶	8.0~16.0	24.4~46.0	—	—	q8~12h	q12~24h	—
抗结核药	乙胺丁醇	3.3	>10.0	—	—	50% q24h 或 100% q36h	25% q24h 或 100% q18h	中度及严重者需减量
	异烟肼	1.4	2.3	6.7	—	—	66%~100%	有蓄积性
	利定平	2.3	3.1~5.0	延长	—	—	—	—
抗病毒药	金刚烷胺	12.0~36.0	>24	—	有蓄积性	同左	同左	—
镇痛药	对乙酰氨基酚	2.0	—	—	q4h	q4h	q4h	不用
	阿司匹林	2.0~19.0	—	—	q4h	q4~6h	不用	不用
	可待因	3.4	—	—	q3~4h	q3~4h	q3~4h	稍减量
	吗啡	2.3	—	—	q3~4h	q3~4h	q3~4h	稍减量
	哌替啶	3.0	—	7	q6h	q8h	q8~12h	稍减量
	美沙酮	13.0~55.0	—	—	q4h	q4h	q4h	稍减量
	喷他佐辛	2.0	—	—	q24h	不用	不用	减量
镇静催眠药	水合氯醛	7~14.0	—	—	q6~8h	q6~8h	q6~8h	减量
	氯氮䓬	5~30.0	—	63	q8h	q8h	q24h	减量
	地西泮	29.0~90.0	—	105~164	q24h	q24h	q24h	减量
	氟西泮	47.4~100.0	—	—	—	—	—	
	格鲁米特	522.0	—	—	q24h	不用	不用	减量

续上表

类别	药物	$t_{1/2}$/h 正常人	$t_{1/2}$/h 肾衰者	$t_{1/2}$/h 肝病者	肾衰者，不同肾小球滤过率（mL/min）时剂量的调整（表内数字为正常人剂量的%） >50	10～50	<10	肝功能异常时剂量的调整
镇静催眠药	巴比妥	3.7	—	5～13	q8h	q8h	q8h	减量
	甲丙氨酯	6.0～17.0	—	32	q6h	q9～12h	q9～15h	用药稍缓慢
	甲喹酮	10.0～4.30	—	—	q24h	不用	不用	减量
	奥沙西泮	6.0～25.0	—	—	q8h	q8h	不用	—
	戊巴比妥	18.0～48.0	—	—	q8～24h	q8～24h	q8～24h	减量
	硫喷妥钠	3.8	—	—	—	—	稍减量	减量
降压药	可乐定	7.0～12.0	24	—	减量	减量	减量	可能减量
	胍乙啶	120.0～140.0	—	—	—	减量	减量	可能减量
	肼屈嗪	20～3.0	延长	—	减量	减量	减量	—
	甲基多巴	20～3.0	6	—	—	—	不用	可能减量
	米诺地尔	4.2	42	—	—	—	—	可能减量
	哌唑嗪	2.5～4.0	—	—	—	—	—	可能减量
	利地平	46.0～165.0	—	—	—	—	—	可能减量
利尿药	氯酞酮	51.0	100	—	—	无效	无产	—
	依地尼酸	1.0	延长	—	不用	无用	不用	可能减量
	呋塞米	0.51～1.0	延长	—	—	—	可能无效	—
	氢氯噻嗪	2.5	24	—	—	可能无效	不用	—
	苄利尿剂	2.0～3.0	26	—	不用	不用	不用	—
	螺内酯	16.0	延长	—	减量	不用	不用	—
	三氨蝶呤	2.0	—	—	—	不用	不用	减量

续上表

类别	药物	$t_{1/2}$/h 正常人	$t_{1/2}$/h 肾衰者	$t_{1/2}$/h 肝病者	肾衰者，不同肾小球滤过率（mL/min）时剂量的调整（表内数字为正常人剂量的%） >50	10～50	<10	肝功能异常时剂量的调整
抗心律失常药及强心苷	溴苄铵	4.0～7.0	31.5	—	q8h	q224—48h	不用	—
	洋地黄毒苷	168.0～192.0	200	—	—	—	—	—
	地高辛	30.0～40.0	87～100	—	—	减少 50%	减少 50%～75%	—
	丙吡胺	4.8～8.2	43	—	q6h	q12～24h	q24～48h	—
	利多卡因	1.3～2.3	1.3～2.5	5	—	—	—	负荷量照旧，滴入速率减慢
	普鲁卡因胺	2.2～4.0	9～16	—	q3～6h	q6～12h	q12～24h	—
	普萘洛尔	4.0	2～3.2	延长	—	—	—	明显减量
	奎尼丁	3.0～16.0	3～16	—	—	—	—	—
	维拉帕米	2.0～7.0	—	—	慎用	慎用	慎用	—
抗痛风及抗炎药	别嘌噙醇	0.7	延长	0.2	300mg/d	200mg/d	100mg/d	—
	秋水仙碱	0.3	0.7	—	—	不得长期应用	—	—
	非诺洛芬	1.5～2.9	—	—	—	—	—	—
	布洛芬	2.0	—	—	—	—	—	—
	吲哚美辛	2.0～11.0	2	—	—	—	不用	—
	萘普生	12.0～15.0	—	—	—	不用	不用	—
	青霉胺	—	—	—	—	—	—	—
	保泰松	40.0～140.0	27～96	40～190	—	—	不用	—
	泼尼松	2.5～3.5	—	3.5	—	—	—	—
	丙磺舒	3.0～17.0	—	—	—	不用	不用	—
	舒林酸	1.5～3.0	—	—	—	—	从半量开始	—

续上表

类别	药物	正常人	$t_{1/2}$/h 肾衰者	肝病者	肾衰者，不同肾小球滤过率（mL/min）时剂量的调整（表内数字为正常人剂量的%） >50	10～50	<10	肝功能异常时剂量的调整
免疫抑制剂及抗肿瘤药	阿霉素	1.0	—	延长	—	—	稍减量	胆红素<2～3时减量20%～30%可能引起肝毒性
	巯嘌呤	1.0	稍延长	稍延长	—	—	稍减量	—
	博莱霉素	2.0	延长	—	—	可能减量	减量	—
	白消安	长	—	—	—	—	—	—
	顺铂	0.4～0.8	延长	延长	—	减量	减量	—
	环磷酰胺	3.0～10.0	延长	稍延长	—	—	可能减量	稍减量
	阿糖胞苷	0.1	—	—	—	—	—	—
	5-氟嘧啶	0.1	延长	—	—	—	—	稍减量
	美法蝶化	2.0	延长	—	—	—	一或稍减量	慎用
	甲氨蝶呤	2.3	—	可能延长	—	—	减量	稍减量
	长春碱	0.1	—	可能延长	—	—	一或稍减量	稍减量
	长春新碱	0.1	—	可能延长	—	—	一或稍减量	稍减量
神经精神药物	新斯的明	0.9～1.3	3	—	—	—	减量50%	—
	吡斯的明	1.5～4.3	5.1～10.3	—	—	—	减量50%	—
	卡马西平	19.0～55.0	—	—	—	—	稍减量	稍减量
	乙琥胺	53.0～66.0	—	—	—	—	—	—
	氟哌啶醇	10.0～36.0	—	—	—	—	—	一或稍减量
	左旋多巴	0.8～1.6	—	—	—	不用	不用	—
	锂	14.0～28.0	延长	—	一或稍减			—

续上表

类别	药物	$t_{1/2}$/h 正常人	$t_{1/2}$/h 肾衰者	$t_{1/2}$/h 肝病者	肾衰者，不同肾小球滤过率（mL/min）时剂量的调整（表内数字为正常人剂量的%） >50	10~50	<10	肝功能异常时剂量的调整
神经精神药物	苯巴比妥	60.0~150.0	—	—	—	—	稍减量	慎用
	氯丙嗪	11.0~42.0	—	—	—	—	一或稍减	稍减，慎用
	苯妥因	10.0~30.0	6~11	—	—	—	—	严重时减量
	阿米替林	12.0~5.60	—	—	—	—	—	稍减，慎用
	三甲双酮	16.0	—	—	—	不用	不用	慎用
	丙戊酸	10.0~15.0	—	—	—	—	稍减量	稍减量
降血糖药	氯磺丙脲	25.0~42.0	延长	—	稍减量	—	不用	慎用
	胰岛素	0.08~0.25	延长	—	减量	减量	减量	根据血糖高低决定剂量
	甲苯磺脲	4.0~8.0	3~9	3~9	—	—	—	—
其他	西咪替丁	1.4~2.4	3~10	—	300 mg/6 h	300 mg/8 h	300 mg/12 h	—
	苯海拉明	3.0~8.0	一或稍延长	1.3	—	—	一或稍减	—
	肝素	1.0~2.0	—	—	—	—	—	—
	丙胺太林	2.2~3.7	—	—	—	—	一或稍减	—
	丙基硫氧嘧啶	1.0~2.0	—	—	—	—	—	—
	茶碱	3.0~12.0	—	10~59	—	—	—	减少50%
	华法林	15.0~87.0	21~43	17~29	—	—	—	—

注："—"表示无变化。

临床案例

患者，男性，50岁，Ⅱ型糖尿病病史2年，服用二甲双胍片控制血糖，每次1 g，每日2次。高血压病史3年，近半年服用依那普利，每次10 mg，每日2次，以维持血压于正常范围。同时，慢性肾功能不全1年。现来院进行常规复诊。体检发现，血压、血糖均控制在预期范围内，肾小球滤过率为60 mL/min。其他检测未见异常。医生建议调整依那普利给药剂量，第1～2周早上10 mg，晚上5 mg，第3～4周早晚各5 mg，同时监测血压。

问题：

1. 该医生进行依那普利剂量调整的依据是什么？
2. 为了进一步保证患者用药的安全有效性，医生还会对患者的二甲双胍使用给出怎样的建议？

案例分析

1. 该患者既往有高血压、糖尿病病史，同时慢性肾功能不全1年。研究显示，血管紧张素转化酶抑制剂具有显著降低慢性肾功能不全发展为肾功能衰竭的风险，已成为慢性肾功能不全的标准治疗药物。这类药物在体内主要经肾排泄，因而其体内药物浓度受肾功能影响显著。临床研究提示，在肾功能中度降低（30 mL/min < GFR < 60 mL/min）时，该类药物的给药剂量需要降为常规给药剂量的一半。该案例中，患者的肾小球滤过率为60 mL/min，为中度肾功能不全，因而医生将依那普利的给药剂量减半。

2. 二甲双胍曾经因为致命的乳酸性酸中毒这一不良反应被很多国家禁用。20世纪90年代后期，随着对其独特的多靶点降血糖作用的认识不断加深，其临床应用也变得越来越广泛。因为二甲双胍主要以原形由肾脏排泄，在中重度肾功能不全时，可在体内大量积聚，引起高乳酸血症，甚至发生危及生命的乳酸性酸中毒，因而，为了进一步保证患者用药的安全性及有效性，医生会建议患者密切关注肾功能变化，随着肾功能下降达到中重度（GFR < 45 mL/min），需要进一步根据GFR调整二甲双胍的给药剂量，降低乳酸性酸中毒的发生风险。

【思考题】

1. 举例阐述疾病对药物在体内吸收、分布、代谢、排泄可能产生的影响。
2. 举例说明肝脏疾病对临床用药的影响。
3. 举例说明肾脏疾病对临床用药的影响。

【推荐阅读】

[1] （美）亚瑟·丁. 阿特金森，达雷尔·R. 阿伯内西，查尔斯·E. 丹尼斯，等. 临床药理学原理［M］. 魏伟，等，译. 2版. 北京：科学出版社，2008.9.

[2] 李俊，刘克年，袁洪，等. 临床药理学［M］. 5版. 北京：人民卫生出版

社，2013.

[3] 刘克辛，韩国柱，娄建石，等. 临床药物代谢动力学 [M]. 2版. 北京：科技出版社，2010.

[4] 刘克辛，娄建石，黄民，等. 临床药理学 [M]. 北京：清华大学出版社，2012.

[5] UHLIG K, MACLEOD A, CRAIG J, et al. Grading evidence and recommendations for clinical practice guidelines in nephrology. A position statement from kindey disease：improving global outcomes (KDIGO) [J]. Kindey Int, 2006, 70：2058 - 2065.

[6] Bertram Hartmann, David Czock, Frider Keller. Drug therapy in patients with chronic renal failure [J]. Dtsch Arztebl Int, 2010, 107 (37)：647 - 655.

[7] RHEE C M1, KOVESDY C P, KALANTAR-ZADEH K. Risks of metformin in type 2 diabetes and chronic kidney disease：lessons learned from taiwanese data [J]. Nephron, 2017, 135 (2)：147 - 153. doi：10.1159/000450862.

[8] CDER, CBER. Pharmacokinetics in patients with impaired hepatic function：study design, data analysis, and impact on dosing and labeling. Guidance for industry. Rockville, MD：FDA；2003 (http://www.fda.gov/cder/guidance/index.htm).

[9] RODIGHIERO V. Effects of liver disease on pharmacokinetics：an update [J]. Clin Pharmacokinet, 1999, 37：399 - 431.

[10] TORTORICI M A, CUTLER D L, et al. Emerging areas of research in the assessment of pharmacokinetics in patients with chronic kidney disease [J]. J Clin Pharmacol, 2015, 55 (3)：241 - 250.

[11] GAO J, ZHOU J, QIAO H, et al. Changes in cytochrome P450s-mediated drug clearance in patients with hepatocellular carcinoma in vitro and in vivo：a bottom-up approach [J]. Oncotarget, 2016, 7 (19)：28612 - 28623.

[12] ZHOU J, WEN Q, QIAO H L, et al. Significant change of cytochrome P450s activities in patients with hepatocellular carcinoma [J]. Oncotarget, 2016, 7 (31)：50612 - 50622.

（王雪丁　黄民）

第十章 药品不良反应分析与判断

第一节 药品不良反应概念、分类及影响因素

一、药品不良反应的定义

我国《药品不良反应监测管理办法》规定药品不良反应（adverse drug reaction，ADR）的定义是指合格药品在正常用法用量下出现的与用药目的无关的或意外的有害反应。广义的药品不良反应则包括药品质量、超量、用药途径与方法不当等引起，与用药目的无关或意外的有害反应。所以，明确 ADR 的定义，对开展 ADR 监测工作是非常必要的。

不良事件（adverse event，AE）指药物治疗期间所发生的任何不利的医疗事件，该事件不一定与药物有因果关系。

药源性疾病（drug induced disease）是指因药物不良反应致使机体器官或局部组织产生的功能性或器质性损害而出现的一系列临床症状与体征。它不仅包括药物正常用法用量下所产生的不良反应，而且也包括由于超量、误服、错用以及不正常使用药物而引起的疾病。

二、ADR 的种类及其临床表现

（一）副作用（side effect）

大多数药物都同时具有几种药理作用。因此，用药时，除了其治疗作用外，还会出现其他效应。药物在治疗剂量下，引起的与治疗目的无关的、不适的作用，称为副作用。副作用与治疗作用在一定条件下是可以转化的，随着治疗目的的不同，副作用也可以转化为治疗作用。如阿托品（atropine），治疗胃肠道痉挛性疼痛时，抑制腺体分泌引起口干是副作用；但乙醚（ether）麻醉时，使用阿托品，抑制唾液腺分泌减轻乙醚的不良反应，就是它的治疗作用。

（二）毒性反应（toxic effect）

毒性反应是指药物引起机体生理、生化和病理的变化，是药物的固有作用，与剂量明显相关，药物不良反应中的毒性反应是指治疗量下出现的毒性反应。这可由患者的个体差异、病理状态、遗传多态性或合用其他药物引起机体敏感性增加或血药浓度增高而出现毒性。药物毒性反应可分为：①急性毒性（acute toxicity），如硝苯地平（nifedipine）可引起头胀、面红、头痛及心悸等症状，这是它扩张血管引起的，减少用量或改

用缓释制剂，上述症状可减轻或消失；②药物的毒性也可能在较长期使用蓄积后逐渐发生，称为慢性毒性（chronic toxicity），如药物引起的肝、肾功能损害等。

（三）继发反应（secondary effect）

继发反应是继发于药物治疗作用之后的、对机体有损害的作用，例如：应用广谱抗生素（broad-spectrum antibiotic）后，引起正常菌群失调而致的真菌感染等。

（四）后效应（after effect）

后效应指停药后，血药浓度已降至最低有效浓度以下，但生物效应仍存在，如镇静催眠药（sedative hypnotics）、抗焦虑药（antianxietic），晚上服用后，翌晨仍有困倦、思睡等现象，亦称"宿醉"（hangover）作用。

（五）变态反应（allergic reaction）

变态反应是机体受药物刺激后发生的异常免疫反应，亦称为过敏反应。药物变态反应的共同特点是：①有的患者血内可发现抗体，并可在皮试时引起阳性反应。②药物不同，但症状相同，最常见者为发热、皮疹，一般不严重，但也可引起过敏性休克（allergic shock）或其他严重反应。③变态反应的发生与剂量无明显相关，常用量或极少量（如皮试）都可发生。④患者出现该药的变态反应前常有与该药的接触史。⑤过敏体质者较易发生。

（六）特异质反应（idiosyncratic reaction）

特异质反应过去曾作为原因不明的药物不良反应总称。目前认为，特异质反应是由于个体生化机制异常所致，与遗传因素有关，故又称为特异性遗传性素质反应。最常见的例子是红细胞 G6PD 缺乏患者，服用具有氧化作用的药物如呋喃坦丁（cistofuran）、8-氨基喹啉（8-aminoquinoline）类或磺胺药（sulfa drug）时，可引起溶血反应。

（七）药物依赖性（dependence）

连续使用一些作用于中枢神经系统药物后，用药者可因获得欣快感而要求连续地使用该药，称为药物依赖性。如果该依赖性仅因用药者为获得欣快感而使用称为精神依赖性（psychological dependence），如吸烟；一旦停药会产生严重的戒断症状者称生理依赖性（physical dependence）（如阿片（opium）、海洛因（heroin））。

（八）致癌作用（carcinogenesis）

有些化学药品长期使用可诱发恶性肿瘤（malignancy），一般引起遗传物质 DNA 损伤的药品都有可能出现致突变（mutagenesis）及致癌作用，如细胞毒抗癌药都有潜在的致癌因素。最近，甲紫（methylrosanilinium chloride，龙胆紫）也因发现对小鼠大鼠均具致癌作用等原因而被停止上市。

（九）致畸作用（teratogenesis）

致畸作用指药物影响胚胎发育而形成畸胎，畸胎的特征与药物的理化性质、孕妇用药时间和药物的药理作用密切相关。一般在妊娠前 3 个月，胚胎处于形成期，药物常可引起胎儿器官形成，因此多出现胎儿形态学上的畸形。由于畸胎有一定的自然发生率，孕妇疾病也可能是致畸因素，因此，因果判断相对困难，所以多采用危险度来评价药物的致畸性（表10-1）。

表10-1　FDA关于药物对胎儿危险度的分类

类别	动物致畸试验	临床对照观察	举例
A	未见胎儿损害	未见胎儿损害	维生素C
B	未见胎儿损害	缺乏资料	氯雷他定
	对胎儿有损害	未能证实胎儿损害	红霉素
C	对胎儿有损害	缺乏资料	灰黄霉素、氨茶碱、甲硝唑、异丙嗪
D	—	有损害报道	苯妥英钠、链霉素、苯乙双胍、卡那霉素
X	—	已证实有胎儿损害	甲氨蝶呤

（十）其他

如首剂效应（first-dose response）、停药反跳等。

三、ADR分型

ADR的分型（分类）目的是为了揭示引起反应药物间的相互关系，使人们认识同类反应的共同因素，从而采取相似的措施进行预防和治疗，且有利于促进药物流行病学（pharmacoepidemiology）的研究。1977年，Rawlins和Thompson设计了一个简便的ADR的分类法。近年，还有更新的分类法。但由于Rawlins和Thompson分类法简便易记，故目前仍被广泛采用。

A型（量变型异常）：由正常药理作用增强所致。特点：可预测，常与剂量有关，发生率高，死亡率低，停药或减量后症状很快减轻或消失，如副作用、毒性作用、后效应等不良反应均属A型。

B型（质变型异常）：与正常药理作用完全无关的异常反应，难预测，常规毒理学筛选不能发现，发生率低，但死亡率高，如过敏反应、特异质反应等。

在临床用药过程中，某些不良反应并不适合这种分类法，而且B类反应实际为"不属A类的各种反应"，使B类反应成为几乎无共性的高度混杂类型。因此，有人提出从B型中分出C型。

C型：一般在长期用药后出现，潜伏期较长，无明确时间关系，难预测，影响因素复杂，如致癌作用、致畸作用等。

四、药品不良反应的影响因素

药品不良反应是指合格的药品在正常用法用量下出现的与治疗无关或意外的有害反应。那么，为什么合格的药品，在正常用法用量下也会发生不良反应呢？影响因素是多方面的，既可以是单项因素，也可以是多因素综合的结果。

（一）药物方面因素

1. 药物质量

药物原料的纯度或杂质（包括赋形剂）污染，可致过敏（如胶囊的染料引起固定性药疹）或毒性（如某些药物含重金属汞或铅量过多，长期应用可致重金属中毒）。

2. 药物制剂

剂型与制造工艺不同，影响药品生物利用度，特别缓（控）制剂，如药物的释药速度发生改变，速率加快或大量释出就可以出现毒性。

3. 药物长期应用引起的药理作用

如阿霉素（doxorubicin，多柔比星）引起心脏毒性，皮质激素（cortical hormone）使毛细管变性出血（皮肤、黏膜出现瘀点、瘀斑）等。这些药物未达到一定的总量时，这些不良反应是不出现的。例如，阿霉素引起的迟发性心肌损害，可致急性进行性心力衰竭，强心药疗效不佳，往往致死，这种不良反应与总积累用量密切相关。故临床用量限 550 mg/m^2 以下，曾作放疗或用其他抗癌药（如 MTX）者应减用量。

（二）机体因素

这是导致药品不良反应的重要因素，人体的生理因素（遗传、性别、年龄等）及病理因素对药物的药效学（机体的敏感性）及药动学（药物的吸收、分布、代谢和排泄）都可产生影响。如果机体对药物的敏感性增加或药动学参数的改变，使药物的血药浓度上升，都可使药品在正常用法用量下出现药品的不良反应。

1. 种族

国际上许多学者研究表明，白色人种和有色人种间对药物代谢存在明显差异，这与遗传因素有关。目前，已明确的遗传多态现象（genetic polymorphism）为氧化多态性、S-甲基化多态性和乙酰化多态性。例如，S-美芬妥英（S-mephenytoin）羟化多态性弱代谢型发生率白种人为 3%～5%，而中国人则达 15%；异喹胍（debrisoquine）羟化多态性弱代谢型发生率，白种人为 5%～10%，中国人仅 1%；若以美托洛尔（metoprolol）为底物时，弱代谢型的发生率与异喹胍（debrisoquine）一致，但却发现在强代谢表型的群体中美托洛尔代谢的总体水平比白种人偏低，临床上亦可观察到我国人群应用美托洛尔的剂量要比国外低。例如，白种人常用量为每天 100 mg，而国内以 25～50 mg/d，已获良好的疗效，不良反应少，提示我们早期应用国外进口药品时，不要盲目照搬其用量，以免出现因药物过量而引起的不良反应。

2. 性别

大部分药物对男性就非特殊生理（如月经期、妊娠期等）状态下的女性，其不良反应无明显差异，部分药物不良反应的发生率可能存在性别差异。例如，药物性皮炎（drug rash），男：女 = 3：2；保泰松（phenylbutazone）、氯霉素（chloromycin）引起粒细胞缺乏（agranulocytosis），男：女 = 1：3，而药物引起的胃肠反应如恶心、呕吐女性发生率则略高。如果妇女处于月经期、妊娠期或哺乳期，用药时应注意。例如：月经期服用使盆腔充血的致泻药，可引起月经过多；妊娠期妇女服药不当可引起畸胎；哺乳期妇女应用的药物如可通过乳汁分泌，有可能引起婴儿不良反应，如氨苄西林（ampicillin）可致婴儿腹泻，地西泮（diazepam）可致婴儿嗜睡等。

3. 年龄

小儿及老年人对药物的药效学和药动学与成年人有明显的差异，均可引起药品相关的不良反应。

（1）小儿。婴幼儿机体尚处于发育成长阶段，中枢神经系统尚未发育健全，呼吸中枢对抑制药特别敏感，因此应慎用中枢抑制药，禁用吗啡类镇咳药，如可待因（codeine）。四环素类（tetracyclines），可与钙络合并沉着于骨骼及牙釉质中，可造成牙齿黄染、发育不良、骨骼发育受影响。喹诺酮类（quinolones）抗菌药，可影响软骨发育，一般不宜选用。

（2）老年人。其药效学及药动学有很大的改变。例如：高级神经系统功能的衰退，对中枢抑制药特别敏感，如服用地西泮可出现过度嗜睡、精神运动行为损害；服用喹诺酮类抗菌药在常量下出现惊厥，有动脉硬化者尤易发生。老年人耐受胰岛素（insulin）能力下降、大脑耐受低血糖能力也差，易发低血糖昏迷（hypoglycemic coma）。老年人对拟交感胺（sympathomimetic amine）及抗胆碱药（anticholine drugs）也很敏感，如用抗胆碱药易致青光眼及尿潴留。老年人由于心肾功能随年龄下降，对药物的吸收、分布、生物转化和排泄会产生明显的影响，而且肾血流量比心输出量的减少更为明显。因此，主要经肾原型排出的药物，对老年人应注意调整剂量。

4. 个体差异

药物反应的个体差异，也可表现在药效学和药动学两个方面。

（1）药效学。人群中不同的个体对同一种药物可以产生不同强度的药理作用，如口服氯苯那敏（chlorphenamine），产生嗜睡不良反应的剂量为 2～8 mg。有些药物不仅表现为量反应上的差异，还会出现相反的药理效应，如催眠药引起兴奋，咖啡因（caffeine）引起抑制等。

（2）药动学。这是个体差异最常见的原因，特别药物的生物转化（代谢）强弱主要受酶的作用而决定，酶的活性可以受到遗传基因的影响。例如，乙醇进入机体后要经过乙醇脱氢酶氧化为乙醛，再被乙醛脱氢酶氧化为乙酸，最后产生二氧化碳而排出。然而，乙醇脱氢酶，乙醛脱氢酶的活性明显存在个体差异，也存在种族差异，因此，就出现"酒量"的不同，这是药物代谢酶存在个体差异的典型例子。

5. 病理状态

机体的病理状态可影响药效学和药动学过程。

（1）药效学。机体功能状态的改变会明显影响药物的敏感性。例如，巴比妥类（barbiturates）药物中毒时，能耐受较高剂量的中枢兴奋药而不出现惊厥。又如胃肠道解痉时，阿托品的常用量为 0.5 mg，如果注射 1 mg，就会出现口干、心率加速、瞳孔轻度扩大等不良反应；但在治疗暴发性痢疾（fulminant dysenteria）引起的感染性休克（septic shock），剂量大大地增加，可降低该病的死亡率，并仍可耐受。

（2）药动学。病理状态下，可影响药物吸收、分布、代谢和排泄各环节。如：①胃肠道疾病影响药物的吸收。②心血管疾病、心输出量及血循环受阻，可影响药物的吸收、分布、代谢和排泄。③肝脏损害，如肝硬化（hepatic cirrhosis），可减少肝血流量，降低酶活性，可影响药物的活化或代谢消除。④肾功能损害，许多经肾脏以原型排出的药物（即体内无代谢消除过程者），其排泄常与肌酐清除率相关，如氨基糖苷类抗生素（aminoglycoside antibiotics），肾功能不全时，药物排泄明显减慢、半衰期延长，因此，应用时必需减量或避免使用。

（三）用药方面

（1）药物相互作用（drug interaction）。是指并用或先后应用两种以上药物，在体内发生药效或毒性的变化。这种相互作用可能是有利的（增强疗效或减低毒性），也可能是有害的（降低疗效或增加毒性），本章仅讨论有害方面的毒性问题。

药物相互作用是药物不良反应的重要因素，用药种类越多，不良反应发生率越高。有报道指出，合用5种药物的不良反应发生率为4.2%，6～10种为7.4%，11～15种为24.2%，16～20种为40.0%，21种以上为45.0%。为什么用药种类与不良反应率成正比呢？这是因为：①各药均有本身的不良反应存在，可叠加。②药物间存在相互作用。药物相互作用也可存在药效学和药动学两个方面。

1）药效学。例如，使用排钾利尿药、糖皮质激素（glucocorticoid）或二性霉素B（amphotercin B）的患者可导致钾丢失，血钾水平偏低，此时，心脏对洋地黄类药物（digitaloid drugs）更敏感，易引起心律失常。又如癫痫（epilepsy）患者用抗癫痫药物（antiepileptic）预防发作期间，如加用利血平（reserpine），可因利血平降低惊厥阈，使癫痫发作等。

2）药动学。这是体内药物相互作用引起不良反应的主要类型，但常为临床医师所忽略。药代动力学相互作用结果可概括如表10-2。

表10-2 药代动力学相互作用结果

因素	血药浓度升高	血药浓度下降
吸收	吸收增加	吸收减少
代谢	肝药酶活性降低（酶抑制剂）	肝药酶活性增加（酶诱导剂）
排泄	减少肾小管排泄；增加肾小管重吸收	减少肾小管重吸收

从表10-2可看出，在可以使血药浓度升高因素的影响下，在常用量下也可因血药浓度升高而出现药物不良反应；其中，尤值得注意的是具有抑制肝药酶的药物与其他经肝药酶代谢的药物伍用时，就会出现毒性反应。例如：大环内酯类抗生素红霉素、克拉霉素（clarithromycin）及喹诺酮类抗菌药伊诺沙星（enoxacin）、环丙沙星（ciprofloxacin）可抑制CYP1A2活性，当它们与茶碱类平喘药联合应用时，可使茶碱（theophylline）代谢消除减慢，在常用量下出现茶碱中毒。大环内酯类的红霉素、克拉霉素，抗真菌的酮康唑（ketoconazole）、伊曲康唑（itraconazole）及葡萄柚汁等可抑制CYP3A4，当与阿司咪唑（astemizole）、特非那定（terfenadine）、西沙必利（cisapride）等合用时，可引起心电图QT间期延长，严重者可引起尖端扭转型心动过速而死亡。近年来，国内外研究和报道都比较多，应密切注意。

（2）误用、滥用（不属不良反应范围）。

（3）给药途径、剂量及疗程不够恰当（部分不属不良反应范围）。

第二节 药品不良反应的推断方法

药品不良反应的推断方法对个案的确定主要从临床观察获得资料进行分析，但对一些罕见的药品不良反应的整体评价则常采用流行病学分析方法去研究。因此，药品不良反应的因果联系的推断方法可概括介绍如下。

一、临床观察、判断

（一）国家药品不良反应监测中心推荐方法（表 10-3）

表 10-3 不良反应关联性评价方法

	肯定	很可能	可能	可能无关	待评价	无法评价
与用药有合理的时间顺序	+	+	+	−		
已知的药物反应类型	+	+	+	−	需要补充材料才能评价	评价的必需资料无法获得
停药后反应减轻或消失	+	+	±	±		
再次给药后反应反复出现	+	?	?	?		
无法用疾病、合用药等解释	+	+	±	±		

注：+ 表示肯定；− 表示否定；± 表示难以肯定或否定；? 表示情况不明；肯定 + 很可能 + 可能 = 不良反应。

A 肯定：用药及反应发生时间顺序合理；停药反应停止，或迅速减轻或好转；再次使用、反应再现；同时有文献资料佐证；并已除原患疾病等其他混杂因素影响。

B 很可能：无重复用药史，余同"肯定"，或虽然有合并用药，但基本可排除合并用药导致反应发生的可能。

C 可能：用药与反应发生时间关系密切，同时有文献资料佐证；但引发不良反应的药品不止一种，或原患疾病病情进展因素不能除外。

D 可能无关：不良反应与用药时间相关性不密切，反应表现与已知该药的不良反应不相吻合，原患疾病发展同样可能有类似临床表现。

E 待评价：资料不全，等待补充资料后再评价，或因果关系难以定论，缺乏文献资料佐证。

F 无法评价：缺项太多，因果关系难以定论，资料又无法补充。

(二) Naranjo 推荐的方法 (表 10-4)

表 10-4　Naranjo 提出的不良反应推断的方法

项目	是	否
(1) 此反应在过去有无结论性的报告	+1	0
(2) 此反应是否在用该药后发生	+2	-1
(3) 停药后或给拮抗药后反应是否减轻	+1	0
(4) 再给药后反应是否又出现	+2	-1
(5) 其他的原因也可引起该反应	-1	+2
(6) 给安慰剂后该反应是否出现	-1	+1
(7) 在体液内是否有引起毒性的药浓度	+1	0
(8) 随药物剂量的增减是否反应也增减	+1	0
(9) 患者过去暴露此类药是否有类似反应	+1	0
(10) 不良反应是否由客观的证据确定	+1	0

注：得分≥9 为肯定；5~8 为很可能；1~4 为可能；≤0 为可疑或无关。

二、相关分析

如果有一组关于用药和不良反应事件的数据，可以通过相关推断两者之间的关系，并可进一步确定其密切程度。表 10-5 为一些国家沙利度胺 (thalidomide) 销量和同时期婴儿畸形发生数。相关分析结果显示两者之间存在相关关系，相关系数达 0.99。

表 10-5　反应停销量与海豚畸形的关系

国家	销量/kg	畸形例数
西德	30 099	5 000
英国	5 769	349
比利时	258	26
奥地利	207	8
荷兰	140	25
挪威	60	11
葡萄牙	37	2

三、泊松分布 (Poisson 分布)

当不良反应发生率很低，接近于 0 时，比如 <0.01 的情况，可用 Poisson 分布来解决。

[案例 1]

有一新疫苗用于某年龄组的学生，80 人注射后有 2 人出现某种反应，据以往调查显示，这种反应平时在该年龄组 1 000 人中只有 1 人发生。问该疫苗是否提高了这种反应的发生率？

(1) H_0：注射该疫苗后反应的发生率 $\Pi < 1/1000$；

H_1：$\Pi > 1/1000$；

按以上检验假设，80 人注射疫苗后发生该反应的均数：

$\mu = n\Pi = 80 \; (1/1\,000) = 0.08$

(2) 按 Poisson 分析公式：

$$p(x) = \frac{\mu^x}{x!} e^{-\mu}$$

$$p(x) = \frac{0.08^0}{0!} e^{-0.08} = 0.9231$$

$$p(x) = \frac{0.08^1}{1!} e^{-0.08} = 0.08 \times 0.9231 = 0.0738$$

(3) 计算 P 值：发生 2 例或更多例数（本次观察中只发生 2 例，但也要考虑发生 2 例以上的情形）的概率之和为

$P = (\geq 2) = 1 - P(0) - P(1) = 1 - 0.9231 - 0.0738 = 0.0031$

(4) 判断结果：80 例中发生 ≥ 2 例的概率 $P(\geq 2) < 0.01$，拒绝 H_0，接受 H_1，认为注射该疫苗后某反应率高于一般情况。

四、病例-对照研究（case-control study）

病例对照研究是从不良事件的发生去推断病因，即由果至因的一种回顾研究。它从发生不良事件的患者中选择一组人作为病例组，从未出现不良事件的用药者中选择一组人作为对照组，然后比较两组用药情况，以分析药品与不良事件间是否存在联系以及联系的性质和强度。

病例对照研究具有如下优点：所需病例较前瞻性研究少；短时间内可得出结果；很少涉及伦理方面的问题；节省人力、物力等。所以，在实际工作中易于进行。其设计模式为：

不良事件→服用某药 a，无 b，合计 n1

无不良事件→服用某药 c，无 d，合计 n0

$$OR = \frac{(a/n1)/(b/n1)}{(c/n0)/(d/n0)}$$

OR 简化式：ad/bc

$OR > 1$，危险因素；$OR < 1$，保护因素。

[案例 2]

1970 年，Herbert 医生发现，1966—1969 年的 4 年间该地有 8 例 15～22 岁的女青年患阴道腺癌。该癌是一种罕见的癌瘤，当地资料显示，阴道癌占女性生殖系统癌的 2%，而腺癌又仅占其中 5%～10%，发生年龄多在 50 岁以上，常见为鳞状上皮细胞癌（squamous cell cancer）。Herbert 医生从这些阴道腺癌突然呈现时间和地区的高度聚集性及发病年龄早的现象中，考虑有可能有另一种致癌物质存在，于是对病因提示下列 4 种

假说。

(1) 是否由局部刺激引起癌变?
(2) 是否与服用避孕药有关?
(3) 是否与患者胎儿发育期或生长过程的某些因素有关?
(4) 是否与母亲的情况(如疾病史、生活习性、孕期情况、分娩情况等因素)有关?

针对这些假说,Herbert医生按照病例-对照方法进行调查,具体方法为以每个病例配以4个对照(1:4)。调查结果排除了前三点。进一步调查发现,8个病例的母亲中,有7位母亲有服用雌激素史,而32位对照母亲无一人在妊娠期服用了雌激素(表10-6)。

表10-6 阴道腺癌与己烯雌酚的病例-对照研究结果

其母怀孕初期服药史	病例组	对照组
服用己烯雌酚	7 (a)	0 (c)
未用己烯雌酚	1 (b)	32 (d)

$$OR = ad/bc \text{ (因 } b=0\text{,各加 }1\text{)}$$
$$OR = (8*33)/(2*1) = 132$$

Herbert在分析了其他一些混杂因素和可能存在的偏倚后,认为使用雌激素与疾病间的关系是因果关系,即母亲在妊娠早期服用己烯雌酚,可大大增加女儿出生后患阴道腺癌的可能性。

五、队列研究 (cohort study)

按用药与否将某观察对象分为用药组和对照组,观察一段时间,比较两组间的不良事件发生率。是"由因至果"的前瞻性研究,论证强度较高。

用药组——有不良事件a,无b
对照组——有不良事件c,无d

由于是前瞻性研究,同临床试验一样,可以计算相对危险性:

$$RR = \frac{a/(a+b)}{c/(c+d)}$$

[案例3]

表10-7资料为前瞻性观察一组妊娠早期服用过沙利度胺和另一组未服用过该药的妇女的胎儿情况。

表10-7 沙利度胺与海豚式畸胎的队列研究结果

	胎儿数	畸胎数	畸胎率
反应停组	24	10	42.00%
对照组	21 485	51	0.24%

$RR = 40.00/0.24 = 175$,说明服药组畸胎率是对照组的175倍。

$AR = 42.00\% - 0.24\% = 41.76\%$，说明反应停所致的畸胎率为41.76%。

$AR\% = (42.00 - 0.24)/42.00 (100\% = 99.43\%$，说明服用沙利度胺后出现的畸胎中，有99.43%是由于沙利度胺所致。

药品不良反应因果判断还有其他方法，此不予详细论述。

我国药品不良反应监测工作正在加强和规范化中，在国家药监局领导下，生产企业、药品销售部门和药品使用单位的共同努力和支持下，一定会把药品不良反应监测工作推上新的里程。

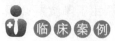

某医院在治疗肺炎中应用头孢哌酮静滴，并同时联合使用氢化可的松注射液，患者出现严重面部潮红、胸痛、腹痛、头痛、四肢痉挛等"醉酒样"双硫仑样反应，经抢救后患者恢复。

问题：请分析该不良反应出现的原因，以及应用此类药物时该注意的问题。

案例分析

检查原因发现由于氢化可的松注射液中含有乙醇，头孢哌酮可抑制乙醛脱氢酶，使乙醇在体内经乙醇脱氢酶氧化为乙醛后，不能继续经乙醛脱氢酶氧化分解，造成乙醛在体内蓄积而致"双硫仑样"反应，该不良反应是由于有害的体内相互作用导致的毒性反应。

属于乙醛脱氢酶抑制剂的药品有许多，包括胰岛素、华法林、硝酸甘油、氯丙嗪、苯海拉明、硝酸异山梨酯、甲苯磺丁脲，抗菌药物如甲硝唑、替硝唑、呋喃唑酮、氯霉素、灰黄霉素，以及具有甲硫四氮唑侧链结构的头孢哌酮、头孢替安、头孢替坦、头孢他啶、头孢呋辛等抗生素。为避免双硫仑样反应，宜告诉患者在应用上述药品时及停药5日内禁酒，同时，对含有乙醇的注射剂如氢化可的松、氯霉素以及含有乙醇的口服液如藿香正气水等也禁忌应用。

【思考题】

1. 请举例说明药物不良反应的种类和临床表现。
2. 影响药物不良反应的因素有哪些？请举例阐述。
3. 常用的药物不良反应判断方法有哪些？

【推荐阅读】

[1]（美）亚瑟·J. 阿特金森，达雷尔·R. 阿伯内西，查尔斯·E. 丹尼尔斯，等. 临床药理学原理 [M]. 魏伟，译. 2版. 北京：科学出版社，2008.

[2] 钱之玉. 药物不良反应及其对策 [M]. 北京：化学工业出版社，2005.

[3] 梁安鹏，李玉龙. 药物不良反应信息大全 [M]. 北京：中国医药科技出版社，2012.1.

[4] RIEDER M, FERRO A. Adverse drug reactions [J]. Br J Clin Pharmacol, 2015, 80

(4): 613-614.

[5] ZHOU Z W, CHEN X W, SNEED K B, et al. Clinical association between pharmacogenomics and adverse drug reactions [J]. Drugs, 2015, 75 (6): 589-631.

[6] KHAN L M, AL-HARTHI S E, OSMAN A M, et al. Dilemmas of the causality assessment tools in the diagnosis of adverse drug reactions [J]. Saudi Pharm J, 2016, 24 (4): 485-493.

(黄民　金晶)

第十一章 药源性疾病

第一节 概 论

药源性疾病（drug-induced diseases），是一类由于药物作为致病因子，引起人体功能的异常或结构的损害，并且有相应临床经过的疾病。它一般不包括药物过量导致的急性中毒，药源性疾病是医源性疾病（iatrogenic diseases）的最主要的组成部分，是药物不良反应（adverse drug reaction，ADR）在一定条件下产生的后果。

药源性疾病的分类随分类依据不同而异。药源性疾病按临床分类，分为可预期的药源性疾病（predictable drug-induced diseases）和不可预期的药源性疾病（unpredictable drug-induced diseases）。前者是由药物本身或其代谢产物所致，其特点如同 A 型不良反应，即和药物的药理作用及剂量有关，可预测，发生率高，死亡率低；后者与个体的特异质及过敏倾向有关，其特点同 B 型不良反应，即与药物本身的作用及剂量无关，难预测，发生率低，死亡率高。药源性疾病若按病理分类，则可分为功能性药源性疾病和器质性药源性疾病。前者指药物引起组织器官功能的改变，停药后迅速恢复；后者指药物引起组织器官结构的改变，并可分为炎症型、增生型、坏死型等。药源性疾病按用药特点分，可分为量效关系密切型、量效关系不密切型、长期用药致病型和药后效应型四类。

造成药源性疾病的原因与造成药物不良反应的原因大致相同，总的来说有药剂方面的因素，患者因素（包括遗传因素、生理因素、病理因素等）和处方人员因素（如用量不当、配伍不当、选药不当等），详见本书第十章相关内容。

人们对药源性疾病的认识了经历了一个漫长的过程。早在1870—1890年，人们成立委员会调查氯仿（chloroform）麻醉造成猝死的原因，经了解才弄清楚了氯仿麻醉猝死（sudden death）的原因是氯仿增强心肌儿茶酚胺敏感性，造成心律不齐而死。1922年，有人报道用砷凡钠明（606）治疗梅毒时造成黄疸。1937年，美国有107例死于磺胺酏剂，后来发现酏剂的溶液里含有二乙烯乙二醇，因制药工人不了解这个化合物的毒性而错误地使用了，进而促进了美国FDA对新药审批和药品上市后的管理。特别是20世纪60年代的反应停（thalidomide）事件，在欧洲发生了8 000多例畸形婴儿的药害灾难；20世纪70年代心得宁上市4年左右，发现它能引起奇特而严重的眼－黏膜－皮肤综合征，有的患者失明，有的因腹膜纤维化导致肠梗阻而死亡。上述2起突出事件引起极大的震惊，人们对药源性疾病的严重性有了进一步的认识和警惕。近年的严重药害事件有西立伐他汀（cerivastatin）引起的横纹肌溶解（rhabdomyolysis）使30例患者死亡，以及含马兜铃酸的中草药如关木通引起急性肾功能衰竭（acute renal failure，ARF）造成不少患者不得不接受肾移植等。药源性疾病现已成为主要疾病之一。在美国，它位于心脏病（cardiac disease）、癌症（cancer）、肺病（pneumonopathy）、中风（stroke）之后，成为第五位导致死亡的疾病。药源性疾病已对人类健康构成威胁，成为一个全球性问题，引起人们广泛关注。

本章将叙述几个重要器官系统的药源性疾病，并概述药源性疾病的诊断、治疗及预防的基本原则。

第二节　药源性肝脏疾病

肝脏是药物代谢的主要器官。大多数药物均要经过肝脏进行氧化、还原、水解、羟化、脱硫或脱羧基化学反应和排出体外过程。这使肝脏与药物有着十分密切的关系，也决定了肝脏最容易受到药物的损害。药源性肝损害的发生率为10%左右。

一、药源性肝损害发病机制

（1）药物直接毒害肝细胞，通过药物的毒性代谢物同肝细胞大分子蛋白共价结合，致使肝细胞坏死。

（2）干扰胆红素代谢的某一环节。

（3）药物或其代谢产物作为半抗原，与肝脏特异性蛋白质结合成抗原，经巨噬细胞加工后，被免疫活性细胞识别而导致变态反应。

（4）抑制肝细胞的蛋白质合成。

（5）特异性代谢：如异烟肼（isoniazid）所致的肝损害主要发生在快乙酰化代谢的人群中，异烟肼的代谢产物单乙酰肼具有肝毒性，在快乙酰化代谢的人中，异烟肼被很迅速代谢，造成单乙酰肼在肝中大量堆积，可造成肝细胞坏死；而在慢乙酰化代谢的人体内，异烟肼代谢缓慢，在体内蓄积，容易引起周围神经炎。

（6）因特定的年龄、发育情况、机体特异质等招致药物肝损害的反应。

二、药物性肝损害分型

根据在光镜下的病理变化，药物性肝损害分为六型。

（1）胆汁郁滞型。以肝细胞胆管、微胆管栓塞为代表的胆汁郁滞症为主，也可有一些会细胞肌损害和细胞浸润。

（2）肝炎型。与病毒性肝炎的组织病理变化相似，见有肝细胞坏死、变性、库普弗细胞（Kupffer cell）增殖和细胞浸润等多种变化。

（3）混合型。兼有肝炎和胆汁郁滞的病理表现。

（4）非特异性反应性肝炎。主要是细胞浸润，几乎不见肝细胞的变性、坏死和库普弗细胞增殖。

(5) 细胆管炎型。见有细胆管的变化及其所在部位的叶间细胞反应。

(6) 肝细胞损害型。主要是肝细胞的变性和脂肪变等，无叶间细胞浸润。

三、致病药物

（一）非甾体抗炎药（non-steroidal anti-inflammatory drug，NSAID）

过量服用对乙酰氨基酚（acetaminophen）是目前国际上最常见的药物性肝损害原因。对乙酰氨基酚剂量增加，肝脏合成谷胱甘肽减少，或谷胱甘肽合成酶被抑制，结果是反应性代谢物不能与肝细胞大分子结合，从而造成中毒反应。水杨酸类肝损伤是剂量依赖性的，是由毒性代谢产物的累积引起的损伤。

（二）抗抑郁药（antidepressant）

有些三环类抗抑郁药能产生急性肝炎和以胆汁淤积为主的肝损害。如阿米替林（amitriptyline）、米帕明（imipramine）和地昔帕明（desipramine）、阿米庚酸（amineptine）、马普替林（maprotiline）、多塞平（doxepin）、洛非帕明（lofepramine）、米安色林（mianserin）、单胺氧化酶抑制剂（monoamine oxidase inhibitor，MAOI）、哌甲酯（methylphenidate）、苯乙肼（phenelzine）等均可引起药物性肝损害。

（三）抗精神病药（antipsychotic）

异丙肼（iproniazid）对肝有毒性作用，三氟拉嗪（trifluoperazine）有诱导微粒体酶的作用，两药合并使用对肝脏的毒性作用增强，有报道此两药合用时发生急性重型肝炎（fulminant hepatitis）引起死亡。奋乃静（perphenazine）、氟奋乃静（fluphenazine）、吗茚酮（molindone）等，以及抗焦虑药氯氮平（clozapine）等，均可引起药物性肝损害。

（四）心血管药物

（1）抗心律失常药（antiarrhythmic drugs）。奎尼丁（quinidine）引起肝损害以肝细胞性损害为主，普鲁卡因胺（procainamide）、安搏律定（aprindine，阿普林定）可引起肝细胞性和胆汁淤积性肝损害，普罗帕酮（propafenone）可致胆汁淤积性肝炎，胺碘酮（amiodarone）引起的肝损害主要表现为肝脏肿大。

（2）抗高血压药（antihypertensive）。甲基多巴（methyldopa）引起的急性或慢性肝损害可由毒性代谢产物直接造成，亦可能经变态反应引起。钙拮抗剂（calcium antagonist）偶有引起肝损害的报道。血管紧张素转换酶抑制剂（angiotensin converting enzyme inhibitor，ACEI）的临床应用已日趋广泛，该类药物引起的肝损害已有报道。卡托普利（captopril）可引起胆汁淤积性肝损害，机制不详。

（3）利尿药（emictory）。替尼酸（tienilic acid）是一种具有排泄尿酸作用的利尿剂，许多患者短期用药即可引起急性肝损害。以急性肝细胞性损害为特征性改变，可能是代谢性特异质反应所致。但绝大部分病例有剂量依赖性，提示变态反应在发病中仅起部分作用。

（4）抗凝药（anticoagulant drug）。随着心血管疾病的介入治疗、溶栓治疗的广泛开展，抗凝剂更多地应用于临床。据报道，苯茚二酮（phenindione）的肝损害是以变态反应为特征，约有10%的病例可引起胆汁淤积性或肝细胞性黄疸。华法林（warfarin）亦可产生胆汁淤积性黄疸。

(5) 降血脂药。应用烟酸（nicotinic acid）及其衍生物治疗高胆固醇血症（hypercholesteremia），约有1/3患者引起谷丙转氨酶（ALT）升高。长期用药患者有3%~5%出现黄疸，活检证实存在肝实质变性、坏死。益多酯（etofylline clofibrate）可引起轻度ALT升高和影响胆汁排泄，个别引起肉芽肿性肝炎（granulomatous hepatitis）。其最大的副作用是胆汁成分改变所致的胆管及胆囊内结石形成和肝外胆汁淤积。

（五）抗微生物药物（antimicrobial drug）

抗生素致肝损害的发生率统计占药物性肝损害的24%~26%，居各类药物之首。损害发生的机制大致可分为三类：①直接损伤。包括抑制P450酶活性、影响肝细胞代谢、变态反应等所致肝损害。如氯霉素（chloromycin）类对肝细胞微粒体酶的竞争性抑制，以及干扰肝内蛋白合成导致肝脂肪浸润，严重时可发生暴发性肝衰竭。红霉素（erythromycin）所致肝损害通过变态反应造成。②代谢性激活致肝损害。稳定状态的抗生素进入机体后，经代谢可被激活产生毒性产物。如耐酸青霉素酶被广泛分布于哺乳动物组织的非特异性酯酶水解，可产生潜在的毒性产物，是一组肝毒性危险较大的抗生素。③原有基础肝脏疾病使肝损害容易产生。

（1）青霉素V（penicillin V）、红霉素类、磺胺类（sulfamido）、硝胺类（nitramine）、呋喃妥因（nitrofurantoin）等引起的肝损害多通过变态反应引起。

（2）苯唑西林（oxacillin，苯唑青霉素）、氯唑西林（cloxacillin，邻氯青霉素）、双氯西林（dicloxacillin，双氯苯唑青霉素钠）、氟氯西林（flucloxacillin，氟氯苯唑青霉素）、氨苄西林（ampicillin）、阿莫西林（amoxicillin）、抗真菌药如酮康唑（ketoconazole）、灰黄霉素（griseofulvin）等所造成的肝损害主要是胆汁淤积型，也有细胞毒型和混合型。

（3）美洛西林（mezlocillin，磺唑氨苄青霉素）、哌拉西林（piperacillin，氧哌嗪青霉素）、头孢氨苄（cefalexin）、头孢唑啉（cefazolin）、头孢拉定（cefradine）、头孢呋辛（cefuroxime）、头孢唑肟（ceftizoxime）、头孢西丁（cefoxitin）、头孢美唑（cefmetazole）主要引起患者肝酶增高，多无临床症状。个例报道，可引起胆汁淤积性肝炎。

（六）抗结核药物（antituberculosis drugs）

治疗结核病的药物可分为两大类：①抗结核的抗生素，如链霉素（streptomycin）、利福平（rifampicin）等。②合成的化学药物，如异烟肼（isoniazid）、对氨水杨酸钠（sodium paraminosalicylate）等。

（1）异烟肼在肝内经过乙酰化后，分解为异烟酸和乙酰肼。乙酰肼进一步乙酰化形成稳定的代谢物，与肝组织内的大分子结合形成共价键而造成肝脏损害。快乙酰化者产生较多的乙酰肼，易引起肝损害。此外，异烟肼与苯巴比妥（phenobarbital）、利福平等药酶诱导剂并用，可使乙酰肼产生增加，因而加重其对肝脏的毒性作用；而异烟肼与药酶抑制剂（如对氨水杨酸钠等）并用，则可降低药物性肝损害的发生率。

（2）利福平是一种细胞色素P450酶的强力诱导剂，可选择性干扰胆红素向胆小管排出或由血中摄取，造成阻塞性或肝细胞性黄疸。

(3) 对氨水杨酸钠偶致黄疸及肝实质损害，发病机制可能与细胞免疫或体液免疫有关。

(4) 吡嗪酰胺（pyrazinamide）的主要不良反应为肝毒性并呈剂量反应性，异烟肼和吡嗪酰胺等药物由于化学上的相似性，可产生交叉肝毒性，因此在临床上如其中有一种药发生了肝毒反应，就不应再考虑用其类似物替代。过去有肝损害者禁用吡嗪酰胺。

（七）靶向抗癌药物（anti-cancer drugs used for targeted therapy）

靶向抗癌药物可分酪氨酸激酶抑制剂、丝氨酸激酶抑制剂及单克隆抗体三大类。酪氨酸激酶抑制剂主要包括伊马替尼、吉非替尼、厄洛替尼、拉帕替尼等；丝氨酸激酶抑制剂主要包括威罗菲尼、曲美替尼等；单克隆抗体主要包括利妥昔单抗、贝伐珠单抗、曲妥珠单抗。

(1) 酪氨酸激酶抑制剂。肝毒性是酪氨酸激酶抑制剂的主要不良反应之一，其中吉非替尼（gifitinib）的肝毒性发生率较高，约为18.5%。吉非替尼的肝毒性一般发生在用药后的4~12周，有2%~4%的患者因为严重的肝毒性需要停用药物，而吉非替尼的肝毒性一般认为是特异性肝毒性。特异性肝毒性不依赖于量效关系，无法在临床上通过调节药物剂量来避免，也难以建立有效的动物模型，机制复杂。自身免疫激活也是吉非替尼引起肝毒性的一种机制；也有研究者认为CYP2D6活性的下降以及CYP2D6多态性可能在吉非替尼所致的肝功能损害中起一定的作用。

(2) 单克隆抗体。曲妥珠单抗（trastuzumab）作用于某些过度表达Her2/neu（也就是ErbB2）受体的乳腺癌，肝脏毒性是其主要不良反应之一。单独使用曲妥珠单抗治疗，Ⅲ或Ⅳ级肝毒性反应约为12%，机制不清，其中60%的患者的肝毒性与肝转移瘤进展相关。

第三节　药源性肾脏疾病

肾脏是重要的排泄器官，肾功能的好坏与临床用药有着十分密切的关系。到目前为止，已知至少有140多种药物可直接或间接致肾功能损害，大约有25%的肾功能衰竭系药源性。

一、药源性肾脏损害的机制

(1) 药物对肾脏组织的直接作用。这是药物肾毒性发生最重要的机制。药物由肾脏排泄，在肾髓质细胞间液和肾小管内均有较高浓度，肾毒性与药物浓度和用药时间密切相关。因此，肾损害易见于大量、长期用药者。肾单位的各段均可受损害，严重者引起急性肾功能衰竭。其临床表现为：①肾小球滤过率降低，引起氮质血症（azotemia），如噻嗪类利尿剂（thiazide diuretic）。②近端肾小管坏死，引起非无尿性急性肾功能衰竭（acute renal failure，ARF），血尿素氮与肌酐升高，损害严重时可引起少尿性肾功能衰竭，如氨基糖苷类抗生素。③远端肾小管损害，尿浓缩能力降低，可致肾性尿崩症

(nephrogenic diabetes insipidus),严重者可形成永久性肾损害,如两性霉素 B(amphotericin B)所致肾损害。④集合管功能障碍,浓缩能力降低,引起尿崩症和低渗多尿。⑤间质性肾炎(Interstitial nephritis),如非那西丁(phenacetin)、阿司匹林(aspirin)。

(2)药物对肾脏组织的间接作用。通过影响肾细胞代谢造成尿路梗阻导致肾损害,如非甾体抗炎药(non-steroidal anti-inflammatory drug, NSAID)抑制肾细胞环氧化酶活性,使前列腺素合成障碍,引起急性肾功能衰竭、高血钾(hyperkaliemia)及水钠潴留等。磺胺类药物在尿路内形成结晶、沉淀,造成尿路阻塞致肾损害。

(3)免疫性肾损害。此机制最为常见。药物以半抗原方式与体内大分子物质如蛋白质结合成全抗原,使机体产生抗体并形成免疫复合物,沉积于肾小球基底膜上,引起局部炎症反应,造成肾损害。表现为肾小球肾炎(glomerular nephritis, GN)、间质性肾炎(interstitial nephritis)、肾病综合征(nephrotic syndrome, NS)等。

(4)改变肾血流量。药物引起血压下降、休克和脱水等造成肾血流量减少,出现缺血缺氧而引起肾损害。

二、致病药物

(一)抗感染药物

(1)氨基糖苷类抗生素。其对肾脏毒性主要表现为肾小管上皮变性和坏死脱落,出现蛋白尿(albuminuria)、管型尿(cylindruria)、溶酶体尿及轻度糖尿。严重时可出现氮质血症及酸中毒(acid poisoning)。现认为其肾毒性的发生机制可能与下面几个作用环节有关:

1)氨基糖苷抗生素受体。肾脏是体内氨基糖苷类抗生素的唯一排泄途径,药物从肾小球滤过后可与近曲小管管腔侧的细胞膜受体结合。各种氨基糖苷类抗生素与受体的亲和力依次是:新霉素(neomycin)≥奈替霉素(netilmicin);妥布霉素(tobramycin);庆大霉素(gentamycin)>丁胺卡那霉素(amikacin)≥卡那霉素(kanamycin)>链霉素。亲和力的大小和氨基糖苷类抗生素分子上带有的阳电荷多少有关。氨基数越多,亲和力越大,其肾毒性也愈大。链霉素具有 3 个氨基,数目最少,其肾毒性最小。

2)抑制肾高能磷酸盐的贮存。在庆大霉素引起的肾毒性损害中,肾皮质内 ATP 水平明显下降。现认为,ATP 水平降低是由于氨基糖苷类抗生素损害线粒体功能、抑制线粒体内氧化磷酸化过程所致。

3)细胞内阳离子含量改变。在庆大霉素肾毒性后期细胞坏死时,肾皮质组织和细胞内线粒体中 Ca^{2+}、Na^+ 显著升高,K^+ 明显减少。细胞内 Ca^{2+} 过度负荷对线粒体内进行的氧化磷酸化有严重影响造成细胞损害。

4)对溶酶体功能的影响。溶酶体是肾近曲小管摄取氨基糖苷类抗生素后在细胞内的主要积聚部位。可能氨基糖苷类阳离子基团与溶酶体膜的磷脂结合,使膜的通透性增加,溶酶体内的水解酶漏出,损害细胞的其他结构,导致细胞坏死。

(2)头孢菌素类(cephalosporins, CEPs)。特别是第一代头孢菌素,其肾毒性大于二代和三代头孢菌类。头孢噻啶(cefaloridine)毒性最大,其他如头孢唑啉、头孢哌酮(cefoperazone)等都有用药后出现血尿的报道。头孢菌素类与氨基糖苷类或强效利尿剂合用时肾毒性增加,在失水或休克时应用头孢菌素可加重肾毒性。头孢菌素与青霉素有交叉反应,故青霉素过敏者慎用或忌用头孢菌素类。一般停药后肾损害可逆转。

(3) 青霉素类(penicillins, PCs)。在常用的抗生素中,青霉素 G 对肾脏的毒性最小,但半合成青霉素的过敏反应,特别是青霉素 V(penicillin V)可引起急性间质性肾炎,羧苄西林(carbenicillin)和氨苄西林也可引起此症。

(4) 四环素类(tetracyclines)。其肾毒性作用较少,但因可抑制机体蛋白质合成引起负氮平衡(negative nitrogen balance),可加剧患者原有的肾功能不全。变质四环素,其变性物质脱水四环素和差向异构脱水四环素,可引起范康尼综合征(Fanconi's syndrome)。

(5) 两性霉素 B(Amphotericin B)。静脉滴注时几乎所有患者都发生肾小动脉痉挛,特别是入球小动脉,致使肾血流量持续明显下降,引起肾小管坏死(renal tubular necrosis),但对肾小球的损害较轻。

(6) 多黏菌素类(polymyxins)。多黏菌素 B(polymyxinB)和多黏菌素 E(colistin)对肾脏都有较强的毒性,损害部位局限在近端肾小管。临床表现近端肾小管综合征症状,如蛋白尿、血尿和管型尿,也可出现氮质血症。

(7) 磺胺类及喹诺酮类(quinolones)。容易在肾小管形成结晶沉淀引起尿路刺激和阻塞,出现血尿、尿闭(anuresis)等症状。磺胺类药物的肾毒性也可继发于变态反应,表现为血管炎、间质性肾炎或结节性多动脉炎(Polyarteritis nodosa),也可引起肾病综合征。

(二) 抗肿瘤药物(antitumor drug)

(1) 顺铂(cisplatin)。其肾毒性与剂量相关,并有蓄积性,是抗肿瘤药物中肾毒性最强的。

(2) 甲氨蝶呤(methotrexate)。在酸性环境中可结晶沉积于肾小管,导致肾小管阻塞。

(3) 洛莫司汀(lomustine)和司莫司汀(semustine)。是脂溶性亚硝脲类,为烷化剂药物,此类药物在长期应用过程中或在停药后均能引起肾功能损害,主要病理改变是肾小球硬化(glomerular sclerosis)、肾小管萎缩和间质纤维化(interstitial fibrosis),最终导致肾功能衰竭,故此两种药物的剂量应限制在总量 1 500 mg/m^2 以下。

(4) 丝裂霉素(mitomycin)。在肝内代谢失活,约 35% 的由尿中排出。可引起延迟性肾毒性,表现为蛋白尿、镜下血尿、氮质血症、严重高血压及溶血性尿毒症综合征。

(5) 柔红霉素(daunorubicin)及其羟基衍生物阿霉素(doxorubicin)。对肾小球和肾小管上皮产生直接毒性出现蛋白尿。

(6) 环磷酰胺(cyclophosphamide)。是最常用的氮芥类药物,毒性较氮芥低。此药部分以活化型和原型从尿中排出,当大剂量用药和尿液浓缩时可发生出血性膀胱炎(hemorrhagic cystitis)。

(7) 其他抗肿瘤药物。如博莱霉素(bleomycin)、普卡霉素(plicamycin)、长春新碱(vincristine)及喜树碱(camptothecine)等也有引起肾功能障碍的报道。巯嘌呤(6-MP)在杀伤瘤细胞时可释放大量尿酸,可形成尿酸结晶,如在用药前几天应用别嘌醇

(allopurinol)即可防止血和尿中尿酸的升高,减少急性肾衰危险。

(三)非甾体抗炎药(NSAIDs)

(1)阿司匹林。大量中毒者由呼吸性碱中毒(respiratory alkalosis)转入代谢性酸中毒,此时发生蛋白尿、血尿、酮尿(ketonuria)及少尿(oliguria),并致肾小管坏死。长期用药可发生间质性肾炎、肾乳头坏死(necrosis of renal papillae)。

(2)对乙酰氨基酚。它引起高铁血红蛋白血症(methemoglobinemia)比非那西丁(phenacetin)少,但肾毒性并不少。长期用药可发生肾乳头坏死。

(3)吲哚美辛(indometacin)。它引起肾功能不全的报道较多。其具有强力的抑制前列腺素合成酶的作用,故可抑制肾脏合成前列腺素和/或抑制前列腺素的作用,从而影响肾脏血流量,使肾小球滤过量降低导致少尿、氮质血症、钠水潴留及高血压,肾功能不全或加重肾功能衰竭。

(4)布洛芬(ibuprofen)。其作用可抑制前列腺素的合成、减少肾血流量、降低肾小球滤过率,引起急性肾功能不全。临床上有引起肾乳头坏死的报道,但其肾毒性明显小于吲哚美辛。

(四)中药(traditional Chinese medicine)

以关木通(aristolochiae manshuriensis, caulis)、广防己(kwangfangchi, radix)中毒最为多见。临床上大多数马兜铃酸肾病患者是由于服用了含马兜铃属(aristolochia)植物的中成药或方剂。其中,含关木通的有:龙胆泻肝丸(汤)、导赤丸(散)、妇科分清丸、排石冲剂(排石汤)、八正合剂(八正散)、甘露消毒丹、耳聋丸、橘核丸、金砂五淋丸、跌打丸等;含青木香的有:纯阳正气丸、冠心苏合丸、十香返生丸等;含广防己的主要有:舒筋活血丸、玄珠狼疮丸等;含马兜铃的主要有:止咳化痰丸、二十五味松石丸等。其中临床以服用龙胆泻肝丸(汤)、排石冲剂和妇科分清丸等引起肾损害的病例较为多见。目前,马兜铃属植物中已得到鉴定的化学成分有140种,主要包括马兜铃酸及其衍生物、生物碱(alkaloid)、萜类(terpenoid)及甾体化合物、黄酮类(flavonoids)、苯丙素和其他化合物,其中,马兜铃酸类含量较高,是引起马兜铃酸肾病的主要成分。根据马兜铃酸肾病病程进展和病变程度,目前,国内一般将马兜铃酸肾病分为急性型、慢性型和肾小管功能障碍型。与其他药物引起的肾脏损害比较,马兜铃酸肾病具有许多独特之处,即使停药后很长一段时间也可引起肾损害,且迁延不愈终致慢性间质纤维化和肾功能衰竭。马兜铃酸肾病的发病机制,多年来一直是广大科研工作者关注的热点。

第四节 药源性血液系统疾病

药物引起的血液系统疾病比较常见,也较为严重,且不同的药物引起的类型和程度差异较大。常见有药源性贫血(drug-induced anemia)、药物过敏性紫癜(drug-induced allergic purpura)、药源性血小板减少(drug-induced thrombocytopenia)、药物性粒细胞缺乏症（drug-induced Agranulocytosis）及药物性白血病（drug-induced leucemia）等。

一、粒细胞缺乏症

粒细胞缺乏症是最多见的药源性血液病。粒细胞的寿命较短，凡可致其生成减少或破坏增加超过其代偿能力的药物均可致粒细胞减少症。其主要表现为：

（1）直接引起粒细胞核碎裂、造成造血干细胞损伤所致。多数抗癌药均能引起明显的粒细胞减少，如氮芥类可破坏 DNA 的结构和功能；巯嘌呤（mercaptopurine）、阿糖胞苷（cytarabine）等能阻断 DNA 的合成，均可抑制细胞分裂。氯霉素、磺胺类、丙基硫氧嘧啶（propylthiouracil）、地巴唑（bendazol），许多抗精神病药物如氟哌啶醇（haloperidol）、氯丙嗪（chlorpromazine）、卡马西平（carbamazepine）、氯氮平（clozapine）等亦能引起粒细胞减少症，它们的毒理机制尚未明确，可能由于干扰 DNA 或蛋白质合成所致，亦不排除下述的过敏所致。

（2）由免疫反应引起。典型的例子是氨基比林（aminophenazone）。该药是一种半抗原，在敏感者体内能与白细胞蛋白结合成为全抗原，刺激人体产生白细胞抗体 IgG 或 IgM。若重复给予氨基比林，可在中性粒细胞表面产生抗原－抗体反应，引起粒细胞凝集解体。左旋咪唑（levamisole）、乙胺嘧啶（pyrimethamine）、抗病毒药物（antiviral drug）、第三代头孢菌素类如羟羧氧酰胺菌素（latamoxef）、头孢哌酮（cefoperazone）等也可引起白细胞或粒细胞减少或缺乏。

二、药源性贫血

药源性贫血可分为药物引起的再生障碍性贫血（aplastic anemia）、巨幼红细胞性贫血（megaloblastic anemia，MA）和溶血性贫血（hemolytic anemia，HA），其中，再生障碍性贫血和溶血性贫血可以表现为量效关系密切型和量效关系不密切型，巨幼红细胞贫血具有量效关系密切型特征。表 11－1 为其发病机制及常见的致病药物。

表 11－1 药物引起的贫血

	再生障碍性	巨幼红细胞性	溶血性
发生机制	（1）造血干细胞衰竭 （2）造血系统环境的缺陷 （3）免疫机制	引起维生素 B_{12} 的缺乏，造成叶酸代谢障碍，从而引起 DNA 合成障碍	（1）免疫反应型 （2）遗传性酶缺陷 （3）对异常血红蛋白的影响
常见致病药物	（1）抗生素类：最常见的为氯霉素，其次为青霉素和头孢菌素（少见） （2）解热镇痛药以保泰松最常见	新霉素、对氨基水杨酸钠、苯妥英钠、扑痫酮、丙戊酸钠、氨甲蝶呤、乙胺嘧啶、6－巯基嘌呤、氟尿嘧啶、阿糖胞苷	青霉素类、链霉素、头孢氨苄、庆大霉素、氯霉素、呋喃唑酮、磺胺类、异烟肼、对氨基水杨酸钠、利福平、甲基多巴

续表 11-1

	再生障碍性	巨幼红细胞性	溶血性
常见致病药物	(3) 抗肿瘤药物类：卡氮芥、白消安、氨甲蝶呤、阿糖胞苷、环磷酰胺、丝裂霉素C、阿霉素、长春新碱 (4) 中草药中的牛黄解毒片、狼毒喉症丸 (5) 其他：磺胺类、三甲双酮、苯妥英钠、乙琥胺、甲苯磺丁脲、氯丙嗪、他巴唑、甲基硫氧嘧啶、乙酰唑胺、乙胺嘧啶、林可霉素、利福平、甲氰咪胍、硫甲丙脯酸、卡马西平	四环素、甲氧苄氨嘧啶、呋喃旦啶、异烟肼、环苯乙哌啶、氨苯蝶呤、避孕药、保泰松、三甲双酮等	奎尼丁、保泰松、甲灭酸、氟灭酸、消炎痛、速效伤风胶囊、丙磺舒、苯妥英钠、氯丙嗪、利眠宁 甲磺丙脲、甲苯磺丁脲、胰岛素、奎宁 硫喷妥钠、雷尼替丁

三、药物过敏性紫癜

过敏性紫癜又称毛细血管中毒症，或称 Schonlein-Henock 综合征。其发病机制多由于药物引起变态反应所致。能引起过敏性紫癜的药物主要有：抗菌类药物如青霉素、链霉素、氯霉素、庆大霉素、四环素、磺胺类等，解热镇痛药如水杨酸类、安乃近（metamizole sodium）、吲哚美辛、保泰松（phenylbutazone），抗寄生虫药（antiparasite drug）如奎宁（quinine）、抗血吸虫药（antischistosomal），抗结核药（antituberculosis drugs）如异烟肼、对氨基水杨酸（para-aminosalicylic acid）、中草药如使君子肉、六神丸、海马、藿香正气水、各种疫苗、人血丙种球蛋白（human γ-globulin）、氨茶碱（aminophyllinc）、胃蛋白酶（pepsin）、左旋咪唑（levamisole）、强的松龙（prednisolone）、卡马西平、硝苯地平（nifedipine）、普鲁卡因（procaine）、甲苯磺丁脲（tolbutamide）、甲基多巴（methyldopa）、阿托品（atropine）、肼苯哒嗪（hydralazine）、链激酶（streptokinase）、苯巴比妥、奎尼丁、白消安（busulfan）、别嘌呤醇、花粉制剂、碘剂等。

四、血小板减少症

临床上根据用药史，皮肤瘀点和瘀斑、出血，血小板显著减少，骨髓中巨核细胞改变和停药后逐渐愈好来判断。

引起血小板减少的机制可有以下三种：①抑制骨髓和其中的巨核细胞的功能。②直接破坏血小板。③通过诱导变态反应而使血小板破坏。

引起此种反应的最常见的药物有：

（1）抗菌药物（antibacterials）。磺胺类、氯霉素较常见，青霉素和头孢菌素类、庆大霉素、灰黄霉素（griseofulvin）、链霉素、红霉素、四环素、利福平、吡嗪酰胺等偶可引起血小板减少症。

（2）解热镇痛消炎药。以保泰松和吲哚美辛最常见，阿司匹林、布洛芬（brufen）、对乙酰氨基酚等也可引起血小板减少症。

（3）中草药（Chinese herbal medicine）。如小檗碱（berberine，黄连素）、草鱼胆、狼毒花、六神丸和牛黄解毒片等。

（4）其他。抗寄生虫药物如奎宁、氯奎（chloroquine）、乙胺嘧啶等，利尿药（emictory）如呋塞米（furosemide，速尿）、氢氯噻嗪（hydrochlorothiazide）等，抗糖尿病药物（antidiabetic）如甲苯磺丁脲（tolbutamide）、氯磺丙脲（chlorpropamide）和氯磺丁脲（chlorbutamide），抗癫痫药如三甲双酮（trimethadione）、苯琥胺（phensuximide）、卡马西平、美芬妥因（mephenytoin）、丙戊酸钠（sodiumvalproate）等，各种疫苗，洋地黄毒苷（digitoxin）、地高辛（digoxin）、西咪替丁（cimetidine）、甲基多巴、青霉胺（penicillamine）、己烯雌酚（estrostilben）、马来酸氯苯那敏（chlorphenamine maleate）、雷尼替丁（ranitidine）、维拉帕米（verapamil）也可引起血小板减少症。

五、药物性白血病

临床上多见于40岁以上患者，常为急性非淋巴细胞性白血病（acute nonlymphocytic leukemia，ANL，ANLL）。初期表现为再生障碍性贫血或骨髓增生异常综合征（MDS）的血液学异常，大多数患者有染色体异常，确诊后病情迅速恶化，预后差。

发病机制有五种情况：①药物引起染色体畸变，如有乙双吗啉（bimolane）、烷化剂（alkylating agent）等。②对机体免疫机能损伤所致。③药物导致骨髓增生不良而引起继发性白血病。④某些药物可使人体产生带有异常遗传物质的细胞。⑤机制不清，如西咪替丁（cimetidine）、保泰松等所致的白血病。

常见致病药物：

（1）抗肿瘤药物。烷化剂最常见，约占85%，其中以苯丙酸氮芥、环磷酰胺和噻替哌引起者较多，其次是丙卡巴肼（procarbazine，甲基苄肼）、亚硝基脲（nitrosourea）、长春新碱、博来霉素（bleomycin）、放线菌素D（dactinomycin D）等。此外，尚有氨甲蝶呤、阿糖胞苷、羟基脲（hydroxycarbamide）、乌拉坦（urethane）等。

（2）抗菌药物。氯霉素是最早被发现引起白血病的药物，已引起人们高度重视。最近几年有关复方磺胺甲噁唑（复方新诺明）可引起再生障碍性贫血然后转化为急性白血病的报道越来越多，应引起注意。

（3）解热镇痛药。如阿司匹林、保泰松、吲哚美辛等。

（4）其他：如氯氮平、甲氰咪胍、锂盐、甲氧补骨脂素（methoxsalen）等，可引起白血病。

第五节 药源性精神障碍

引起精神障碍的药物，可分为精神药物（psychopharmaceutical）和非精神药物两类。精神药物是指直接作用于中枢神经系统，使之兴奋或抑制，连续使用能产生依赖性的药品。1989 年，国家卫生部公布了 104 种精神药品。非精神性药物指不产生依赖性的各种药物，包括抗感染药、非药物性物质和激素等。非药物性物质主要指具有精神活性的物质，如各种挥发性气体、溶媒、重金属和有机磷杀虫剂等。随着新药和强效药物的应用日益增多，药源性精神障碍的发生率也不断增加。据统计，在综合医院的住院患者中，有 10%～18% 的患者发生药源性精神障碍，仅次于胃肠道不良反应。为减少精神系统不良反应的发生，在临床用药时应注意以下五点：①是否确实需要药物治疗。②对儿童和老年患者的药量要适当降低。③尽可能避免多药联合应用。④开始用药和停药不宜过快。⑤尽量不用已知有精神毒性的药物。

一、发病机制

药物引起精神障碍的确切机制尚不太清楚。多数学者认为，药物引起精神障碍的机制有以下五种可能性：①药物固有作用的延伸，如谵妄（delire）是镇静催眠药（sedative hypnotics）对中枢神经系统抑制作用的延伸。②由药物的中枢性作用引起，如利用药物的外周作用来降血压，而其中枢作用却引起精神障碍。③药物对全身新陈代谢的继发影响引起，如抗惊厥药（anticonvulsant）常可引起叶酸缺乏（folic acid deficiency），从而容易诱发脑器质性精神障碍（psychogeny associated with brain disease），在急性时表现为谵妄，在慢性时则表现为痴呆（aphrenia）或遗忘综合征（amnestic syndrome）。④精神药物或致瘾物质在戒断时引起，如酒精依赖者突然停酒可促发震颤谵妄（oinomania）。⑤联合用药时，药物相互作用引起中枢神经系统毒性反应的叠加，如氟哌啶醇和碳酸锂联用易引起中毒性脑病。

二、致病药物

（一）神经系统药物

多可产生急性或慢性脑器质性或功能性精神障碍，引起的精神障碍表现多样，如谵妄、妄想（delusion）、幻听（acoasma）、幻觉（fallacia optica）、幻触（tactile hallucination）、情感障碍（affective disorder）、记忆障碍（dysmnesia）、行为障碍（behavioral disturbance）和戒断综合征（withdrawal syndrome）等。包括抗震颤麻痹药（antiparkinsonian drug）如苯扎托品（benzatropine）、苯海索（trihexyphenidyl），H_1 受体阻断药如非尼拉敏（pheniramine）、茶苯海明（dimenhydrinate），中枢神经药如苯丙胺（phenamine），食欲抑制剂（appetite suppressant）如右苯丙胺（dexamfetamine）、对氯苯丁胺（chlorphentermine）、芬氟拉明（fenfluramine）、麻黄碱（ephedrine）、苯丙醇胺（phenylpropanolamine)、去氧肾上腺素(phenylephrine)等,多巴胺受体激动药(dopamine agonist)如左旋多巴(levodopa)、溴隐亭(bromocriptine)、卡比多巴(carbidopa)、麦角乙脲(lisuride),抗惊厥、抗癫痫药如苯巴比妥、扑米酮(primidone)、苯妥英钠、卡马西平、乙琥胺(ethosuximide)、氯硝西泮(clonazepam)。另外,还有一些中草药如人参(ginseng),可引起兴奋、神经质、过分警觉、震颤和高血压,被称为"人参滥用综合征"。

(二) 抗感染药

(1) 青霉素类。应用超大剂量青霉素(2 500万u/d以上),可引起脑脊髓损害,症状有意识障碍、肌阵挛、抽搐等。其发病原因是脑脊液中青霉素浓度过高,直接损害神经组织。

(2) 甲氧苄啶+磺胺甲噁唑。复方磺胺甲恶唑(trimethoprim + sulfamethoxazole,复方新诺明)可引起紧张性木僵和全身抽搐后的古怪表情、手足多动、言语增多、精神兴奋等。磺胺类药物可直接引起儿童脑部毒性反应,如定向力障碍(disorientation)、错觉(delusion)和幻觉,并可伴有共济失调(defective coordination)。

(3) 异烟肼。其结构与烟酰胺(nicotinamide)和异丙异烟肼(iproniazide)相似,能干扰色氨酸转化为烟酰胺,而产生烟酰胺缺乏的症状,如糙皮病(Pellagra)和某些精神症状。

(4) 氯喹(chloroquine)。可引起人格改变(personality change)、抑郁(depress)、谵妄及偏执-幻觉性精神障碍,也可有行为毒性反应。

(5) 阿昔洛韦(aciclovir)。静脉用药后可出现幻觉或偏执意念,自杀念头或疲乏嗜睡等,有肾功能不全者更易发生精神障碍。

(6) 甲硝唑(metronidazole)。可发生中毒性精神病(toxic psychosis),静滴后出现兴奋、言语增多、手舞足蹈、谵妄、定时和定向障碍等,以及可逆的神经体征。发病机制可能与甲硝唑易通过脑屏障,使脑内5-羟色胺和去甲肾上腺素的活性极度增高有关。

(三) 抗癌药

(1) 甲氨蝶呤。是一种抗代谢药,可引起叶酸缺乏而导致多灶性白质性脑病,表现为谵妄、震颤、共济失调、易激惹和昏睡,有的出现持续性智力缺陷。

(2) 氟尿嘧啶(fluorouracil)。静脉给药时可引起注意力减退、情绪不稳和震颤麻痹。局部用药治疗光化性角化病时(keratosis senilis),约有25%的患者出现轻度至中度抑郁。

(3) 丙卡巴肼(procarbazine,甲基苄肼)。是一种弱的单胺氧化酶抑制剂,可引起躁狂。

(四) 激素类药物

(1) 肾上腺皮质激素(adrenocortical hormone,ACH)和促皮质激素(corticotrophin)。大剂量时可致严重精神障碍,如躁狂行为、偏执意念、人格解体(depersonalization)、重度抑郁并伴有自杀行为,偶可引起意识模糊。由于这类药会引起欣快感,故能产生躯体和心理依赖，成瘾后撤停药物可引起食欲减退、恶心、嗜睡、骨和肌肉疼痛、无力、皮肤脱屑、躁狂或分裂样精神障碍等戒断反应。长期激素治疗抑制垂体、肾上腺功能，可出现焦虑、抑郁、情绪不稳、疲乏、易激惹、人格解体和记忆困难等症状。

（2）同化激素（anabolic hormone）和性激素。①同化激素。包括美雄酮（metandienone，去氢甲睾酮）、氧雄龙（oxandrolone）、羟甲烯龙（oxymetholone）等，可引起偏执性精神障碍（paranoid disorder）、一过性精神障碍、躁狂症（mania）、严重抑郁、暴力行为和急性精神分裂症（acute schizophrenia）样发作等。长期用药可产生依赖性，断药后发生抑郁。②甲睾酮（methyltestosterone）。可引起偏执妄想、幻视和幻听。③雌激素（estrogen）、孕激素（progestogen）。可引起抑郁（未定论）。

（3）甲状腺素（tetraiodothyronine）和抗甲状腺素药。①甲状腺素。大剂量应用可引起典型的甲亢症状，如无力、疲乏、焦虑、激越、失眠等精神障碍，过量时引起谵妄。②丙硫氧嘧啶（propylthiouracil）、甲硫氧嘧啶（methylthiouracil）和卡比马唑（Carbimazole）。均可促发谵妄、脑器质性妄想综合征和幻觉。

（五）心血管系统用药

（1）强心苷。其中许多药可产生中枢神经系统毒性反应，洋地黄所引起的精神系统反应最为明显。可出现彩色性幻视、易激惹、偏执妄想伴幻听、显著的认知缺损（cognitive impairment），严重时引起谵妄。老年人、心功能不全、血氧过低、甲状腺功能低下、缺钾或缺镁、肾功能不全以及合并用药时，其精神障碍的发生率增高，程度也较严重。

（2）抗高血压药（antihypertensive）。①利血平（rescrpine）。可使6%~20%的患者出现抑郁，严重者可发生自杀行为。②可乐定（clonidine）。用药者约有47.6%的出现不同程度的精神障碍。长期用药突然停药可出现戒断症状，也可使原有的精神分裂症或躁狂症状恶化。③肼屈嗪（hydralazine）。可引起焦虑和神经质，大剂量用药可引起躁狂、抑郁、定向力差和意识模糊等精神障碍。

第六节　药物依赖性

一、基本概念

1. 药物依赖性（drug dependence）

"药物依赖性"原来称为药瘾，WHO专家委员会所下的定义为：药物依赖是药物与机体相互作用所造成的一种精神状态，有时也包括躯体状态，它表现为强迫性地、连续或定期地使用某种药物的行为或其反应，为的是要体验药物的心理效应或是为了避免由于断药所引起的不适感。耐受性可以发生也可以不发生。药物依赖的表现可以分为身体依赖和精神依赖两方面。

（1）身体依赖（physical dependence）。又称生理依赖或躯体依赖，是指大多数具有依赖特性的药物经过反复使用所造成的一种适应状态,其特点是一旦停止用药,将发生一系列特征性的、令人难以忍受的症状和体征,称为戒断综合征。这种戒断综合征的发生,标志着身体依赖的形成。

(2) 精神依赖(psychic dependence)。又称心理依赖,表现为对药物的强烈心理渴求。药物通过如下方式引起心理渴求:①用药后产生的欣快感和松弛宁静感,这种感觉能满足依赖者的心理需要,称为正性强化(positive reinforcement)。②停药后会产生难以忍受的痛苦和折磨,这是依赖者要避免的,只得继续使用药物,称为负性强化(negative reinforcement)。

(3) 耐受性(tolerance)。随着连续的反复用药,机体对原有剂量药物变得不敏感,个体需要获得原有的药理作用或心理体验,不得不增加药量。

大部分依赖药物同时兼有身体依赖和精神依赖,如阿片类药物(opioid)、镇静催眠药物、乙醇(alcohol)等。少数药物仅有精神依赖,如致幻剂(hallucinogen),也有的药物精神依赖明显而身体依赖很轻微,如可卡因(cocaine)、大麻(marijuana)等。

2. 药物渴求(drug craving)

药物依赖性的核心特征是持续增加的觅药行为,这种行为的体验就是对药物的渴求,即药物渴求。渴求是所有依赖者的典型特征,各种依赖性药物都具有精神依赖性,只是对其渴求的程度不同而已。

(1) 渴求的定义。WHO给"渴求"下的定义是:一种想体验过去经历过的精神活性物质效应的愿望。渴求是药物滥用者对过去体验过的精神活性物质效应的一种难以克制的渴望。由于滥用的物质种类不同,质量和数量不同,个体差异等因素,渴求的程度也不同。

(2) 渴求的神经生物学基础和分子机制。药物依赖者突然中断药物后会出现躯体戒断反应,这期间对药物的渴求会明显增加。但是躯体症状消失后很长一段时间,渴求仍然持续存在,表明渴求与躯体戒断症状是由不同的中枢神经部位介导的。大量研究表明,阿片类、精神兴奋剂类(如可卡因)、乙醇、尼古丁及大麻等药物产生渴求的主要中枢神经基础是中脑边缘多巴胺系统,其他脑区也参与对药物渴求的调节。多巴胺受体分为5个亚型,其中D_2、D_3、D_4受体属于D_2样受体,D_1和D_5属于D_1样受体亚型。D_2受体在阿片类药物的渴求效应中具有重要作用,D_1受体的作用与D_2受体相反,能够有效地抑制可卡因的渴求效应。药物产生渴求效应中的分子机制尚不清楚。

(3) 渴求的药物治疗。渴求是药物依赖者脱毒治疗后反复发作的主要因素之一,如果能有效地控制渴求,将极大地提高药物依赖治疗的成功率。治疗渴求临床证实有效的仅有以下3种药物:①纳曲酮(naltrexone)。能减轻酒依赖者的渴求,酒依赖者脱毒后使用纳曲酮维持可有效降低复吸率。其作用机制尚不清楚,可能是酒精能作用于内源性阿片系统。但是,纳曲酮作为阿片受体拮抗剂却对阿片类药物依赖者的渴求没有治疗效果。②N-乙酰同源牛磺酸钙。也能减轻酒依赖者的渴求,其机制不清楚。③抗抑郁药丁氨苯丙酮(bupropin)。能降低对尼古丁的渴求,即使尼占丁依赖者没有抑郁症状也同样能帮助其防止复吸。该药抑制吸烟者渴求的机制尚不清楚,但临床试验显示具有很好的效果。有些研究表明,各种抗精神病药、抗焦虑药及抗惊厥药能降低可卡因的渴求,但这些药物是对渴求本身还是对伴发的症状起作用尚不清楚。

3. 药物滥用(drug abuse)

药物滥用是指与医疗目的无关反复大量使用具有依赖性的药物。用药者采用自身给药的形式,导致发生生理依赖性和/或精神依赖性,造成精神错乱和产生一些异常行为。其后果除损害身体健康外,还带来严重的社会问题。其中包括精神药物滥用(psychoactive substance abuse)、麻醉药品滥用、致幻剂滥用(hallucinogen abuse)等。药物滥用俗称"吸毒"。

二、常见依赖药物的分类

在药物依赖和药物滥用的概念中,"药物"一词是个被泛化了的概念,这里的"药物"是指引起依赖性的物质,既有医药如吗啡(morphine)、哌替啶(pethidine,杜冷丁)等,以及化学上属同一类的非医疗用化合物如海洛因(heroin)、埃托啡(etorphine)等,又有不属于医药范围内的烟草、酒和挥发性溶剂。在美国,"drug"也可是毒品的代名词。近年来,有的专家提出用"物质依赖性"(substance dependence)和"物质滥用"(substance abuse)来代替药物依赖性和药物滥用,但尚未被广泛采用。对依赖药物的分类方法很多,依据国际禁毒公约,可将具有依赖性的药物分为3大类。

(一) 麻醉药品(narcotics)

麻醉药品包括以下3类。

(1) 阿片类。天然来源的阿片以及从中提取的有效成分如吗啡、可待因,以及将有效成分加工所得的产品如海洛因,也包括类似阿片作用的人工合成品如哌替啶(杜冷丁)、美沙酮(methadone)、二氢埃托啡(dihydroetorphine)等。

(2) 可卡因类。包括可卡因、可卡因碱(cocaine base)、古柯叶(cocae)、古柯糊等。

(3) 大麻类。包括各种大麻制品。

(二) 精神药物

精神药物包括以下3类。

(1) 镇静催眠药及抗焦虑药。如苯巴比妥、苯二氮卓类(benzodiazepines,BZ)等。

(2) 中枢兴奋药(central stimulants)。如苯丙胺类、哌甲酯(methylphcnidate)、咖啡因(caffeine)等。

(3) 致幻剂(hallucinogen)。如麦角二乙酰胺(LSD)、麦斯卡林(mescaline)、西洛西宾(psilocybin)等。

(三) 其他依赖物质

常见如酒精、烟草、挥发性有机溶剂等。

三、药物依赖的治疗

(一) 替代、递减疗法

该法适用于各类依赖患者,替代药物的选用原则是,一定要用药理作用与原成瘾药物相近的、依赖性相对较低、作用时间长的药物，即用成瘾性低的替代成瘾性强的，用作用时间长的替代作用时间短的药物。无合适的替代药物也可用原药递减。递减的速度因人和药物而异，以使患者略有不适但能耐受，不出现明显戒断症状为准。例如：阿片类依赖者，可用丁丙诺啡（buprenorphine）、美沙酮或乙酰美沙酮（acetylmethadol）等效量替代，维持2～3天，逐渐递减，5～10天完成。镇静催眠药和酒依赖患者，可用长效苯巴比妥或安定类足量替代，维持2～4天稳定后慢慢减量，2～3周完全减掉。

（二）抑制或缓解戒断症状疗法

由于替代药物多有依赖性，所以一直在从非依赖性药物中寻找抑制或缓解戒断症状的药物。具有这种作用的药物很多，如可乐定（clonidine）、洛非西定（lofexidine）、维拉帕米（verapamil）、硝苯地平（nifidipine）、氟哌啶醇（haloperidol）等。抗抑郁药、抗焦虑药能有效地缓解戒断反应。锂盐治疗慢性乙醇依赖的效果优于抗焦虑药，其作用机制可能与抑制脑神经元突触间隙去甲肾上腺素的释放和促进其再摄取有关。许多中草药能够不同程度缓解依赖者的戒断症状，例如：川芎（chuanxiong）、钩藤（gambir plant）、羌活（incised notopterygium rhizome or root）、延胡索（yanhusuo）、附子（aconite root）等能降低阿片依赖大鼠戒断时的头和四肢颤抖；洋金花（datura flower）能减少腹泻、多尿、异常姿势和肢体伸展；人参茶、附子、延胡索、钩藤、白芷（ammi majus）、洋金花有镇痛作用，冬虫夏草（Chinese caterpilar fungus）等单味药和一些中药复方可明显地提高免疫功能。另外，免疫活性物质如促吞噬肽、α-干扰素能减弱戒断反应。适当应用促甲状腺释放激素、促肾上腺皮质激素能明显地抑制戒断反应，改善机体状态。缓解症状疗法对重症药物依赖者症状控制不完全，复发率高，单独应用有一定局限性。

（三）直接停药或用拮抗剂快速催促疗法

对于吸毒历史短的轻型药物依赖患者，如轻度阿片类、酒精、兴奋剂等成瘾者，可以直接停药，硬性停药也叫"冷火鸡疗法"（cold-turkey therapy）。对于要求尽快戒毒的轻型阿片类成瘾患者，可以用拮抗剂快速催促，使症状集中出现，短期消除。常用药物为纳洛酮。

（四）针灸、理疗等疗法

传统医学中的针灸、气功、推拿、按摩及理疗方法等，都可辅助用于药物依赖者的康复治疗，对缓解失眠、焦虑等症状有明显疗效。用适当频率的电针刺激还能提高内源性阿片肽水平，对阿片类依赖者的治疗具有一定的疗效。

（五）综合治疗

药物依赖的治疗十分复杂，采用单一治疗办法很难达到满意的疗效，故宜采用综合疗法。一般说来，先替代后递减，并同时用缓解戒断症状的非成瘾性药物，以防止患者在减量时出现戒断反应，以及采用巩固疗效、促进康复的措施。对于滥用多种药物的依赖者，要选择主要者先递减，不可同时递减。另外，要注意其他医疗问题的处理，如注意一般支持疗法，及时补充营养、输液、维持电解质子衡以及并发症的及时处理等。

第七节 其他药源性疾病

一、药源性皮肤病

药源性皮肤病（drug-induced dermatogic disease）是指药物治疗过程中引起的各种皮肤病变或损害，其中最多见的为药物疹（drug eruption），又称药物性皮炎（dermatitis mediacamentosa）。药物性皮肤病变的发病机制，主要是由药物在体内的变态反应造成的，如破伤风抗毒素（antitetanicum serum）和某些疫苗，可作为半抗原的青霉素、复方新诺明等。还可以通过光敏感作用和蓄积中毒引起皮肤病变。另外，遗传因素也是很重要的发病原因。

临床表现为用药后迅速出现皮肤瘙痒、多种形态的皮损，如固定性红斑型、荨麻疹型、麻疹样、猩红热型、多型性红斑型、大疱性表皮样松解萎缩型和光敏感型等。严重者可有高热、系统损害，甚至出现过敏性休克（allergic shock）。最常见的致病药物有磺胺类、青霉素、四环素、头孢菌素、解热镇痛药等。同时，新型靶向抗癌药物引起的皮肤损害发生率也很高，如伊马替尼、吉非替尼、厄洛替尼、威罗菲尼、曲美替尼、利妥昔单抗等，皮肤毒性发生率达到10%～50%。

二、药源性性功能障碍

药源性功能障碍（drug-induced sexual disturbance）是药物治疗过程中较为常见的副反应之一，患者常常不能主动告诉医生，有的医生也不问及这方面的问题。但某些需要长期治疗的疾病如高血压和精神病治疗用药所致的性功能障碍常常是患者拒绝用药的原因之一。

最常见的致病药物有降压药如甲基多巴、β受体阻滞剂、胍乙啶（guanethidine）、可乐定，抗精神病药如硫利哒嗪（thioridazine）、氯丙嗪、氟奋乃静（fluphenazine）等，H_2受体阻断剂西咪替丁、雷尼替丁（ranitidine）、尼扎替丁（nizatidine）等，利尿药如速尿、螺内酯（spironolactone）、噻嗪类和抗肿瘤药物。

第八节 药源性疾病的诊断、治疗及预防

一、药源性疾病的诊断

药源性疾病的诊断是一项复杂而困难的工作。它是研究药源性疾病的关键，也是临床用药决策和对药源性疾病进行处理的基础。

(一) 药源性疾病诊断的困难

一是由于药源性疾病的继发性,也就是说是在一种或多种原发病治疗的基础上发生的。无论是患者叙述病史,还是医生询问病情,常常容易将药物引起的损害误认为是原有疾病的加重或并发症,因而造成病史的准确性和全面性欠缺,漏掉或忽略药源性疾病最重要的诊断依据——用药史。二是由于药源性疾病的非特异性。药物几乎可以损害全身各器官系统,其临床表现大多数无特异性,病理损害与其他致病因子引起的病理改变类型基本相同。三是临床用药的多样性。总之既要继续治疗原有疾病又要从多种药物中分辨出引起药源性疾病的药物是比较困难的。

(二) 药源性疾病的诊断方法

1. 追溯用药史

在药源性疾病的误诊病例中,有一半以上患者的误诊原因是遗漏或忽略了患者的用药史。因此,医生在诊断疾病时,应经常想到药物作为一种致病因子的可能性,认真仔细地询问患者疾病治疗过程,了解其用药史是药源性疾病诊断的关键。

2. 确定用药时间/剂量与临床症状发生的关系

从开始用药到发生反应或造成疾病都有一定的时间,这一段时间叫作药源性疾病的潜伏期。不同的药源性疾病的潜伏期长短是不同的。例如,青霉素过敏性休克可在用药后的几秒钟至几分钟内发生,而药物性肝损害多发生在用药后的 1 个月左右。根据不同的药源性疾病的潜伏期,确定用药时间与临床症状发生的关系密切与否是药源性疾病诊断的重要依据之一。有些剂量相关的药源性疾病在剂量增加后,发生反应或反应加重,减小剂量后反应减轻或消失。如果能确定这种药物剂量与临床反应轻重的关系,也同样为诊断药源性疾病提供了有力的依据。

3. 询问药物过敏史和家族史

有时一种药源性疾病在第一次发生时很难确定,在第二次用药后再次发生相同的症状时,才使医生考虑到药源性疾病的可能。另外,有些特异体质的患者常对多种药物发生不良反应,甚至其家族中有多人发生相同的药源性疾病。如果医生在怀疑到某种药源性疾病时,注意询问患者既往使用同种或同类药物是否发生同样的临床症状,以及药物过敏史和家族史,则对确立药源性疾病的诊断有很大的帮助。

4. 排除药物以外的因素

由于药源性疾病是在一种或多种原发病治疗的基础上发生的,因此在诊断药源性疾病时,要注意通过一定的诊疗方法除外原疾病和其所致的并发症,以及患者的营养状况和环境因素造成的影响,才能确立药源性疾病的诊断。

5. 确定致病药物

在药源性疾病诊断过程中,对联合应用的多种药物不能同时停用,以免延误原发病的治疗。因此,医生还要根据药物应用的先后顺序、既往用药状况和相关的不良反应报道,确定哪种药物或哪几种药物的相互作用引起的可能性最大,然后决定停用或改用其药物。并继续观察患者停药后病情的变化。若停药后症状缓解,也可作为药源性疾病相关依据之一。

6. 进行必要的实验室检查和相关的试验

在药源性疾病的诊断过程中，医生应注意对患者进行以下两个方面的实验室检查和相关试验：①有助于药源性疾病确诊的检查，如嗜酸性细胞计数、皮试、致敏药物的免疫学检查、血药浓度的监测、药物不良反应的激发试验等。这些检查为药源性疾病的诊断提供了可靠的依据。②受损器官系统及其损害程度的检查，如体格检查、血液学和生化学检查、器官系统的功能性检查、心电图、超声波、X 射线等理化检查。这些检查为确定药源性疾病的受损器官、严重程度提供了依据，同时也可指导进一步的治疗。

7. 进行流行病学调研

有些药源性疾病（尤以新药所致）在单个病例发生时，很难得出正确的诊断，而是要依据许多病例报告，或经流行病学的调研后方能确定。例如，1 例霍乱患者使用庆大霉素治疗后发生了急性肾衰竭。霍乱疾病的本身由于大量失水，肾脏灌流量减少，即容易发生肾功能衰竭，因而无法确认与庆大霉素的治疗有关。但经流行病学调研后发现，使用庆大霉素治疗的患者肾衰竭的发生率比未使用庆大霉素治疗者高 5 倍以上。结果表明，在肾脏灌流量减少的霍乱患者中使用庆大霉素治疗可诱发霍乱患者的肾衰竭。

对药源性疾病的诊断，很大程度上取决于医生细心和认真的工作态度，丰富的临床经验和药理学知识，以及对药源性疾病的认识。在医生诊断任何疾病时，不仅要寻找与某种疾病相符合的线索，还要寻找与某种疾病不相符合的线索，在顺其线索追源的同时，要把药源性疾病的诊断贯穿于所有疾病诊断的始终，认真询问用药史，这样才能提高药源性疾病的诊断率，减少漏诊率。

二、药源性疾病的治疗

（一）及时停药，去除病因

药源性疾病停药后可能消失，但药源性疾病的器质性损伤停药后不一定能立即恢复，甚至是不可逆的。对器质性损伤可按常规处理，如药源性高血压在停药后血压仍高者，也与原发性高血压症一样根据患者血压升高的状况选用降压药物治疗；药物性肝损害的保肝治疗与病毒性肝炎的治疗相同；药物性肾衰竭的透析指征与其他病因引起肾衰竭的透析指征相同等。如果不能确定几种药物中哪一种是致病因子时，可按其药物反应的规律，结合具体情况，逐个停用或改用其他药物治疗。在某些特殊的情况下，尽管致病药物已经确定，但由于治疗疾病的需要而不能停用时，医生一定要权衡利弊，根据患者疾病的情况作出正确的选择。

（二）加强排泄，延缓吸收

对于一些与剂量相关的药源性疾病的治疗，临床医生可采用静脉输液、利尿、导泻、洗胃、催吐、毒物吸附剂，以及血液透析等方法加速药物的排泄，延缓和减少药物的吸收。例如，磺胺药、甘露醇（mannitol）引起的肾损害可通过输液、利尿、疏通肾小管、促进药物在肾小管中的排泄。

（三）拮抗剂的应用

有些药物的作用可被另一些药物中和。例如，硫酸鱼精蛋白（protamine sulfate）与肝素（heparin）结合，使后者失去抗凝活性，可用于肝素过量引起的出血。贝美格（bemegride）有中枢兴奋作用，可用于巴比妥类及其他催眠药引起的深昏迷。谷胱甘肽（glutathione）能激活多种酶，促进药物在体内的代谢，可用于治疗药物性肝炎等。如致病药物存在拮抗剂，则可用拮抗剂治疗或缓解症状。

（四）过敏反应的治疗

（1）过敏性休克的治疗。过敏性休克的治疗必须争分夺秒，就地抢救，切忌延误时机。发现患者休克后立即使患者平卧，抬高下肢，吸氧，开放静脉通道，并注意保暖。肾上腺素（adrenine）是治疗过敏性休克的首选药物，具有兴奋心脏，升高血压、松弛支气管平滑肌等作用，故可缓解过敏性休克的心跳微弱、血压下降、呼吸困难等症状。一般皮下注射或肌内注射 0.5～1.0 mg。病情严重者可静脉滴注肾上腺皮质激素，肌内注射非那根（phenergan，异丙嗪）治疗。发生心跳呼吸骤停者，立即按心肺复苏抢救治疗。

（2）抗过敏治疗。可使用抗组胺类药物，如异丙嗪（proazamine）、氯苯那敏（chlorphenamine），苯海拉明（benzhydramine）等。维生素 C 及葡萄糖酸钙（calcium gluconate）也有一定的抗过敏作用。肾上腺皮质激素既有抗过敏、抗休克作用，也有抗炎作用，可用于严重的过敏性药源性疾病和药物引起的自身免疫性疾病的治疗。

（五）对症处理

对过敏性皮肤损害可对症局部用药，缓解瘙痒的症状；对恶心、呕吐等消化道反应可给予止吐剂治疗；对药物引起的发热可用解热镇痛剂治疗。但要注意的是，有不少患者可能对多种药物敏感，因此，在进一步治疗和选择药物时，应尽量简化治疗措施，避免因同类药物的重复使用，加重已经发生的药源性疾病。

三、药源性疾病的预防

（一）重视药源性疾病的危害性

近百年来已发生多起严重药害事件，造成众多患者致残，致死。但药源性疾病的危害性至今尚未被广大医务工作者充分认识。因此，有必要大力普及药源性疾病的知识，使广大医务工作者重视和掌握药源性疾病及其诊断和防治，以减少和防止药源性疾病的发生，保障患者的安全用药。

（二）提高临床安全用药水平

药源性疾病有些可以避免，有些难以避免。但提高临床安全用药水平，并在用药时注意以下几点，无疑有助于减少和预防药源性疾病的发生。

（1）首先应了解患者的过敏史或药物不良反应史，这对有过敏倾向和特异质的患者十分重要。

（2）老年人病多，用药品种也较多，医师应提醒患者可能出现的不良反应。小儿，尤其新生儿，对药物的反应不同于成人，其剂量应按体重或体表面积计算，用药期间应加强观察。

（3）孕妇用药应特别慎重，尤其是妊娠初期 3 个月应尽量避免使用药物，若用药不当有可能致畸。由于一些药物可经乳汁进入婴儿体内而引起不良反应,故对哺乳妇女用药应慎重选择。

(4) 肝病和肾病患者,除选用对肝肾功能无不良影响的药物外,还应适当减少剂量。

(5) 选用药物时要权衡利弊,尽量做到个体化给药,并要注意用法与用量。用药品种应合理,应避免不必要的联合用药,还应了解患者自用药品的情况,以免发生药物不良相互作用。

(6) 应用新药时,必须掌握有关资料,慎重用药,严密观察。应用对器官功能有损害的药物时,须按规定检查器官功能。例如:应用利福平、异烟肼时检查肝功能,应用氨基糖苷类抗生素时检查听力、肾功能,应用氯霉素时检查血象。

(7) 用药过程中,应注意发现药物不良反应的早期症状,以便及时停药和处理,防止进一步发展。同时注意药物的迟发反应(delayed effect),这种反应常发生于用药数月或数年后,如药物的致癌、致畸作用。

(三) 加强药物安全信息的收集和交流

药物安全信息对保障临床安全用药具有十分重要的现实意义。医疗机构加强药物安全信息工作,收集药物安全信息,提高信息的质量和数量,加速信息的交流,将有效地指导临床安全、合理用药,预防药源性疾病的发生,造福于民。

临床案例

患者,男性,44 岁,主因恶心、呕吐及全身乏力就诊。1 个月前因后背疼痛于当地诊所持续给予 NSAIDs 2 周。

患者无糖尿病、高血压及家族性肾病遗传史。无任何关于肾脏疾病的家族史。体格检查示:无水肿;肺部呼吸音清,无啰音;无关节疼痛及皮疹。生命体征如下:血压 120/80 mmHg,体温 36.9 ℃,脉搏 90 次/分,呼吸 22 次/分。实验室血液学检查发现,嗜酸性粒细胞升高,其余未见异常。尿液分析:尿蛋白 4+,伴有红细胞 >20 个/高倍镜,尿钙肌酐比值为 32.81 mg/g。免疫标记物的血清水平未见异常。结核分枝杆菌 γ-干扰素(TB IFN-γ)和血管紧张素转化酶在血清水平均正常。血钙和尿钙排泄水平也在正常范围内。胸片和心电图未见异常。非增强计算机断层扫描未见异常。最初给予保守治疗,患者症状并未减轻。

为确诊疾病和进一步治疗,患者接受肾活检。肾活检提示肾小球基底膜节段性增厚,肾小球膜轻度节段性扩张;在扩大的间质中淋巴细胞和上皮样细胞以及多核巨细胞聚集,但无坏死;中度间质纤维化伴轻度肾小管萎缩或丢失。肾活检提示无免疫球蛋白和补体沉积。光学显微镜检查并未见间质和肾小球嗜酸粒细胞浸润,然而先前的实验室检查显示嗜酸性粒细胞增多。组织病理学结果出现如淋巴细胞的间质浸润和中度间质性纤维化伴轻度肾小管损失或萎缩,可解释为肾小管状损伤。这些病理特征符合急性肉芽肿性间质性肾炎(granulomatous interstitial nephritis,GIN)的特点。患者在服用 30 mg 泼尼松龙后,血清肌酐水平开始显著下降至 2.4 mg/dL。

问题:

1. 该患者 GIN 的病因是什么?

2. 还有哪些药物会导致 GIN？治疗药物诱导的急性间质性肾炎（acute interstitial rephritis，AIN）AIN 的基本原则是什么？

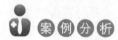

1. 急性间质性肾炎是导致急性肾损害（acute kidney injury，AKI）的常见原因。GIN 是 AIN 的一种罕见形式。GIN 主要由药物和结节病引起。肉芽肿病变包括感染性肉芽肿病变和非感染性肉芽肿病变。如果肾活检组织学检查提示肉芽肿性炎症，必须考虑感染性疾病的可能，包括结核病和自身免疫性/全身性疾病，如结节病和肾小管间质性肾炎葡萄膜炎综合征（tubulointerstitial nephritis and uveitis syndrome，TINU）。为鉴别结核病和伴有组织性肉芽肿病变的结节病，进行了一系列具有鉴别意义的实验室检查：一是肾活检提示无免疫球蛋白和补体沉积；一是结核分枝杆菌 γ-干扰素（TB IFN-γ）和血管紧张素转化酶在血清水平均正常，血钙和尿钙排泄水平也在正常范围内；三是大多数由结节病引起的 GIN 的患者通常具有肾外组织器官受累的表现，如累及肺、皮肤及其他器官，而本患者胸片和心电图未见异常，非增强计算机断层扫描未见异常。基于患者有服用 NSAIDs 药物史和实验室检查均正常，因而诊断患者为药物诱发的急性肉芽肿性间质性肾炎。

2. 导致 GIN 的药物包括 NSAID、抗菌药物、抗惊厥剂、利尿剂以及偶有报道的别嘌呤醇。治疗药物诱导的 AIN 最重要的是早期识别和及时停药。若停药后临床症状并未减轻，则可以启动皮质类固醇治疗。

【思考题】

1. 引起药源性肝损害的常见药物有哪些？这些药物所致肝损害的机制有何不同？
2. 如何降低药源性疾病的发生率，提高用药的安全性？

【推荐阅读】

[1] ATKINSON A J, Jr, HUANG S M, LERTORA J J L, et al. Principles of clinical pharmacology [M]. 3rd ed. Salt Lak City: Academic Press, 2012.

[2] SHIVANI S, CARTER-MONROE N, ATTA M G. Granulomatous interstitial nephritis [J]. Clin Kidney J, 2015, 8: 516-523.

[3] MURIITHI A K, LEUNG N, VALERI A M, et al. Biopsy-proven acute interstitial nephritis [J]. 1993-2011: a case series. Am J Kidney Dis, 2014, 64: 558-566.

[4] AIHARA M, MITANI N, KAKEMIZU N, et al. Human herpesvirus infection in drug-induced hypersensitivity syndrome, toxic epidermal necrolysis and Stevens-Johnson syndrome [J]. Allergol Int, 2004, 53: 23-29.

[5] FRIEDMAN J M. ACE inhibitors and congenital anomalies [J]. N Engl J Med, 2006, 354: 2498-2500.

（王雪丁　黄民）

第十二章 药品注册管理

药品在预防、诊断和治疗人类疾病中发挥着重要的作用，与广大群众的身心健康、生命安全密切相关。药品种类繁多，是一类特殊的商品，有规定的适用症、用法和用量要求；仅从外观，无法确定其质量，许多情况下需在医生指导下使用，误用滥用不仅不能治病，还可能致病，甚至危及生命。

为了加强药品监督管理，保证药品质量，保障人体用药安全，维护人民身体健和用药的合法权益，我国于 1984 年 9 月审议通过了《中华人民共和国药品管理法》（最近修正于 2015 年 4 月 24 日发布，以下简称《药品管理法》），这极大地促进了我国医药卫生事业的健康发展。根据《药品管理法》，我国先后制定并颁布了《中华人民共和国药品管理法实施条例》（自 2002 年 9 月 15 日起施行，以下简称《药品管理法实施条例》）、《药品注册管理办法》（自 2007 年 10 月 1 日起施行修订）、《化学药品注册分类改革工作方案》（自 2016 年 3 月 4 日起施行）、《药物非临床研究质量管理规范》（自 2003 年 09 月 01 日起施行）、《药物临床试验质量管理规范》（自 2016 年 12 月 01 日起发布修订）、《药品生产质量管理规范》（自 2011 年 3 月 1 日起施行修订）和《药品经营质量管理规范》（自 2015 年 6 月 25 日施行）等一系列完善的法律、规章和制度。我国关于药品注册、审批与管理等的法律、规章和制度随着社会的进步，科学的发展，不断地补充、修订，与世界接轨，有力地推动了我国在新药研发、合理用药、公共医疗等方面的迅速发展，是全面提高、加强我国医药卫生事业水平的重要保障和动力。

药品管理（drug administration）涉及药品研制、生产和临床应用的全过程，包括药品非临床研究、临床研究、药品注册、药品评审、药品生产、药品进口、药品经营、处方药和非处方药分类管理，以及对麻醉药品、精神药品、医疗用毒性药品、放射性药品实行特殊管理等方方面面。本章主要介绍《药品注册管理办法》《化学药品注册分类改革工作方案》《药物临床试验质量管理规范》《关于建立国家基本药物制度的实施意见》《处方药与非处方药分类管理办法》相关的一些内容。

第一节 药品及新药的概念与分类

一、药品与新药的概念

（一）药品

药品是指用于预防、治疗、诊断人的疾病，有目的地调节人的生理机能并规定有适应证或者功能主治、用法和用量的物质。

1. 药品的分类

根据不同的分类原则，药品有多种不同的分类形式。我国药品管理法律、法规中有关的药品分类主要有以下几种：

（1）按药品来源可分为现代药和传统药。

（2）从药品使用管理角度可分为处方药和非处方药。

（3）从国家医疗保障管理角度可分为国家基本药物、基本医疗保险药品和特殊管理的药品。

（4）从药品质量性质可分为合格药品、假药和劣药。

（5）按照用途可分为感冒药、退烧药、胃药、泻药、催眠药等。

（6）按照成分性质可分为中药材、中药饮片、中成药、中西成药，化学原料药及其制剂、抗生素、生化药品、放射性药品、血清、疫苗、血液制品和诊断药品等。

（7）按注册管理要求不同可分为老药、新药、仿制药、进口药等。

2. 药品的特殊性

药品首先是一种商品，在全民越来越注重身心健康、提高生活质量的今天，具有无法估量的社会影响和巨大的经济效益。但在追求药品的商业价值时，绝对不能忽略药品与一般商品不同的特殊性，药品是一种特殊商品。

（1）健康相关性。药品是用于预防、诊断、治疗人类疾病的特殊商品，与公众的生命健康密切相关。正确合理使用可以增进健康、挽救生命，使用不当则延误治疗或损害健康甚至危及生命。因此，健康相关性是药品的首要特性。国家禁止不合格药品上市，大力推进合理用药。

（2）医用专属性。药品不是一种独立的商品，它与医学紧密结合，相辅相成。其专属性表现在对疾病的治疗，亦即患什么病，用什么药。处方药必须经医生检查诊断、开具处方，药师调剂后才能用于防治疾病；非处方药必须根据病情，患者自我诊断、自我治疗，合理选择药品，按照药品说明书、标签正确使用或存药师的指导下使用。药品不是一般的商品，不同的药品使用时不可互相替代，不能误用滥用。

（3）质量严格性。药品直接关系到人们的身体健康甚至生命存亡，因此，其质量要求异常严格。药品的物理、化学、生物药剂学、安全性、有效性、稳定性、均一性等质量指标必须符合国家规定的标准。只有符合国家标准的药品，才能保证疗效。低于或高于规定的质量标准都可能降低甚至失去药品的疗效或者加剧药品的毒、副作用。不像其他商品一样，有优等品、一等品、二等品、合格品等质量等级之分，不同等级都可以销售；药品只有符合规定与不符合规定之分，只有符合规定的药品才能允许进入流通渠道。

（4）作用两重性。药品在用于人类疾病的过程中具有两重作用，既有预防、诊断、治疗的作用，又不可避免地具有不良反应。管理科学，合理使用，可以保障健康，造福人类；若管理混乱，误用滥用，则可误病致病，危害大众。

（5）社会公共性。在现代社会，享有健康的权利和生命的权利已经成为受法律保护的基本人权。药品关系到整个人类社会的繁衍和发展。药品的社会公共性是建立全民医疗保健和医疗保险制度的依据。药品生产、经营部门平时就应有适当的药品储备，做到"药等病"，不能"病等药"。虽然有些药品需求少，效期短，但宁可到期报废，也要有所储备；有些药品即使无利可图，也必须保证生产和供应。

（二）新药

新药（new drugs）指未曾在中国境内上市销售的药品。对已上市药品改变剂型、改变给药途径、增加新适应证的药品注册按照新药申请的程序申报，但改变剂型但不改变给药途径，以及增加新适应证的注册申请获得批准后不发给新药证书（靶向制剂、缓释、控释制剂等特殊剂型除外）。新药经申请、检验、审评、生产现场检查合格后，由国家食品药品监督管理总局（CFDA）审核发给新药证书，申请人已持有《药品生产许可证》并具备生产条件的，同时发给药品批准文号。

根据我国药物应用实际和新药管理要求，将新药分为中药、化学药品和生物制品三大类。

新药研究的一般过程概括为：目标化合物的寻找和获得、药效学筛选、药学研究、安全性研究及临床研究。

二、药品的注册分类

根据国家食品药品监督管理总局 2007 年 10 月 1 日起施行的《药品注册管理办法》，药品的注册分类分为中药/天然药物、化学药品和生物制品三大类。

（一）中药与天然药物注册分类

中药是指在我国传统医药理论指导下使用的药用物质及其制剂。天然药物是指在现代医药理论指导下使用的天然药用物质及其制剂。其注册分类为：

（1）未在国内上市销售的从植物、动物、矿物等物质中提取的有效成分及其制剂。

（2）新发现的药材及其制剂。

（3）新的中药材代用品。

（4）药材新的药用部位及其制剂。

（5）未在国内上市销售的从植物、动物、矿物等物质中提取的有效部位及其制剂。

（6）未在国内上市销售的中药、天然药物复方制剂。

（7）改变国内已上市销售中药、天然药物给药途径的制剂。

（8）改变国内已上市销售中药、天然药物剂型的制剂。

（9）仿制药。

（二）化学药品注册分类（根据自 2016 年 3 月 4 日起施行的《化学药品注册分类改革工作方案》）

1 类：境内外均未上市的创新药。指含有新的结构明确的、具有药理作用的化合物，且具有临床价值的药品。

2 类：境内外均未上市的改良型新药。指在已知活性成分的基础上，对其结构、剂型、处方工艺、给药途径、适应证等进行优化，且具有明显临床优势的药品。

3 类：境内申请人仿制境外上市但境内未上市原研药品的药品。该类药品应与原研药品的质量和疗效一致。

原研药品指境内外首个获准上市，且具有完整和充分的安全性、有效性数据作为上市依据的药品。

4 类：境内申请人仿制已在境内上市原研药品的药品。该类药品应与原研药品的质量和疗效一致。

5 类：境外上市的药品申请在境内上市。

新注册分类 1、2 类别药品，按照《药品注册管理办法》中新药的程序申报；新注册分类 3、4 类别药品，按照《药品注册管理办法》中仿制药的程序申报；新注册分类 5 类别药品，按照《药品注册管理办法》中进口药品的程序申报。

对新药设立 3～5 年监测期，具体如表 12-1 所示。

表 12-1 化学药品新药监测期期限表

注册分类	监测期期限/年
1	5
2.1	3
2.2	4
2.3	4
2.4	3

（三）生物制品注册分类

（1）未在国内外上市销售的生物制品。

（2）单克隆抗体。

（3）基因治疗、体细胞治疗及其制品。

（4）变态反应原制品。

（5）由人的、动物的组织或者体液提取的，或者通过发酵制备的具有生物活性的多组分制品。

（6）由已上市销售生物制品组成新的复方制品。

（7）已在国外上市销售但尚未在国内上市销售的生物制品。

（8）含未经批准菌种制备的微生态制品。

（9）与已上市销售制品结构不完全相同且国内外均未上市销售的制品（包括氨基酸位点突变、缺失，因表达系统不同而产生、消除或者改变翻译后修饰，对产物进行化学修饰等）。

（10）与已上市销售制品制备方法不同的制品（如采用不同表达体系、宿主细胞等）。

（11）首次采用 DNA 重组技术制备的制品（如以重组技术替代合成技术、生物组织提取或者发酵技术等）。

（12）国内外尚未上市销售的由非注射途径改为注射途径给药，或者由局部用药改为全身给药的制品。

(13) 改变已上市销售制品的剂型但不改变给药途径的生物制品。
(14) 改变给药途径的生物制品［不包括上述第（2）～（13）项］。
(15) 已有国家药品标准的生物制品。

第二节 新药申报与审批

一、新药临床研究的申报与审批

申请人在药品注册过程中可以提出特殊审批的申请，由国家食品药品监督管理总局药品审评中心组织专家会议讨论确定是否实行特殊审批。可以实行特殊审批的申请包括：

（1）未在国内上市销售的从植物、动物、矿物等物质中提取的有效成分及其制剂，新发现的药材及其制剂。

（2）未在国内外获准上市的化学原料药及其制剂、生物制品。

（3）治疗艾滋病、恶性肿瘤、罕见病等疾病且具有明显临床治疗优势的新药。

（4）治疗尚无有效治疗手段的疾病的新药。

（一）新药临床研究的申报

（1）多个单位联合研制的新药，应当由其中的一个单位申请注册，其他单位不得重复申请；需要联合申请的，应当共同署名作为该新药的申请人。新药申请获得批准后每个品种，包括同一品种的不同规格，只能由一个单位生产。

（2）对已上市药品改变剂型但不改变给药途径的注册申请，应当采用新技术以提高药品的质量和安全性，且与原剂型比较有明显的临床应用优势。改变剂型但不改变给药途径，以及增加新适应证的注册申请，应当由具备生产条件的企业提出；靶向制剂、缓释、控释制剂等特殊剂型除外。

（3）在新药审批期间，新药的注册分类和技术要求不因相同活性成分的制剂在国外获准上市而发生变化。

（二）新药临床研究的审批

在新药审批期间，其注册分类和技术要求不因国内药品生产企业申报的相同活性成分的制剂在我国获准上市而发生变化。

药品注册申报资料应当一次性提交，药品注册申请受理后不得自行补充新的技术资料；进入特殊审批程序的注册申请或者涉及药品安全性的新发现，以及按要求补充资料的除外。申请人认为必须补充新的技术资料的，应当撤回其药品注册申请。申请人重新申报的，应当符合有关规定且尚无同品种进入新药监测期。

新药临床研究的申报与审批流程见图12-1。

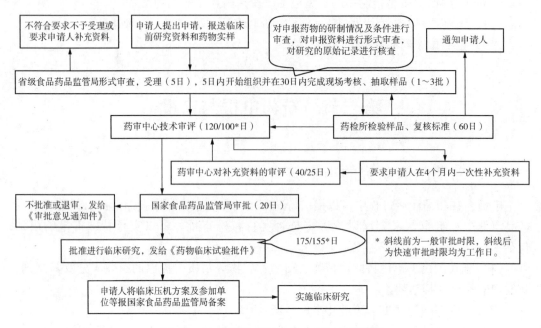

图 12-1 新药临床研究的申报与审批流程

二、新药生产申报与审批

（一）新药生产申报过程

（1）申请人完成药物临床试验后，应当填写《药品注册申请表》，向所在地省、自治区、直辖市药品监督管理部门报送申请生产的申报资料，并同时向中国药品生物制品检定所报送制备标准品的原材料及有关标准物质的研究资料。

（2）省、自治区、直辖市药品监督管理部门应当对申报资料进行形式审查，符合要求的，出具药品注册申请受理通知书；不符合要求的，出具药品注册申请不予受理通知书，并说明理由。

（3）省、自治区、直辖市药品监督管理部门应当自受理申请之日起5日内组织对临床试验情况及有关原始资料进行现场核查，对申报资料进行初步审查，提出审查意见。除生物制品外的其他药品，还需抽取3批样品，向药品检验所发出标准复核的通知。

（4）省、自治区、直辖市药品监督管理部门应当在规定的时限内将审查意见、核查报告及申报资料送交国家食品药品监督管理总局药品审评中心，并通知申请人。

（5）药品检验所应对申报的药品标准进行复核，并在规定的时间内将复核意见送交国家食品药品监督管理总局药品审评中心，同时抄送通知其复核的省、自治区、直辖市药品监督管理部门和申请人。

（二）新药生产审批过程

（1）国家食品药品监督管理总局药品审评中心收到申报资料后，应当在规定的时间内组织药学、医学及其他技术人员对申报资料进行审评，必要时可以要求申请人补充资料,并说明理由。

(2)经审评符合规定的,国家食品药品监督管理总局药品审评中心通知申请人申请生产现场检查,并告知国家食品药品监督管理总局药品认证管理中心;经审评不符合规定的,国家食品药品监督管理总局药品审评中心将审评意见和有关资料报送国家食品药品监督管理总局,国家食品药品监督管理总局依据技术审评意见,作出不予批准的决定,发给《审批意见通知件》,并说明理由。

(3)申请人应当自收到生产现场检查通知之日起6个月内向国家食品药品监督管理总局药品认证管理中心提出现场检查的申请。

(4)国家食品药品监督管理总局药品认证管理中心在收到生产现场检查的申请后,应当在30日内组织对样品批量生产过程等进行现场检查,确认核定的生产工艺的可行性,同时抽取1批样品(生物制品抽取3批样品),送进行该药品标准复核的药品检验所检验,并在完成现场检查后10日内将生产现场检查报告送交国家食品药品监督管理总局药品审评中心。

(5)样品应当在取得《药品生产质量管理规范》认证证书的车间生产;新开办药品生产企业、药品生产企业新建药品生产车间或者新增生产剂型的,其样品生产过程应当符合《药品生产质量管理规范》的要求。

(6)药品检验所应当依据核定的药品标准对抽取的样品进行检验,并在规定的时间内将药品注册检验报告送交国家食品药品监督管理总局药品审评中心,同时抄送相关省、自治区、直辖市药品监督管理部门和申请人。

(7)国家食品药品监督管理总局药品审评中心依据技术审评意见、样品生产现场检查报告和样品检验结果,形成综合意见,连同有关资料报送国家食品药品监督管理总局。国家食品药品监督管理总局依据综合意见,作出审批决定。符合规定的,发给新药证书,申请人已持有《药品生产许可证》并具备生产条件的,同时发给药品批准文号;不符合规定的,发给《审批意见通知件》,并说明理由。

(8)改变剂型但不改变给药途径,以及增加新适应证的注册申请获得批准后不发给新药证书;靶向制剂、缓释、控释制剂等特殊剂型除外。

三、新药审评的加速与申报控制

我国药品审批事项数量庞大,但只有约10%的是新药的申请,约90%的是关于改剂型和仿制药、进口药品等的申请,由于审评审批标准偏低、鼓励创新不够,低水平重复现象突出。2007年左右,药品注册申报存在三大突出问题:申报数量多、质量差、水平不高;部分申报单位简单改剂型、改规格,规避价格监管;部分药物研发机构编造试验记录、伪造试验样品和数据,提供虚假申报资料。

2007年,新的《药品注册管理办法》将创新药物的"快速审批"改为"特殊审批",这不是简单地缩短时间,而是根据不同程度的创新,设置不同的专门通道,早期介入,避免研发走弯路,并提供完善和补充研发资料的机会,从审批程序上提高审批效率,保护、鼓励创新。

同时,新办法明确了"新药"的界定,有效控制了简单重复申报。以前已上市药品改变剂型、改变给药途径、增加新适应证按新药管理的规定被取消。这三类药按新药申请程序申报，但不再颁发新药证书，今后也不在新药统计之列。引入"仿制药"概念，提高仿制药水平，逐步与国际接轨。将新药证书和新药批件分开发放，这样即便不生产新药，药品研制机构也可以通过转让技术、合作生产等进一步放开的方式，受益于药物创新。

第三节 药品临床试验管理规范（GCP）

药物临床试验质量管理规范（Good Clinical Practice，GCP）是临床试验全过程的标准规定，包括方案设计、组织实施、监察、稽查、记录、分析总结和报告。

目前的《药物临床试验质量管理规范》由国家食品药品监督管理总局局审议发布，自2003年9月1日起施行，2016年12月01日起发布修订。

一、实施 GCP 的目的

药物临床试验必须符合《世界医学大会赫尔辛基宣言》原则，即公正、尊重人格、力求使受试者最大程度受益和尽可能避免伤害。凡进行各期临床试验、人体生物利用度或生物等效性试验，均须按 GCP 执行。

实施 GCP 的目的在于，保证药物临床试验过程规范，数据和所报告结果的科学、真实、可靠，保护受试者的权益和安全。

二、GCP 的主要内容

（一）进行药品临床试验的准备与必要条件

（1）进行药物临床试验必须有充分的科学依据。进行药物临床试验必须有充分的科学依据。临床试验开始前应权衡试验对受试者预期的风险和获益，判定是否有悖于社会责任和义务。只有当预期的获益大于风险时，方可开始和/或继续临床试验。选择临床试验方法必须符合科学和伦理要求。

（2）临床试验用药品由申办者准备和提供。进行临床试验前，申办者必须提供试验药物的临床前研究资料，包括处方组成、制造工艺和质量检验结果。所提供的临床前资料必须符合进行相应各期临床试验的要求，同时还应提供试验药物已完成和其他地区正在进行与临床试验有关的有效性和安全性资料。试验药物的制备应符合《药品生产质量管理规范》（GMP）原则。试验药物的使用必须按照被批准的试验方案执行。

（3）药物临床试验机构的设施与条件应满足安全有效地进行临床试验的需要。所有研究者都应具备承担该项临床试验的专业特长、资格和能力，并经过培训。临床试验开始前，研究者和申办者应就试验方案、试验的监察、稽查和标准操作规程以及试验中的职责分工等达成书面协议。

（4）临床试验方案必须清晰、详细、可操作。临床试验方案在获得伦理委员会的批准后方可执行。

（5）临床试验各方应建立相应的质量保证体系，以保证临床试验遵守临床试验方案和相关法律法规。

（二）受试者的权益保障

（1）在药物临床试验的过程中，必须对受试者的个人权益给予充分的保障，并确保试验的科学性和可靠性。受试者的权益和安全是临床试验考虑的首要因素，并高于对科学和社会获益的考虑。伦理委员会与知情同意书是保障受试者权益的主要措施。

（2）为确保临床试验中受试者的权益，须成立独立的伦理委员会，应在药品监督管理部门备案。伦理委员会应分别有医药相关专业人员、非科学专业背景人员、非临床试验单位成员，并有不同性别的委员，至少5人组成。所有成员均有伦理审查的培训和经验，能够审查临床试验相关的伦理学和科学等方面的问题。

（3）试验方案、知情同意书需经伦理委员会审议同意并签署批准意见后方可实施。在试验进行期间，试验方案的任何修改均应经伦理委员会批准；试验中发生严重不良事件，应及时向伦理委员会报告。

（4）伦理委员会。

1）伦理委员会对临床试验方案的审查意见应在讨论后以投票方式作出决定，参与该临床试验的委员应当回避。因工作需要可邀请非委员的专家出席会议，但不投票。伦理委员会应建立工作程序，所有会议及其决议均应有书面记录，记录保存至临床试验结束后5年。

2）伦理委员会应从保障受试者权益的角度严格按下列各项审议试验方案：①研究者的资格、经验、是否有充分的时间参加临床试验，人员配备及设备条件等是否符合试验要求。②试验方案是否充分考虑了伦理原则，包括研究目的、受试者及其他人员可能遭受的风险和受益及试验设计的科学性。③受试者入选的方法，向受试者（或其家属、监护人、法定代理人）提供有关本试验的信息资料是否完整易懂，获取知情同意书的方法是否适当。④受试者因参加临床试验而受到损害甚至发生死亡时，给予的治疗和/或保险措施。⑤对试验方案提出的修正意见是否可接受。⑥定期审查临床试验进行中受试者的风险程度。

3）伦理委员会必须审查是否存在受试者被强迫、利诱等不正当的影响而参加临床试验。

4）伦理委员会应确保在书面知情同意书、提供给受试者的其他书面资料已经说明了给受试者补偿的信息，包括补偿方式和计划。

5）伦理委员会审查的意见包括：批准；必要的修正后批准及其修正内容；不批准及其理由；终止或暂停及其理由。

6）伦理委员会应关注临床试验实施中出现的重要偏离，如增加受试者风险和/或显著影响试验实施的变动；所有严重的和非预期的药物不良事件；可能对受试者的安全或临床试验的实施产生不利影响的新信息。

7）对于没有按照伦理委员会要求进行的临床试验，或者对受试者出现未预期严重损害的研究，伦理委员会有权暂停或终止研究。

8）伦理委员会应对正在进行的临床试验进行定期的跟踪审查，审查的频度应根据受试者的风险程度而定，但至少每年审查1次。

9）伦理委员会必须保留伦理审查的全部记录，包括伦理审查的书面记录、伦理委员会组成成员信息、递交的文件、会议记录和相关往来记录等。所有记录保存至试验结束后5年。

（5）受试者的知情同意。

1）研究者或其他任何研究人员，均不得采用强迫、利诱等不正当的方式影响受试者参加、继续参加临床试验。受试者参加试验应是自愿的，而且有权在试验的任何阶段随时退出试验而不会遭到歧视或报复，其医疗待遇与权益不会受到影响；

2）任何与试验相关的书面或口头信息，均不能采用任何使受试者及其法定代理人放弃其合法权益的语言，也不能含有为研究者及其供职的医疗机构、申办者及其代理机构免除其应负责任的语言。

3）研究者或指定研究人员应充分告知受试者有关临床试验的所有相关事宜，包括书面信息和伦理委员会的批准意见。无能力表达知情同意的受试者应由其法定代理人代表其实施知情同意。

4）提供给受试者的口头和书面资料，如知情同意书，均应采用通俗易懂的语言和表达方式，使受试者或其法定代理人、见证人易于理解。

5）受试者或其法定代理人，以及执行知情同意的研究者应在知情同意书上分别签名并注明日期。

6）知情同意过程中，若受试者或其法定代理人均缺乏阅读能力，须有一位公正的见证人协助和见证知情同意。知情同意过程应采用受试者或法定代理人能理解的语言和文字。

7）必须使受试者了解，参加试验及在试验中的个人资料均属保密。必要时，药品监督管理部门、伦理委员会或申办者，按规定可以查阅参加试验的受试者资料。

8）必须使受试者了解，试验目的、试验的过程与期限、检查操作、受试者预期可能的受益和风险，告知受试者可能被分配到试验的不同组别。试验期间，受试者可随时了解与其有关的信息资料。

9）必须给受试者充分的时间以便考虑是否愿意参加试验。

10）必须明确如发生与试验相关的损害时，受试者可以获得治疗和相应的补偿。

（8）经充分和详细解释试验的情况后获得知情同意书：

1）由受试者或其法定代理人在知情同意书上签字并注明日期，执行知情同意过程的研究者也需在知情同意书上签署姓名和日期。

2）对无行为能力的受试者，如果伦理委员会原则上同意、研究者认为受试者参加试验符合其本身利益时，则这些患者也可以进入试验，同时应经其法定监护人同意并签名及注明日期。

3）儿童作为受试者，必须征得其法定监护人的知情同意并签署知情同意书，当儿童能做出同意参加研究的决定时，还必须征得其本人同意。

4）在紧急情况下，无法取得本人及其合法代表人的知情同意书，如缺乏已被证实有效的治疗方法，而试验药物有望挽救生命，恢复健康，或减轻病痛，可考虑作为受试者，但需要在试验方案和有关文件中清楚说明接受这些受试者的方法，并事先取得伦理委员会同意。

5）如发现涉及试验药物的重要新资料则必须将知情同意书作书面修改送伦理委员会批准后，再次取得受试者同意。

（三）药品临床试验方案

（1）临床试验开始前应制定试验方案，该方案应由研究者与申办者共同商定并签字，报伦理委员会审批后实施。

（2）临床试验方案应包括以下内容：

1）试验题目。

2）试验目的，试验背景，临床前研究中有临床意义的发现和与该试验有关的临床试验结果、已知对人体的可能危险与受益，及试验药物存在人种差异的可能。

3）申办者的名称和地址，进行试验的场所，研究者的姓名、资格和地址。

4）试验设计的类型，随机化分组方法及设盲的水平。

5）受试者的入选标准，排除标准和剔除标准，选择受试者的步骤，受试者分配的方法。

6）根据统计学原理计算要达到试验预期目的所需的病例数。

7）试验用药品的剂型、剂量、给药途径、给药方法、给药次数、疗程和有关合并用药的规定，以及对包装和标签的说明。

8）拟进行临床和实验室检查的项目、测定的次数和药代动力学分析等。

9）试验用药品的登记与使用记录、递送、分发方式及储藏条件。

10）临床观察、随访和保证受试者依从性的措施。

11）中止临床试验的标准，结束临床试验的规定。

12）疗效评定标准，包括评定参数的方法、观察时间、记录与分析。

13）受试者的编码、随机数字表及病例报告表的保存手续。

14）不良事件的记录要求和严重不良事件的报告方法、处理措施、随访的方式、时间和转归。

15）试验用药品编码的建立和保存，揭盲方法和紧急情况下破盲的规定。

16）统计分析计划，统计分析数据集的定义和选择。

17）数据管理和数据可溯源性的规定。

18）临床试验的质量控制与质量保证。

19）试验相关的伦理学。

20）临床试验预期的进度和完成日期。

21）试验结束后的随访和医疗措施。

22）各方承担的职责及其他有关规定。

23）参考文献。

（3）临床试验中，若确有需要，可以按规定程序对试验方案作修正。

（四）试验研究者的职责

（1）研究者的资格。

1）研究者具有在其供职的医疗机构的执业资格；具备临床试验所需的专业知识、培训经历和承担临床试验的经验；并能向申办者、伦理委员会和药品监督管理部门提供最新的工作履历和相关资格文件。

2）熟悉申办者提供的临床试验方案、研究者手册、试验药物相关资料信息。

3）熟悉并遵守临床试验相关的法律法规。

4）研究者和其供职的医疗机构能接受申办者组织的监察和稽查，及药品监督管理部门的检查。

5）须保存一份由主要研究者签署的研究者分工授权表。

6）在临床试验进行期间，有权支配参与该项试验的人员，具有使用试验所需医疗设施的权限并能正确、安全使用。

（2）研究者必须详细阅读和了解试验方案的内容，并严格按照方案执行。

（3）研究者应了解并熟悉试验药物的性质、作用、疗效及安全性（包括该药物临床前研究的有关资料），同时也应掌握临床试验进行期间发现的所有与该药物有关的新信息。

（4）研究者及其供职的医疗机构在临床试验期间，应确保所有参加临床试验的人员充分了解临床试验方案及试验用药品，明确各自在试验中的分工和职责，并确保临床试验数据的真实性、完整性和准确性。

（5）研究者应获得所在医疗机构或主管单位的同意，保证有充分的时间在方案规定的期限内负责和完成临床试验。研究者须向参加临床试验的所有工作人员说明有关试验的资料、规定和职责，确保有足够数量并符合试验方案的受试者进入临床试验。

（6）研究者应向受试者说明经伦理委员会同意的有关试验的详细情况，并取得知情同意书。

（7）研究者负责作出与临床试验相关的医疗决定，保证受试者在试验期间出现不良事件时得到适当的治疗。

（8）研究者有义务采取必要的措施以保障受试者的安全，并记录在案。在临床试验过程中如发生严重不良事件，研究者应立即对受试者采取适当的治疗措施，同时报告药品监督管理部门、卫生行政部门、申办者和伦理委员会，并在报告上签名及注明日期。

（9）研究者应保证将数据真实、准确、完整、及时、合法地载入病历和病例报告表。

（10）研究者应接受申办者派遣的监察员或稽查员的监察和稽查及药品监督管理部门的稽查和视察，确保临床试验的质量。

（11）研究者应与申办者商定有关临床试验的费用，并在合同中写明。研究者在临床试验过程中，不得向受试者收取试验用药所需的费用。

（12）临床试验完成后，研究者必须写出总结报告，签名并注明日期后送申办者。

（13）研究者中止一项临床试验必须通知受试者、申办者、伦理委员会和药品监督管理部门，并阐明理由。

（14）主要研究者监管所有研究者执行试验方案，并采取措施实施临床试验的质量管理。

（五）申办者的职责

（1）申办者负责发起、申请、组织、监察和稽查一项临床试验，并提供试验经费。申办者按国家法律、法规等有关规定，向国家食品药品监督管理总局递交临床试验的申请，也可委托合同研究组织执行临床试验中的某些工作和任务。

（2）申办者应建立药物临床试验的质量管理体系，涵盖临床试验的整个过程，包括临床试验的设计、实施、记录、评估、结果报告和文件归档。质量管理包括有效的试验方案设计、收集数据的方法及流程、对于临床试验中重要的问题做出决策的信息采集。

（3）申办者提供研究者手册，其内容包括试验药物的化学、药学、毒理学、药理学和临床的（包括以前的和正在进行的试验）资料和数据。

（4）申办者在获得国家食品药品监督管理总局批准并取得伦理委员会批准件后方可按方案组织临床试验。

（5）申办者、研究者共同设计临床试验方案，述明在方案实施、数据管理、统计分析、结果报告、发表论文方式等方面职责及分工。签署双方同意的试验方案及合同。

（6）申办者向研究者提供具有易于识别、正确编码并贴有特殊标签的试验药物、标准品、对照药品或安慰剂，并保证质量合格。试验用药品应按试验方案的需要进行适当包装、保存。申办者应建立试验用药品的管理制度和记录系统。

（7）申办者任命合格的监察员，并为研究者所接受。

（8）申办者应建立对临床试验的质量控制和质量保证系统，可组织对临床试验的稽查以保证质量。

（9）申办者应与研究者迅速研究所发生的严重不良事件，采取必要的措施以保证受试者的安全和权益，并及时向药品监督管理部门和卫生行政部门报告，同时向涉及同一药物的临床试验的其他研究者通报。

（10）申办者中止一项临床试验前，须通知研究者、伦理委员会和国家食品药品监督管理总局，并述明理由。

（11）申办者负责向国家食品药品监督管理总局递交试验的总结报告。

（12）申办者应对参加临床试验的受试者提供保险，对于发生与试验相关的损害或死亡的受试者承担治疗的费用及相应的经济补偿。申办者应向研究者提供法律上与经济上的担保，但由医疗事故所致者除外。

（13）研究者不遵从已批准的方案或有关法规进行临床试验时，申办者应指出以求纠正，如情况严重或坚持不改，则应终止研究者参加临床试验并向药品监督管理部门报告。

（14）申办者负责制定、实施和及时更新有关临床试验质量保证和质量控制系统的SOP，确保临床试验的进行、数据的产生、记录和报告均遵守试验方案相关法律法规的要求。

（15）申办者必须与研究者及其供职的医疗机构和所有参加临床试验的相关单位签订合同，明确各方职责。

（16）申办者因任何原因停止临床试验，应保存相关的必备文件至临床试验正式停止或暂停后至少5年，或与必备文件管理的相关法规一致。

（17）申办者的必备文件应保留至药物被批准上市后至少2年，或至临床试验正式停止或暂停后至少5年。根据药品监督管理部门要求或申办者内部制度时，可以延长文件的保留期限。

（六）监察员的职责

监察的目的是为了保证临床试验中受试者的权益受到保障，试验记录与报告的数据准确、完整无误，保证试验遵循已批准的方案和有关法规。监察应在试验开始前、试验进行中和试验结束后进行。

监察员是申办者与研究者之间的主要联系人。其人数及访视的次数取决于临床试验的复杂程度和参与试验的医疗机构的数目。监察员应有适当的医学、药学或相关专业学历，并经过必要的训练，熟悉药品管理有关法规，熟悉有关试验药物的临床前和临床方面的信息以及临床试验方案及其相关的文件。

监察员应遵循标准操作规程，督促临床试验的进行，以保证临床试验按方案执行。具体内容包括：

（1）在试验前确认试验承担单位已具有适当的条件，包括人员配备与培训情况，实验室设备齐全、运转良好，具备各种与试验有关的检查条件，估计有足够数量的受试者，参与研究人员熟悉试验方案中的要求。

（2）在试验过程中监察研究者对试验方案的执行情况，确认在试验前取得所有受试者的知情同意书，了解受试者的入选率及试验的进展状况，确认入选的受试者合格。

（3）确认所有数据的记录与报告正确完整，所有病例报告表填写正确，并与原始资料一致。所有错误或遗漏均已改正或注明，经研究者签名并注明日期。每一受试者的剂量改变、治疗变更、合并用药、间发疾病、失访、检查遗漏等均应确认并记录。核实入选受试者的退出与失访已在病例报告表中予以说明。

（4）确认所有不良事件均记录在案，严重不良事件在规定时间内作出报告并记录在案。

（5）核实试验用药品按照有关法规进行供应、储藏、分发、收回，并做相应的记录。

（6）协助研究者进行必要的通知及申请事宜，向申办者报告试验数据和结果。

（7）应清楚如实记录研究者未能做到的随访、未进行的试验、未做的检查，以及是否对错误、遗漏作出纠正。

（8）每次访视后作一书面报告递送申办者，报告应述明监察日期、时间、监察员姓名、监察的发现等。

（七）记录与报告

（1）使用的电子数据管理系统，应通过合规的系统验证，以保证试验数据的完整、准确、可靠，符合预先设置的技术性能，并保证在整个试验过程中系统始终处于验证有效的状态。

(2) 计算机系统数据修改的方式应预先规定，其修改过程应完整记录，原数据（即保留电子数据稽查轨迹、数据轨迹和编辑轨迹）应保留；电子数据的整合、内容和结构应有明确规定，以确保电子数据的完整性；当计算机系统出现变更时，如软件升级或者数据转移等，这种确保电子数据的完整性更为重要。

(3) 保证数据系统的安全性。未经授权的人员不能访问该数据系统；保存被授权修改数据人员的名单；电子数据应及时备份；盲法设计的临床试验，应始终保持盲法状态，包括数据录入和处理。

(4) 病历作为临床试验的原始文件，应完整保存。病例报告表中的数据来自原始文件并与原始文件一致，试验中的任何观察、检查结果均应及时、准确、完整、规范、真实地记录于病历和正确地填写至病例报告表中，不得随意更改，确因填写错误，作任何更正时应保持原记录清晰可辨，由更正者签署姓名和时间。

(5) 临床试验中各种实验室数据均应记录或将原始报告复印件粘贴在病例报告表上，在正常范围内的数据也应具体记录。对显著偏离或在临床可接受范围以外的数据须加以核实。检测项目必须注明所采用的计量单位。

(6) 为保护受试者隐私，病例报告表上不应出现受试者的姓名。研究者应按受试者的代码确认其身份并记录。

(7) 临床试验总结报告内容应与试验方案要求一致，包括：

1) 随机进入各组的实际病例数，脱落和剔除的病例及其理由。

2) 不同组间的基线特征比较，以确定可比性。

3) 对所有疗效评价指标进行统计分析和临床意义分析。统计结果的解释应着重考虑其临床意义。

4) 安全性评价应有临床不良事件和实验室指标合理的统计分析，对严重不良事件应详细描述和评价。

5) 多中心试验评价疗效，应考虑中心间存在的差异及其影响。

6) 对试验药物的疗效和安全性以及风险和受益之间的关系作出简要概述和讨论。

(八) 数据管理与统计分析

数据管理的目的在于把试验数据迅速、完整、无误地纳入报告，所有涉及数据管理的各种步骤均需记录在案，以便对数据质量及试验实施进行检查。用适当的程序保证数据库的保密性，应具有计算机数据库的维护和支持程序。

临床试验中受试者分配必须按试验设计确定的随机分配方案进行，每名受试者的处理分组编码应作为盲底由申办者和研究者分别保存。设盲试验应在方案中规定揭盲的条件和执行揭盲的程序，并配有相应处理编码的应急信件。在紧急情况下，允许对个别受试者紧急破盲而了解其所接受的治疗，但必须在病例报告表上述明理由。

临床试验资料的统计分析过程及其结果的表达必须采用规范的统计学方法。临床试验各阶段均需有生物统计学专业人员参与。临床试验方案中需有统计分析计划，并在正式统计分析前加以确认和细化。若需作中期分析，应说明理由及操作规程。对治疗作用的评价应将可信区间与假设检验的结果一并考虑。所选用统计分析数据集需加以说明。

对于遗漏、未用或多余的资料须加以说明，临床试验的统计报告必须与临床试验总结报告相符。

（九）试验用药品的管理

（1）临床试验用药品不得销售。

（2）申办者负责对临床试验用药品作适当的包装与标签，并标明为临床试验专用。在双盲临床试验中，试验药物与对照药品或安慰剂在外形、气味、包装、标签和其他特征上均应一致。

（3）试验用药品的使用记录应包括数量、装运、递送、接受、分配、应用后剩余药物的回收与销毁等方面的信息。

（4）试验用药品的使用由研究者负责，研究者必须保证所有试验用药品仅用于该临床试验的受试者，其剂量与用法应遵照试验方案，剩余的试验用药品退回申办者，上述过程需由专人负责并记录在案，试验用药品须有专人管理。研究者不得把试验用药品转交任何非临床试验参加者。

（5）试验用药品的供给、使用、储藏及剩余药物的处理过程应接受相关人员的检查。

（十）质量保证

（1）申办者及研究者均应履行各自职责，并严格遵循临床试验方案，采用标准操作规程，以保证临床试验的质量控制和质量保证系统的实施。

（2）临床试验中有关所有观察结果和发现都应加以核实，在数据处理的每一阶段必须进行质量控制，以保证数据完整、准确、真实、可靠。

（3）药品监督管理部门、申办者可委托稽查人员对临床试验相关活动和文件进行系统性检查，以评价试验是否按照试验方案、标准操作规程以及相关法规要求进行，试验数据是否及时、真实、准确、完整地记录。稽查应由不直接涉及该临床试验的人员执行。

（4）药品监督管理部门应对研究者与申办者在实施试验中各自的任务与执行状况进行视察。参加临床试验的医疗机构和实验室的有关资料及文件（包括病历）均应接受药品监督管理部门的视察。

（十一）多中心试验

多中心试验是由多位研究者按同一试验方案在不同地点和单位同时进行的临床试验。各中心同期开始与结束试验。多中心试验由一位主要研究者总负责，并作为临床试验各中心间的协调研究者。

多中心试验应当根据参加试验的中心数目和试验的要求，以及对试验用药品的了解程度建立管理系统，协调研究者负责整个试验的实施。

多中心试验的计划和组织实施要考虑以下各点：

（1）试验方案由各中心的主要研究者与申办者共同讨论认定，伦理委员会批准后执行。

（2）在临床试验开始时及进行的中期应组织研究者会议。

(3) 各中心同期进行临床试验。
(4) 各中心临床试验样本大小及中心间的分配应符合统计分析的要求。
(5) 保证在不同中心以相同程序管理试验用药品,包括分发和储藏。
(6) 根据同一试验方案培训参加该试验的研究者。
(7) 建立标准化的评价方法,试验中所采用的实验室和临床评价方法均应有统一的质量控制,实验室检查也可由中心实验室进行。
(8) 数据资料应集中管理与分析,应建立数据传递、管理、核查与查询程序。
(9) 保证各试验中心研究者遵从试验方案,包括在违背方案时终止其参加试验。

第四节 基本药物与基本药物政策

一、概念与实施背景

基本药物（essential drugs or medicines）是指那些满足人群卫生保健优先需要的药品。其概念由 WHO 针对发展中国家医药资源不足,医药保障体系不健全的事实,在 1977 年提出,建议发展中国家制定符合国情的基本药物政策,以解决民众预防、诊断和治疗用药的基本需要,并强调基本药物政策应视作国家卫生政策的一部分。遴选基本药物的主要根据包括：与公共卫生相关、有效与安全的保证、相对优越的成本－效益。在一个正常运转的健康医疗卫生体系中,基本药物在任何时候都应可获得足够数量,其质量有保障,其信息充分,其价格个人和社区均能够承受。

从人道主义的伦理角度,无论什么人患何种疾病,无论这种病的发病率多么低,只要有一种药物能够治愈或者缓解病症,不管其价格多么昂贵,也是对患者生命的基本保障。因此,药物本不应该有"基本"和"非基本"之分。

由于任何国家用于医疗卫生的资源都是有限的,许多国家的公共医疗保障体系不可能承担民众的所有药物开支。在这样的背景下,各国根据实际情况,在所有可以上市的药品当中进行适当的遴选,编制出基本药物目录,优先强化其供应保障体系,以满足大部分国民基本医疗卫生保健的优先需要,就成为一种必要而紧迫的公共政策。根据 WHO 1999 年统计,全世界有 156 个国家制定了基本药物目录。

由于经济因素,基本药物的概念对发展中国家有着特殊的意义。发展中国家与发达国家的国民在药物支付能力上的确存在差别,低收入国家的大多数国民没有能力承担疗效显著、价格高昂的药物,尤其是进口药物。发展中国家的医疗保障体系也难以将这些昂贵药物全数纳入其中。因此,低收入国家的政府引导其医疗保障体系和民众将药品开支优先用于相对来说物美价廉的基本药物,是必要的。此外,建立基本药物制度,还可以推进发展中国家的合理用药。滥用药品导致医药费用开支增加的现象在发展中国家比比皆是。基本药物的遴选考虑到了药品的有效性与安全性,因此多使用基本药物是促进药品合理使用的措施之一。

我国政府从 1979 年开始参加 WHO 基本药物行动计划。1996 年,中国首次发布了国家基本药物中成药和化学药品目录。但是，长期以来，"基本药物"在我国更多的只是一个概念，而不是一种有效的公共政策。由于绝大多数基本药物都是普药，每一种基本药物在我国都有多家企业可以生产，并且会有不同的剂型。同样是基本药物，不同的商品，价格自然不一样，但疗效的差别也许不大。由于"以药养医"的弊端，部分医疗机构倾向于开贵药、多开药，这样导致相当一部分患者用药过多、过贵，但疗效不一定很好，引起"药价虚高"，是导致医患关系紧张的主要原因之一。

2009年8月18日，国家卫生部等9部门发布了《关于建立国家基本药物制度的实施意见》，正式启动国家基本药物制度建设工作。

根据《关于建立国家基本药物制度的实施意见》，基本药物是指适应基本医疗卫生需求，剂型适宜，价格合理，能够保障供应，大众可公平获得的药品。

二、国家基本药物遴选原则与实施

一直以来，我国的医药资源配置存在严重浪费和严重不足两大问题：有些医疗单位和医务人员为了追求经济效益盲目滥用进口药、贵重高档药和保健滋补药，导致国家医疗费用不堪重负；不少地区，尤其是广大农民因为贫困，尚不能享受最基本的医疗保障，因病致贫和因病返贫的现象日趋严重。此外，临床有些急需的特殊药品，因用量小、价格低廉，药厂不愿组织生产，影响临床治疗工作。制定和实施国家基本药物政策，有利于指导临床合理用药，避免药品滥用和浪费。还可有效地保证我国基本药物的生产和供应。因此，制定基本药物政策具有重大现实意义。

（一）国家基本药物遴选原则

（1）坚持防治必需，基本药物必需能保证临床预防、诊断和治疗的需要。

（2）安全有效，根据现代药学知识和临床评价为依据，选择疗效确切和不良反应小的药物。

（3）价格合理，在保证安全有效的基础上，选择价格相对低廉的药物。

（4）使用方便。

（5）中西药并重。

（二）国家基本药物遴选要求

（1）结合我国用药特点，参照国际经验。

（2）要与我国公共卫生、基本医疗卫生服务和基本医疗保障水平相适应。

（3）要符合我国疾病谱的特点，能够满足基层医疗卫生机构常见病、多发病和传染病预防、治疗的需求。

（4）应是临床首先选择使用的，基层医疗卫生机构能够配备、并能够保证可及供应。

（5）要经国家药品监督管理部门批准正式上市、不含有国家濒危野生动植物药材等要求。

（6）必须是国家药典收载的品种和国家食品药品监督管理部门批准正式生产的新药及批准进口的药品。

（7）国家基本药物的遴选与调整必须在保持相对稳定的基础上，根据医药科学事业的发展和防病治病的需要定期进行调整。调整时纳入一些符合遴选条件的新药,调出一些遴选条件相对不足的药物。

(三) 国家基本药物遴选程序

国家基本药物的遴选主要根据药品安全性等信息,按照专家咨询评价、多方征求意见、多方论证并经专家委员会审核、审定的程序,科学、公正遴选国家基本药物。具体包括:

(1) 从国家基本药物专家库中,随机抽取专家成立目录咨询专家组和目录评审专家组。

(2) 咨询专家组根据循证医学、药物经济学,对纳入遴选范围的药品进行技术评价,提出遴选意见,形成备选目录。

(3) 评审专家组对备选目录进行审核投票,形成目录初稿。

(4) 将目录初稿征求有关部门意见,修改完善后形成送审稿。

(5) 送审稿经国家基本药物工作委员会审核后,授权卫生部发布。

第五节　药品的分类管理

一、药品分类管理的意义

药品分类管理是国际通行的管理办法。它是根据药品的安全性、有效性原则,依其品种、规格、适应证、剂量及给药途径等的不同,将药品分为处方药和非处方药,并作出相应的管理规定。

在我国上市的中、西药品数以万计,目前除了麻醉药品、精神药品、医疗用毒性药品、放射性药品以及戒毒药品外,其余药品均可在市场自由购买使用。我国已先后实行了麻醉药品、精神药品、医疗用毒性药品、放射性药品和戒毒药品的分类管理,目前正在进行的处方药与非处方药分类管理,其核心是加强处方药的管理,规范非处方药的管理,实行处方药与非处方药分类管理,其主要目的就是有效地加强对处方药的监督管理,防止消费者因自我行为不当导致滥用药物和危及健康。另一方面,通过规范对非处方药的管理,引导消费者科学、合理地进行自我保健。

总体而言,实行药品分类管理的意义主要有:

(1) 有利于保障人们安全、有效地用药。不合理使用药品,不仅造成药品、医疗资源的浪费,还会给使用者带来许多不良反应,甚至危及生命。如果一旦产生了机体耐药性或耐受性,还会导致以后治疗的困难。

(2) 有利于医药卫生事业健康发展,推动医药卫生制度改革,增强人们自我保健、自我药疗意识,促进我国"人人享有初级卫生保健"目标的实现;为医药行业调整产品结构,促进医药工业发展提供良好机遇。

(3) 有利于逐步与国际上通行的药品管理模式接轨,有利于国际间合理用药的学

二、处方药与非处方药

处方药与非处方药分类管理是国际通行的对药品的管理办法。为适应我国经济体制发展和深化改革,加快医药卫生事业健康发展,推动社会医疗保险制度的建立与完善,增强人们自我保健、自我药疗的意识,1997年1月《中共中央、国务院关于卫生改革与发展的决定》中提出:"国家建立并完善处方药与非处方药分类管理制度。"1999年6月18日,国家药品监督管理局发布《处方药与非处方药分类管理办法》(试行),自2000年1月1日起施行。2001年,我国颁布修订的《药品管理法》规定:"国家对药品实行处方药和非处方药分类管理。"药品分类管理的目的是为了加强监督管理,保障人民用药的安全有效、使用方便,合理利用医疗卫生与药品资源,推动医疗保险制度的改革,提高人民自我保健意识,促进医药行业与国际接轨。

《处方药与非处方药分类管理办法》(试行)规定,根据药品品种、规格、适应证、剂量及给药途径不同,对药品分别按处方药与非处方药进行管理。办法的核心是加强处方药管理,规范非处方药管理,减少不合理用药。

处方药和非处方药的主要区别见表12-1。

表12-1 处方药和非处方药的区别

项目	处方药	非处方药
适用疾病	病情较重,需医生确诊	病情较轻,诊断明确
药品选择者	医生	患者或亲属
取药凭据	医生处方	不需要
取药地点	医药、药店	药店、超市
疗程	可长可短,应遵医嘱	短,根据说明书
用法	可能复杂,有时需医务人员给药	简便,可自行用药
毒性	大或有其他潜在风险	小
专有标识	无	有,"OTC"
广告媒体	专业医药报刊(经审批)	大众传媒(经审批)
宣传对象	医生	大众

(一) 处方药

处方药(prescription drug)指必须凭执业医师或执业助理医师的处方方可调配、购买和使用的药品。国外常用的术语还有:ethic drug, legend drug(美国)。处方药主要包括:刚上市的新药;具有依赖性作用或者易导致滥用的药品(如吗啡类镇痛药及某些催眠安定药物等);因药物的毒性大或者其他潜在风险,患者自行使用不安全的药品(如抗癌药物等);用药方法有特殊要求,必须在医药卫生专业人员指导下使用的药品(如心血管疾病药物等);注射剂、上市不满5年的由新活性成分组成的新药;其他不适合按非处方药管理的药品。

（二）非处方药

非处方药（over the counter drug，OTC）指由国家药品监督管理部门公布，不需凭执业医师或执业助理医师处方，消费者可自行判断、购买和使用的药品。国外常用的术语还有：pome remedies（家庭用药），proprietary nonprescription drug（非处方药），日本常称作"一般用医药品"或"大众药"，也有称"一般药"。其中OTC，已成为国际上非处方药通用的简称。非处方药主要包括：药品成分毒性低，无依赖性的药品；适应证或者功能主治适于自我判断，病症不严重的药品；疗效易于观察的药品；用药方法无特殊要求，可以自我使用的药品；具有良好的安全性记录的药品。非处方药为包括用于感冒、发烧、咳嗽，消化系统疾病，头痛，关节疾病，鼻炎等症的药物；以及营养补剂，如维生素、某些中药补剂等。

非处方药品种目录由国家食品药品监督管理总局公布。根据药品的安全性，非处方药分为甲、乙两类，规定甲类非处方药仅在药店销售，乙类非处方药不仅可在药店出售，还可在超市等处销售。我国《处方药与非处方药分类管理办法》规定，非处方药标签和说明书除符合规定外，用语应当科学、易懂，便于消费者自行判断、选择和使用。非处方药的标签和说明书必须经国家食品药品监督管理总局批准。

非处方药具有如下特点：

（1）使用时不需医药人员监督、指导。

（2）按标签或说明书的指导使用，说明文字通俗易懂。

（3）适应证是患者能自我作出诊断的疾病，药品起效迅速，疗效确切，能使患者清楚的感受得到。

（4）有助于保持和促进健康。

（5）不含中毒和成瘾成分，有高度的安全性，不引起依赖性，毒副反应率低，不在体内蓄积，不产生耐药性和抗药性。

三、非处方药的遴选原则

我国非处方药的遴选原则是：应用安全、疗效确切、质量稳定、使用方便。

1. 应用安全

应用安全性是非处方药遴选的首要原则，也是区别处方药与非处方药的标准之一。具体要求为：

（1）现有文献资料和临床长期使用，确已证实为安全性药品。

（2）药品长期使用不产生依赖性和耐药性，无"三致"（致畸、致癌、致突变）作用，无潜在毒性，不易蓄积中毒，中药中重金属及农药残留含量符合国内或国际公认标准。

（3）不会掩盖其他疾病的诊断，不会诱导病原体产生耐药性或抗药性。

（4）组方合理，与其他药品、食品或保健品同用时，不产生有害的相互作用，中成药配伍中无"十八反""十九畏"。

（5）在推荐剂量下，不良反应发生轻微，发生率较低，多为一过性反应，停药后可自行消失。

(6) 毒药、麻醉药、精神药品，原则上不能列入，个别用于配制复方制剂者例外。

2. 疗效确切

(1) 药物作用针对性强，功能主治明确，疗效可靠。

(2) 不需经常调整剂量。

(3) 连续应用不引起耐药性或耐受性。

3. 质量稳定

(1) 质量可控，有可靠质控方法和质量标准作保证。

(2) 物理化学性质稳定，不需要特殊的保存条件；包装严密，有效期及生产批号明确。

4. 使用方便

(1) 用药时不需作特殊检查、试验和监测。

(2) 以口服、外用、吸入等剂型为主。

四、非处方药的管理与注意事项

（一）非处方药的管理

(1) 非处方药标签和说明书除符合规定外，用语应当科学、易懂，便于消费者自行判断、选择和使用。非处方药的标签和说明书必须经国家药品监督管理局批准。

(2) 非处方药的包装必须印有国家指定的非处方药专有标识，必须符合质量要求，方便储存、运输和使用。每个销售基本单元包装必须附有标签和说明书。

(3) 根据药品的安全性，非处方药分为甲、乙两类。经营处方药、非处方药的批发企业和经营处方药、甲类非处方药的零售企业必须具有《药品经营企业许可证》。经省级药品监督管理部门或其授权的药品监督管理部门批准的其他商业企业可以零售乙类非处方药。

(4) 零售乙类非处方药的商业企业必须配备专职的具有高中以上文化程度，经专业培训后，由省级药品监督管理部门或其授权的药品监督管理部门考核合格并取得上岗证的人员。

（二）非处方药的使用注意事项

(1) 准确判断疾病。提高个人用药知识基础，用药前通过自身状况和相关资讯对疾病进行自我判断，确定是否使用非处方药。如病因不明或病情较重或多种疾病，不应擅自用药。

(2) 合理选购合适合格药品。

1）注意检查所选药品的批准文号、注册商标、OTC 标识和药品说明书，选用有国家统一标识的非处方药，以识别假药、劣药。

2）注意药品的内外包装、有效期、失效期和生产批号、生产厂家。

3）注意药品的外观，有破损、变形、变色、发霉等异常现象时不能选用。

4）认真仔细地阅读说明书，了解其适应证、禁忌证、注意事项及不良反应等信息。

(3) 准确用药：根据年龄、性别、体重等自身情况，严格按照说明书用药，不可超量或超时使用。如果有说明书上所列禁忌证、慎用范围的疾病或症状，不可贸然用药，应咨询药师或医师。

（4）按要求贮藏药品。注意妥善保管药品，内服、外用药品分开；并将药品放置在婴幼儿、儿童接触不到的地方，防止接触误服。

（5）避免联合用药，注意药物相互作用：购买药物时应告诉执业药师正在使用的药物，咨询与欲购买药物间是否存在药物相互作用；注意查看药品有效成分，切忌同时使用成分相同的药品，可能导致药物过量出现不良后果，尤其在患者为老人或小儿时。

（6）注意疗效与不良反应：非处方药的安全是相对处方药而言的，用药过程中要注意疗效与不良反应，非处方药一般使用3～7天后，症状未缓解，应及时就医。如果出现药品严重不良反应，应立即停药并去医院治疗，同时通过药店、医院药房或直接向当地药品不良反应检测中心报告并进行咨询。

（7）其他

1）按疗程购买、使用药品，防止滥用。如症状未见缓解或减轻，应及时去医院诊断治疗，以免延误病情。为防止掩盖病情贻误治疗，7类药品（解热镇痛药、镇静助眠药、抗酸药与胃黏膜保护药、胃肠解痉药、感冒用药、镇咳药、平喘药）超过使用期限病情没有好转，必须到医院就医。

2）切忌无病预防用药，尤其是孕妇。

3）关注非处方药目录变化。为确保用药的安全性和有效性，国家对非处方药会不断补充、调整和完善。消费者只有充分及时了解非处方药目录的变化情况，才能做到合理应用非处方药。

临床案例

西沙必利是一种全胃肠促动力药，1988年上市，之后在世界近百个国家广泛使用。该药因为会引发严重的心律失常包括室颤、尖端扭转型室速和QT间期延长等，于2000年7月14日在美国停用，英国于同年7月28日撤销该药的生产许可，加拿大于同年8月7日停用。我国1994年正式批准进口西沙必利片剂，1995年批准进口西沙必利混悬剂，1996年批准西安杨森制药有限公司在国内生产片剂。2000年7月，SFDA发布通知加强对该药的管理，停止该药在零售药店的销售，仅供在医师处方下在医院药房发售。目前，该药在我国仍作为处方药生产和销售。

问题：如何做好药品上市后的风险管理？

案例分析

西沙必利可加强并协调胃肠运动，防止食物滞留与反流，其作用机制主要是选择性地促进肠肌层神经丛节后处乙酰胆碱的释放（在时间上和数量上），从而增强胃肠的运动。其不良反应有QT间期延长、晕厥、室性心律不齐等，可引起死亡。因西沙必利能引起心血管严重的并发症。我国虽未撤市，但临床上已极少使用。

药品上市后风险管理的重点是考察大规模临床患者使用下的药品安全性，发现因临床试验局限未观察不到的安全性，如新的罕见严重不良反应、迟发的严重不良反应、药物相互作用、对特殊人群的影响等。药政监管部门根据药品非预期严重不良反应、比已知不良反应更加严重或频度增加、已有更为安全的选择、危险的联合用药、风险管理手段失败等决定撤市与否。

【思考题】
1. 试述药品的概念与分类。
2. 什么是国家基本药物？说明其遴选的原则与要求。
3. 试述处方药与非处方药的区别。
4. 什么是非处方药？说明其遴选的原则与使用注意事项。

【推荐阅读】

[1] FDA list of drug products that have been withdrawn or removed from the market for reasons of safety or effectiveness [EB/OL]. [2010-12-09]. http://www.fda.gov/ohrms/dockets/98fr100898b.txt.

[2] Thomson Reuters CMR International. Global pharmaceutical R&D productivity declining [EB/OL]. http://cmr.thomsonreuters.com/. 2011-05-28.

（钟国平　黄民）

第十三章 药物经济学

第一节 概　　述

近几年来,随着药物及其他治疗手段的发展,医疗费用逐年增长,有限的卫生资源已难以满足人们日益增长的卫生需求,如何有效分配和利用有限的卫生资源,以获得最大的经济效益。特别是如何在众多的治疗药物和治疗手段中选择疗效好、治疗成本低的药物或治疗手段是所有国家、组织、医疗单位、家庭以及个人面临的问题,一个能协助这些决策过程,使有限的卫生资源达到合理利用的学科——药物经济学(pharmacoeconomics,PE)应运而生。药物经济学是应用经济学等相关学科的知识,研究医药领域有关药物资源利用的经济问题和经济规律,研究如何提高药物资源的配置和利用效率,以有限的药物资源实现健康程度最大程度改善的科学。药物经济学可指导使用者运用现代经济学的研究手段,结合流行病、决策学、生物统计学等多学科研究成果,全方位地分析不同药物治疗方案、药物治疗方案与其他方案(如手术治疗)以及不同医疗或社会服务项目(如社会养老与家庭照顾等)的成本、效益或效果及效用,评价其经济学价值,从而为医疗保健体系的所有参与者,包括政府管理部门、医疗提供单位、医疗保险公司、医生以及患者,提供决策的依据。因此,药物经济学已经成为临床药物和其他临床治疗资源优化配置和高效利用提供科学依据的重要分支学科,药物经济学评价已经成为临床合理用药、新药上市评估等过程中的重要手段。

第二节　药物经济学的研究方法

药物经济学评价研究的方法主要通过4种方法开展研究:最小成本分析(cost-minimization analysis,CMA)、成本-效果分析(cost-effect analysis,CEA)、成本-效益分析(cost-benefit analysis,CBA)及成本-效用分析(cost-utility analysis,CUA)。药物经济学评价研究4种方法均是基于成本和收益(效果、效用、效益)来比较。因此,我们首先介绍药物经济学中成本和收益的概念。

一、成本(cost)

药物经济学中的成本是指实施预防、诊断或治疗等干预项目所耗费的资源或代价的总称。从不同的角度，药物经济学评价中常见的成本分类如下：

（一）直接成本和间接成本

（1）直接成本（direct cost）：指由某方案直接耗费的资源。

（2）间接成本（indirect cost）：因疾病而造成社会、患者家庭的经济损失。包括：①与病残有关的费用，如病假和由于疾病引起工作能力减退或长期失去劳动力所造成的损失，家属的误工损失等。②与死亡有关的费用，由于死亡所造成的损失。也有人把一般管理成本（overhead cost）看成是间接成本。

（二）医疗成本和非医疗成本

（1）医疗成本：指实施某预防、诊断或治疗等干预项目所消耗的医疗产品或服务。属于为防治疾病而直接投入的费用，常包括药费、住院费、实验室检查和影像检查费、家庭病房费、康复费用等。

（2）非医疗成本：是指实施某预防、诊断或治疗等干预项目所消耗的医疗产品或服务之外的其他资源，如患者饮食、求诊时住宿费、交通费、误工费等。

除上述划分以外，还有一些其他用于药物经济学评价中的成本：

（1）固定成本（fixed cost）：与产出量无关，在一定时间内保持不变的成本。在医学方面，指不随患者数量的变化而变化，如医院的建筑、病房设置、大型设备等。由于在相当长时期是没有一种成本是固定的，因此，固定成本只是相对而言。

（2）可变成本（variable cost）：指随着患者数量的增减而接近直线形式变化的成本，如药物和试剂的消耗和医务人员的劳务费等。

（3）平均成本（average cost）：每一产出单位的费用，为总费用/病例数。

（4）边际成本（marginal cost）：每增加一个产出单位的额外费用，等于增加的费用/增加的病例数。

（5）无形成本（intangible cost）：如因疾病所受的痛苦及死亡所致的悲痛等难以用货币衡量的损失。

（6）机会成本（opportunity cost）：是一方案的成本用于另一最佳替代方案的潜在效益。

因此，开展药物经济学评价时首先要对成本进行科学、合理地界定和计量。基于医疗机构、保险公司或医疗保障部门、患者或全社会的药物经济学评价中成本的界定都是不同的。

二、收益（profit）

药物经济学中的收益是指实施预防、诊断或治疗等干预项目后取得的有利或有益的结果。药物经济学收益常用效果、效益或效用等多种形式进行计量，如效果，主要指因为疾病防治后带来的各种直接有用的结果指标的变化，包括疾病的治愈率，由于某项预防措施减少了某种疾病的发生率，或某种用药方案减少了某种疾病的病死率，延长患者的寿命，增加存活率等，这些都比较容易计量。效益是有用效果的货币表现，即用货币表示防治的有用效果，一般可分为直接效益、间接效益和无形效益。有些临床收益如疼痛等自觉症状的缓解、因病致残的程度或治疗后功能恢复的情况等较难计量，往往转化为质量调整生命年（quality adjusted life year，QALY）或其他指标予以计量，因此被称之为效用，即经过防治后，人们对不同健康水平和生活质量的满意程度。

三、药物经济学评价的不同方法

（一）最小成本分析（cost-minimization analysis，CMA）

最小成本分析是在临床效果完全相同的情况下，比较何种药物治疗（包括其他医疗干预方案）的成本最小。它首先必须证明两个或多个药物治疗方案所得结果无显著性差异，如治愈，然后通过分析找出成本最小者。由于它要求药物的临床治疗效果，包括疗效、不良反应、持续时间完全相同，应用范围较局限。

[案例分析1] 最小成本分析比较两种抗生素治疗方案治疗小儿肺炎

本研究选择临床常用的头孢类抗生素（头孢曲松和头孢克肟）作为治疗药物，对头孢曲松+头孢克肟后"静脉转口服"的序贯疗法治疗小儿肺炎的临床效果及经济学效果进行瞻性研究。将患儿随机分成2组：A组采用头孢曲松（A品牌，A药厂生产）静脉滴注，50～80 mg/（kg·d），qd，5～7 d后如果病情好转则继续用药，总疗程为10～14 d；B组先采用头孢曲松静脉滴注，50～80 mg/（kg·d），qd，5～7 d后如果病情好转则改用头孢克肟（B品牌，B药厂生产）口服，8 mg/（kg·d），用5～7 d。

（1）治疗成本的计算。

治疗成本=直接成本+间接成本。各项费用按三级甲等医院收费标准计算。

直接成本：床位费（含住院诊疗费）、护理费、化验费、放射费、抗生素费和其他药费（仅指与治疗肺炎相关的药物，如止咳祛痰药）、注射费、相关治疗费（如雾化、吸氧等）及治疗药品不良反应的费用。本研究中药品不良反应轻微且无须治疗，因此忽略此部分费用。

间接成本：主要指因患者住院及家属陪床等所造成的工资收入方面的损失。因患者为儿童，均需家属看护，本研究对此部分费用不作比较。

（2）治疗结果测量。

2组的平均疗程、平均住院时间、临床疗效及不良反应发生率比较见表13-1。2组的痊愈率、总有效率及不良反应发生率经χ^2检验无显著性差异（$P>0.05$）；2组的平均疗程、平均住院时间经t检验无显著性差异（$P>0.05$）。

表13-1 2组平均疗程、平均住院时间、临床疗效及不良反应发生率

项目	A组	B组
平均疗程/天	10.80±1.42	11.20±1.62
头孢曲松用药时间/天	10.80±1.42	5.20±1.10
头孢克肟用药时间/天	0	6.00±1.30
平均住院时间/天	11.6±1.65	12.20±1.90
痊愈/人	37	39

续表 13-1

项目	A 组	B 组
显效/人	7	9
有效/人	3	4
无效/人	2	2
痊愈率	75.6%	72.2%
总有效率	89.8%	88.9%
不良反应发生率	5.1 (2)%	3.7 (2)%

由于 2 组的治疗效果无显著性差异，故采用药物经济学中的最小成本分析法，即在 2 种或多种药物治疗方案的效果相同或相近时，以成本最低的方案为优选方案。2 组的医疗费用见表 13-2。

表 13-2 2 中治疗方案的医疗费用比较（$\chi \pm s$，元）

项目	A 组	B 组
医疗总费用	2905.41 ± 399.50	2 234.03 ± 302.99
抗生素费用	1 347.84 ± 141.32	709.89 ± 78.43
其他药费	84.56 ± 11.69	88.94 ± 13.34
注射药费	168.55 ± 52.45	145.28 ± 35.72
相关治疗费	335.68 ± 151.24	298.75 ± 129.15
床位费	333.50 ± 34.52	350.75 ± 37.38
护理费	80.04 ± 8.28	84.18 ± 8.97
化验费	438.02	438.02
放射检查费	118.22	118.22

经 t 检验，2 组在总费用及抗生素费用方面有显著性差异（$P < 0.001$），A 组显著高于 B 组。

（3）敏感度分析。

从医疗费用的角度看，抗生素费用占总费用的比例为 A 组 46%、B 组 32%，可见抗素费用是医疗费用中一个极其重要的因素，其变化可能影响医疗费用的比较结果。目前，医院内头孢曲松和头孢克肟的零售价分别为 124.80 元/克和 6.77 元/50 mg，则抗生素费用的平均值 A 组为 1347.84 元，B 组为 709.89 元，经统计学处理有显著性差异（$P < 0.001$）。假设头孢曲松的价格下降一半，即 62.40 元/克，而头孢克肟的价格不变，则抗生费用的平均值 A 组为 673.90 元，B 组为 385.40 元，经统计学处理有显著性差异（$P < 0.001$）；假设头孢曲松的价格下降一半，即 62.40 元/克，而头孢克肟的价格上涨 1 倍，即 13.54/50 mg（但这种价格的假设在实际中是不存在的），抗生素费用的平均值 A 组为 673.90 元，B 组为 405.70 元，经统计学处理仍有显著性差异（$P <$

0.001）。说明抗生素的格在一定范围内变动时并不影响本研究的结果。

综上，两种治疗方案经最小成本分析法分析得出 B 组药物治疗方案应优先选择。

（二）成本-效果分析（cost-effect analysis，CEA）

成本-效果分析是较为完备的综合经济评价形式之一，比较健康效果差别和成本差别，其结果以单位健康效果增加所需成本值（即成本/效果的比值，C/E）表示。其特点是治疗结果不用货币单位来表示，而采用临床指标，如抢救患者数、延长的生命年、治愈率等。成本-效果分析的比值通常采用两种表示方法：①成本与效果比值法，成本与效果比值，即每产生一个效果所需的成本。②增量效果成本比（incremental cost effectiveness ratio，ICER），指每获得一个增加的效果所需消耗的成本。成本-效果分析虽然受到其效果单位的限制，不能进行不同临床效果之间的比较，但其结果易于为临床医务人员和公众接受，是药物经济学的常用手段。成本-效果分析可以从两方面对备选治疗药物或方案之间的经济效果进行比较。当方案之间成本相同或相近时，选择效果较好的方案；当方案之间的效果相同或相近，选择成本较低的方案。

[案例分析2] 三种抗真菌药治疗手甲癣的成本-效果分析

120 例患者随机分为 3 组：A 组（40 例），伊曲康唑（itraconazole）200 mg，bid，7 天一疗程，需 2 个冲击疗程，每个疗程之间停药 3 周；B 组（45 例），特比萘芬（terbinafine）250 mg，qd，2 个月一疗程；C 组（35 例），酮康唑（ketoconazole）400 mg，qd，2 个月一疗程。

成本分析：由于患者均为门诊口服药治疗，除药费以外，其他费用是一致的，故只计算治疗手甲癣的药物费用，并统一按 2001 年 1 月的价格计算。伊曲康唑 100 mg，12.00 元；特比萘芬 125 mg，9.80 元；酮康唑 200 mg，3.35 元。各组药物的总费用计算如下：

A 组（伊曲康唑）= 12.00（元）× 2（粒）× 2（次）× 7（天）× 2（程）= 672.00（元）

B 组（特比萘芬）= 9.80（元）× 2（粒）× 60（天）= 1176.00（元）

C 组（酮康唑）= 3.35 ×（元）× 2（粒）× 60（天）= 402.00（元）

效果分析：采用治愈率来表示：

A 组（伊曲康唑）= 95.4%

B 组（特比萘芬）= 96.7%

C 组（酮康唑）= 88.5%

成本-效果分析：计算比较各组单位效果所花费的成本，即成本-效果比（C/E）来表示，并以最低效果组为参照，计算边际成本（$\Delta C/\Delta E$），结果见表 13-3。

表 13-3　3 种治疗方案的成本-效果分析

治疗方案	成本（C）	效果（E）	C/E	$\Delta C/\Delta E$
A 组（伊曲康唑）	672.00	95.4%	7.04	39.13
B 组（特比萘芬）	1176.00	96.7%	12.16	94.39
C 组（酮康唑）	402.00	88.5%	4.54	0

敏感性分析：假如分析中一些数据发生变化，如药物价格波动或效果变化，观察其结果是否影响选择。本研究中特比萘芬的成本和 C/E 高于伊曲康唑，如特比萘芬的价格下降 40%，结果如何。

不良反应分析：3 种药物的不良反应主要是胃肠反应和头痛头晕等，均可坚持治疗，停药后可自行消失。结果见表 13-4。

表 13-4　3 种药物的不良反应发生率比较

治疗方案	例数	ADR 出现例数	ADR 发生率
A 组（伊曲康唑）	40	2	5.00%
B 组（特比萘芬）	45	2	4.44%
C 组（酮康唑）	35	4	11.43%

综合分析：根据以上分析结果，C 组（酮康唑）的成本-效果比（C/E）最低，为经济上最合算的方案，但它总的疗效不及其他方案，且不良反应的发生率也高，从这些角度考虑，它不是最佳方案。B 组（特比萘芬）的治愈率最高，不良反应最少，但成本也最高，也存在不足之处。A 组（伊曲康唑）的效果和不良反应与 B 组（特比萘芬）相近，但成本要低 43%，边际成本也低得多，而且，服药时间短，只需 2 周，依从性容易得到保证，综合来看，A 组（伊曲康唑）可视为最佳方案。

（三）成本-效益分析（cost-benefit analysis，CBA）

成本-效益分析与成本-效果分析所不同的是结果也以货币形式表现出来，也就是说成本-效益分析是一种成本和结果均以货币单位测量的经济学分析方法。它不仅具有直观易懂的优点，还具有普遍性——既可以比较不同药物对同一疾病的治疗效益，还可以进行不同疾病。治疗措施间的比较，甚至疾病治疗与其他公共投资项目（如公共教育投资）的比较，适用于全面的卫生以及公共投资决策。

然而，许多中、短期临床效果变化（如患病率、死亡率、残疾状态）难以用货币单位衡量，有关长期效果的数据资料很少或者很不全面，而且经济学家以外的临床医疗人员和公众很难接受以货币单位衡量的生命、健康的货币价值。所以，成本-效益分析在药物经济学研究上的应用少于成本-效果分析。

[案例分析 3] 经阴道子宫切除术前应用抗生素的成本-效益分析

86 例患者随机分为头孢唑啉（cephazoline）（先锋霉素 V、先锋唑啉）预防组和安慰对照组，预防组给药 3 天，成本 $33，临床试验中观察记录 2 组住院期间和出院后的感染及其治疗情况。

（1）成本分析（平均每例）。感染者与非感染者在住院期间和出院期间费用对比见表 13-5。

表13-5 感染者与非感染者费用比较

	感染者	非感染者
住院期间		
住院费	9.16天 × $280	7.35天 × $280
抗生素	$1 276	$36
血培养	3次 × $30	2次 × $30
合计	$3 931	$2 154
出院期间	$100	

(2) 效益分析。效益指预防用药后，由于感染减少而节省的开支。

(3) 决策分析。根据临床过程和以上资料，画出决策树（图13-1）。

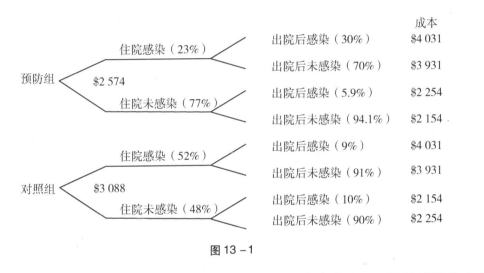

图13-1

(4) 结果：预防组期望成本$2 574，加上抗生素成本$33，则每例期望成本$2 607；对照组期望成本$3 088。预防组的成本低于对照组，每例净效益：$3 088 - $2 607 = $481。因此，预防治疗为优选方案。

（四）成本-效用分析（cost-utility analysis, CUA）

成本-效用分析是成本效果的发展，与成本-效果分析有许多相似之处。从某种程度上讲，两者均用货币来衡量成本，并且测量结果也都采用临床指标作为最终结果的衡量参数，所不同的是成本-效果分析为一种单纯的生物指标（如延长寿命时间、增加体重量等）。相反，成本-效用分析中的结果却与质量密切相关，注意到患者对生活质量的要求，采用效用函数变化[常用单位是质量调整生命年（quality adjusted life year, QALY）]同时测量了健康产出的数量和质量，是当前国际药物经济学界应用最广泛的一种研究方法。

（五）四种不同经济学评价方法的比较（表13-6）

表13-6　四种不同经济学学评价方法的联系和区别

项目	最小成本分析	成本-效果分析	成本-效益分析	成本-效用分析
研究要求	药物效果相同	成本-效果	成本-效益	成本-效用
成本单位	货币值	货币值	货币值	货币值
结果单位	货币值	临床效果	货币单位	质量调整生命年
结果表示	成本差别	成本/效果	净效益	成本/效用
疾病间比较	不能	不能	能	能
与非医疗开支比较	不能	不能	能	不能

第三节　药物经济学的作用

一、药物经济学在新药开发中的作用

在新药开发过程中，一般应在临床试验阶段就开始药物经济学评价，以便新药或新制剂被批准上市前得到有关的经济学情报。在Ⅰ期临床试验阶段的同时进行疾病治疗的成本评价，一方面有助于决定药物研究是否继续，另一方面也为下一步的经济学评价积累资料。Ⅱ期临床试验阶段开始在小样本患者中研究药物作用，这时可以开始或继续进行疾病治疗的成本评价，也可开展药物对患者生活质量影响的初步研究。Ⅲ期临床试验样本数扩大，并且已取得了一定的原始资料，是设计和实施药物经济学的有利时机，结合前瞻性临床试验进行药物经济学，可以比较新药与其他同类药物或治疗方法在经济学方面的优劣，预测新药的市场前景。在药物上市后（即Ⅳ期临床）阶段，可以计划和实施系统的回顾性和前瞻性药物经济学，在实际用药人群中借用流行病学的方法，收集资料，分析评价。药物上市后的经济评价没有临床研究的种种局限性，容易反映真实的情况，研究结果带有普遍意义。

通过上述过程中的药物经济学评价，将经济学原理应用到药学研究中，赋予了药物开发以新的含义，扩大了药物开发范围。药物开发不单指研制具有新的治疗效果或较低毒副作用的新药，还可以从开发现有药物资源的利用率，降低治疗成本，提供治疗的成本-效益比值等方面寻找药物开发的方向。通过药物经济学研究，可以为这种广义的药物开发提示新的思路。

二、药物经济学在药品费用控制中的作用

药品费用是指提供人们预防保健和防治疾病所需药物资源的总费用，是每个患者所需药物资惊的费用之和。药品费用近年来的急剧上涨已成为一个全球性的问题。我国药

品费用占卫生费用的比例高达50%左右，占国民生产总值的比例在1.9%左右。从医院业务收入的构成分析，市级医院药品收入占到50%以上，区、县级以下医院药品收入所占比例则更高。造成药品费用急剧增长的原因很多，但归纳起来不外乎两个方面：一是合理因素，如人口增加和老龄化、疾病谱改变、慢性病增加、居民保健意识增加、药品成本提高、生物制品和进口药品在临床的大量应用。二是不合理因素，如药品价格形成机制存在漏洞、医院补偿机制不完善以药养医，现行的医保医疗制度存在着弊端和不合理用药。控制药品费用的急剧上涨特别是不合理上涨已成为各国关注的焦点。

药物经济学研究通过对成本和相应的效益两方面进行测量和对比，综合评价药物治疗的成本效益从而选出最佳治疗方案。它主要用来帮助解决以下问题：①哪些药物应包括在医院处方手册中？②对一个特定的患者什么是最好的药物？③对药品制造商来说开发哪个药最好？④对医院来说哪种给药系统最好？⑤对一个特定的疾病来说哪个药最好？⑥每获得一个生命质量年的成本是多少？

药物经济学在控制药品费用的增长方面的作用主要体现在：

（1）指导新药的研制生产和上市。在市场经济中，商品的需求取决于商品的价格和质量。药品虽作为一种特殊商品，但其仍具有一般商品的特征，其需求同样取决于药品的价格和质量（效果）。药品的成本－效果（效益）越大，其需求量也越大。因此，对研制生产药品的厂商来说，必须尽可能研制生产出成本效果好的药品，从而获取所需的利润。药品生产厂商可根据药物经济学研究结果作出是否生产某种药品或在遵循药品价格制定原则的前提下适当降低药品的价格以提高药品的成本－效果的决定，也就是为新药上市提供定价的数据支持。

（2）为国家基本药物目录、基本医疗保险目录遴选提供依据

我国《国家基本药物目录管理办法（暂行）》中提出"咨询专家组根据循证医学、药物经济学对纳入遴选范围的药品进行技术评价"，《基本医疗保险目录调整工作方案》也强调，在药品准入和退出时，需考虑药物经济学原则进行疗效价格比较。基本医疗保险目录的药物遴选是以国家基本药物目录为基础进行的，既考虑临床需要，又考虑经济等综合因素。目前，澳大利亚、加拿大在确定药品报销范围时，除了要求厂商提供药物的安全性和有效性数据外，还要求厂商提供该药与其国内治疗同样疾病的最常用药物或以适当的非药物治疗措施作为对照比较物的药物经济学结果，其国家指导委员会将参考药物经济学的结果来作出是否给予报销的决定。英国、德国、韩国、法国、意大利、美国，及中国台湾地区等也均将药物经济学评价纳入医保报销的依据。

（3）指导医生合理用药。目前，我国许多省、市为了控制医疗费用的迅速上涨，开始实行"总量控制、结构调整"政策。其基本思想是提高医务人员的劳务价值，降低医院的药品收入，使药品费用的增长幅度控制在一定的范围内。这一政策的推行，对医院的药品使用提出了新的要求。它要求医院尽可能使用疗效好、价格低的药物，也即成本－效果好的药物，将成本效果好的药物纳入医院的用药目录中，以便药物费用的增长幅度控制在政策规定的范围内。药物经济学的研究结果有助于医院将那些成本－效果好的药物选进医院用药目录中。同时，医院用药目录的制定可规范医生的用药行为，阻止不合理用药。

（4）确定药物的适用范围。任何药物都不是万能的，都有一定的适用范围。对患某种疾病的某一人群有效的药物对另一人群不一定有效，其成本－效果也是低的。例如，降胆固醇药物用于治疗具有一定危险因素的高胆固醇血症患者，是公认成本效果好的治疗措施，而用于单纯高胆固醇血症的患者则成本－效果不佳。若将降胆固醇药物用于治疗许多没有危险因素的单纯高胆固醇血症患者，则不但不能降低医疗费用，相反将引起医疗费用的上涨，药物经济学研究的是特定人群特定疾病药物治疗的成本效果，因而其针对性较强，目的比较明确。

（5）帮助患者正确选择药物。随着经济的发展，人民生活水平和文化素质的提高以及医疗体制的改革，患者的自我保健意识将逐步增强，医疗服务市场的特殊性也将因此有所改变，不会纯粹是医疗服务的供方市场，尤其是药品服务，越来越多的患者将会自己到医药商店选择和购买药品。因此，患者对有关药品信息的需求将会增加，尤其是药品的价格、效果和成本－效果。患者希望得到成本效果比较好的药品，药物经济学研究可满足患者这方面的需求。

【推荐阅读】

[1] 孙利华．药物经济学［M］．3版．北京：中国医药科技出版社，2015．
[2] 陈洁．药物经济学［M］．北京：人民卫生出版社，2006．
[3] 程晓明．卫生经济学［M］．3版．北京：人民卫生出版社，2015．
[4] 胡善联．药物经济学［M］．北京：高等教育出版社，2009．

（徐月红）

第十四章 药物临床试验

根据我国《药物临床试验质量管理规范（good clinical practice，GCP）》，临床试验（clinical trial）研究的定义是指"任何在人体（患者或健康志愿者）进行药物的系统性研究，以证实或揭示试验药物的作用、不良反应及/或试验药物的吸收、分布、代谢和排泄，目的是确定试验药物的疗效与安全性"。药物临床试验是临床药理学科最基本的内容，也是最重要工作之一，其研究的范围包括新药临床评价或老药重新评价以及新的临床用药方案研究等，其中新药临床试验最具代表性。

为保证药物临床试验符合科学技术和伦理道德要求，凡进行药物的临床试验（包括人体生物利用度或生物等效性试验），均须按《药物临床试验质量管理规范》（GCP）执行，并遵循世界医学会《赫尔辛基宣言》（Declaration of Helsinki）、国际医学科学组织理事会（CIOMS）与世界卫生组织（WHO）《涉及人的生物医学研究国际伦理准则》（International Ethical Guidelines for Biomedical Research Involving Human），以及人用药物注册技术要求国际协调会（International Conference on Garmonization of Technical Requirements for Registration of Pharmaceuticals for Human Use，ICH）技术要求，且必须遵循现行法律法规。

第一节 药物临床试验的基本情况

一、药物临床试验的申报与批准

临床试验是在人体进行的，因此其开展必须十分严谨慎重，以保障受试者的安全和权益。所有以人为对象的研究必须符合《世界医学大会赫尔辛基宣言》，即公正、尊重人格、力求使受试者最大程度受益和尽可能避免伤害。新药在进行临床试验之前，应完成系统的药学、药理学及毒理学研究，然后呈报国家食品药品监督管理总局（China Food and Drug Administration，CFDA）审批。药物的临床试验（包括人体生物利用度或生物等效性试验），必须经过 CFDA 批准，获得药物临床试验批件后，方可在国家药物临床试验机构开展，且必须执行《药物临床试验质量管理规范》。药品监督管理部门应当对批准的临床试验进行监督检查。

进行药物临床试验必须有充分的科学依据。在进行人体试验前，必须周密考虑该试验的目的及要解决的问题，应权衡对受试者和公众健康预期的受益及风险，预期的受益应超过可能出现的损害。选择临床试验方法必须符合科学和伦理要求。

二、药物临床试验相关方

药物临床试验涉及多个组织机构及相关人员，彼此在药物临床试验各阶段分工协作，确保临床试验的全过程遵循我国以及国际 GCP。

（一）申请人

申请人是药品注册的申请者和权利人，必须保证注册申请中临床试验数据的真实、完整和规范，监督临床试验项目的实施，对所报申请资料及相关试验数据承担全部法律责任。

（二）申办者

申办者是指发起一项临床试验，并对该试验的启动、管理、财务和监察负责的公司、机构或组织。申办者（sponsor）负责发起、申请、组织、监察和稽查一项临床试验，并提供试验经费。申办者按国家法律、法规等有关规定，向国家食品药品监督管理总局递交临床试验的申请。

（三）合同研究组织

合同研究组织是一种学术性或商业性的科学机构。申办者可委托其执行临床试验中的某些工作和任务，此种委托必须作出书面规定。合同研究组织（contract research organization，CRO）为临床试验申办者服务，协助申办者执行临床试验中的部分监察、数据管理、统计分析等业务。其主要业务人员是临床监察员。

临床监察员 CRA 是申办者与研究者之间的主要联系人，主要负责组织相关项目的临床监察，并负责制定相关项目的临床监察实施计划，具体包括研究机构筛查、协议谈判、资料交接与管理、试验期间的监察等工作。一般要求具有临床医学、卫生统计学、药学等专业方面的知识，经过 GCP 培训并获得证书，熟悉与临床试验相关的法律、法规、技术原则、技术规范，试验药物非临床/临床信息，以及临床试验方案等有关信息。

（四）现场管理组织

现场管理组织是一个新兴的临床研究组织。是协助临床试验机构进行临床试验具体操作的专业管理组织，为临床试验者服务，主要是代表研究者行使部分研究者工作职责的商业组织。现场管理组织（site management organization，SMO）的主要业务是通过派遣临床研究协调员（clinical research coordinator，CRC）协助研究者执行临床试验中非医学判断性质的具体事务性工作，以确保临床研究过程符合 GCP 和研究方案的规定。

CRC 的主要工作内容包括临床试验的准备；与伦理委员会和申办者、CRA 之间的联络；协助研究者实施试验的各项工作，如获取知情同意书，数据收集与病例报告表（case report form，CRF）转录；应对监管机构、申办者和 CRA 的监察、稽查与视察。CRC 一般要求具有临床医学、药学等专业方面的知识，经过 GCP 培训并获得证书。

（五）药物临床试验机构

药物临床试验批准后，申请人应当从具有药物临床试验资格的机构中选择承担药物临床试验的机构。药物临床试验机构的设施与条件应满足安全有效地进行临床试验的需要。

药物临床试验机构是临床试验中实施研究的重要部门，其办公室代表机构对本医院药物临床试验的项目实施、制度、SOP 制定、质量控制与保障、培训、风险等进行监督管理工作。其主要职责包括医疗机构从事药物临床试验的医疗与研究条件的系统管理（如理化检查相关科室和实验室的质量管理、研究用药品的管理、原始文件和数据的管理等），以及对所承担的临床试验项目的管理包括立项评估、接受监察/稽查，并对监察的质量进行评估，也可组织进行临床试验相关培训及质控等工作。应建立与临床试验管理相适应的组织架构，建立相应的管理体系并配备相关人员、设施设备，对机构承担的药物临床试验进行管理，并保证所有试验数据和资料的真实性。其临床试验管理部门负责人是临床试验项目的管理者，对临床试验数据的真实性、完整性和规范性负有管理监督责任。

药物临床试验机构所属的医疗单位（医院），应具有较好的医疗条件及药效、毒性检测条件。负责药物临床试验的药物临床试验机构各相关专业，有经过严格的培训、具有较丰富临床经验及科研能力并经过临床药理学训练的临床医师，保证能对试验药品进行科学的试验与评价，并能保障受试者的安全，对试验中可能发生的不良反应能进行及时处理。

（六）研究者

研究者是药物临床试验实施的主要成员，所有研究者都应具备承担该项临床试验的专业特长、资格和能力，经过 GCP 培训并获得证书。临床试验开始前，研究者和申办者应就试验方案、试验的监察、稽查和标准操作规程以及试验中的职责分工等达成书面协议。

研究者应保障所实施试验的质量，保护受试者安全和权益。研究者不但对研究的新药评价负有责任，更要对受试者（健康志愿者或患者）的安全负责。临床试验前，应先对受试药品的非临床研究资料有充分了解，对临床试验方案作好周密的设计，对可能出现的不良反应有所估计，并注意观察监测，对不良反应的处理预先做好准备，在整个临床试验中严肃认真地进行试验和观察，及时有效地处理可能发生的问题。临床试验后对药品所作评价的准确性与科学性，与研究者的科学水平、观察是否认真细致以及是否具有实事求是的科学态度密切相关。研究者是临床试验项目的具体实施者，须保证数据真实、完整、规范，可溯源，对临床试验数据真实性、完整性、规范性承担直接责任。

（七）受试者

受试者是药物临床试验中被研究的对象，即是接受试验的人。所有以人为对象的研究必须符合《世界医学大会赫尔辛基宣言》，即公正、尊重人格、力求使受试者最大程度受益和尽可能避免伤害。受试者的权益、安全和健康必须高于对科学和社会利益的考虑。参与药物临床试验的有关各方应当按各自职责承担受试者保护职责。伦理审查与知情同意是保障受试者权益的主要措施。

受试者参加试验应是自愿的，而且有权在试验的任何阶段随时退出试验而不会遭到歧视或报复，其医疗待遇与权益不会受到影响。参加试验及在试验中的个人资料均属保密。必要时，药品监督管理部门、伦理委员会或申办者，按规定可以查阅参加试验的受试者资料。

(八) 伦理委员会

伦理委员会（independent ethics committee, IEC; institutional review board, IRB）由医学专业人员、法律专家及非医务人员组成的独立组织，其职责为核查临床试验方案及附件是否合乎道德，并为之提供公众保证，确保受试者的安全、健康和权益受到保护。该委员会的组成和一切活动不应受临床试验组织和实施者的干扰或影响。伦理委员会必须向国家食品药品监督管理总局与所在地省级食品药品监督管理部门备案，报告年度药物临床试验伦理审查情况。伦理委员会应有从事医药相关专业人员、非医药专业人员、法律专家及来自其他单位的人员，至少5人组成，并有不同性别的委员。伦理委员会应确保工作的独立性与相关信息公开。

伦理委员会对药物临床试验项目的科学性、伦理合理性进行审查，旨在保证受试者尊严、安全和权益，促进药物临床试验科学、健康地发展，增强公众对药物临床试验的信任和支持。伦理委员会须在遵守国家宪法、法律、法规和有关规定的前提下，独立开展药物临床试验的伦理审查工作，并接受药品监督管理部门的指导和监督。

(九) 试验统计学专业人员

试验统计学专业人员是指接受过专门培训且有经验，可以执行相应指导原则并负责临床试验统计方面的统计学专业人员（trial statistician）。

(十) 独立数据监察委员会

独立数据监察委员会（independent data monitoring committee, IDMC）也称数据和安全监察委员会、监察委员会、数据监察委员会（data monitoring committee, DMC），是由具备相关专业知识和经验的一组专业人员组成的独立委员会，通过定期评估一项或多项正在进行的临床试验的累积数据，评价试验药物的安全性和有效性。保证受试者安全和权益并确保试验的完整可靠性是IDMC的基本职责。由申办者建立，可用于定期评价临床试验进度、安全性数据以及关键疗效指标，并可向申办者建议是否继续、修改或停止试验。IDMC通常用于以延长生命或减少重大健康结局风险为目的的大规模多中心临床试验。

三、药物临床试验中必须遵循的基本原则

临床试验的目的是研究人体用药后的安全性、有效性、经济性。药物作为外源性物质，对人体的未知作用具有一定的潜在危险。临床试验在促进新药研发、提高医疗水平、保障人类健康等方面具有不可或缺的重要作用，是新药上市前最关键的评价阶段，工作人员涉及医学、药学、药理学、生物学、生物统计学等专业人员，还包括非医学专业的但富有经验的文档管理人员等，具有高度专业化的要求，同时又必须遵循伦理道德、法律法规。因此，药物临床试验必须遵循我国GCP及国际相关规范的要求进行，以保证药物临床试验设计科学合理，过程规范有序，结果完整可靠，保护受试者权益并保障其安全。药物的临床试验需要遵循许多规范、规定、指导原则等。其中，必须遵循的基本原则主要有以下10项。

（1）总则。凡进行药物的临床试验（包括人体生物利用度或生物等效性试验），必

须经过国家食品药品监督管理总局批准，均须按《药物临床试验质量管理规范》执行。所有以人为对象的研究必须符合《世界医学大会赫尔辛基宣言》，即公正、尊重人格、力求使受试者最大程度受益和尽可能避免伤害。

（2）申办者。进行药物临床试验必须有充分的科学依据。进行临床试验前，申办者必须提供试验药物的非临床研究资料。申办者在获得国家食品药品监督管理总局批准，并取得伦理委员会批准件后，方可按方案组织临床试验。

（3）伦理委员会。为确保临床试验中受试者的权益，须成立独立的伦理委员会，并向国家食品药品监督管理总局备案。伦理委员会的组成和工作不应受任何参与试验者的影响。

（4）药物临床试验机构。临床研究的实施单位必须是有能力的药物临床试验机构，其设施与条件应满足安全有效地进行临床试验的需要。所有研究者都应具备承担该项临床试验的专业特长、资格和能力，经过 GCP 培训并获得证书。且由有资格的专业人员主持进行，保证受试者在安全的前提下参加临床试验，并使试验不会因为设计与技术问题而失败。

（5）研究者。研究者应向受试者说明经伦理委员会同意的有关试验的详细情况，并在试验开始前取得知情同意书。

（6）受试者。受试者的权益、安全和健康必须高于对科学和社会利益的考虑。受试者参加试验应是自愿的，而且有权在试验的任何阶段随时退出试验而不会遭到歧视或报复，其医疗待遇与权益不会受到影响。

（7）试验方案。临床试验开始前，申办者应制定试验方案，由申办者与研究者共同商定并签字，经伦理委员会审议同意并签署批准意见后方可实施。

（8）记录和报告。临床试验的原始文件，应完整规范保存。临床试验总结报告内容应与试验方案要求一致。临床试验中的资料，研究者应保存临床试验资料至临床试验终止后 5 年，申办者应保存临床试验资料至试验药物被批准上市后 5 年。

（9）数据管理和统计分析。所有涉及数据管理的各种步骤均需记录在案，以便对数据质量及试验实施进行检查。临床试验的电子数据管理系统应经过验证。有相应标准操作规程，保证电子数据形成过程的可靠性。数据修改应留有稽查痕迹。临床试验的统计报告必须与临床试验总结报告相符。

（10）试验用药品的管理。临床试验用药品不得销售。试验用药品须有专人管理。研究者不得把试验用药品转交任何非临床试验参加者。

四、药物临床试验的分类与要求

药物临床试验包括新药临床试验和生物等效性试验等。申请新药注册，应当进行临床试验。仿制药申请和补充申请，根据《药品注册管理办法》规定进行临床试验。

（一）药物临床试验的分类

1. 新药临床试验

根据我国《药品注册管理办法》，临床试验分为 I 期、II 期、III 期和 IV 期。

（1）I 期临床试验。初步的临床药理学及人体安全性评价试验。观察人体对于新

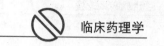

药的耐受程度和药代动力学,为制定给药方案提供依据。

(2) Ⅱ期临床试验。治疗作用初步评价阶段,又称概念验证试验(proof-of-concept,POC)和剂量探索(dose finding)试验,其目的是初步评价药物对目标适应证患者的治疗作用和安全性,也包括为Ⅲ期临床试验设计和给药剂量方案的确定提供依据。此阶段的研究设计可以根据具体的研究目的,采用多种形式,包括随机盲法对照临床试验。

(3) Ⅲ期临床试验。确证试验,治疗作用确证阶段。其目的是进一步验证药物对目标适应证患者的治疗作用和安全性,评价利益与风险关系,最终为药物注册申请的审查提供充分的依据。试验一般应为具有足够样本量的随机盲法对照试验。

(4) Ⅳ期临床试验。新药上市后应用研究阶段。其目的是考察在广泛使用条件下的药物的疗效和不良反应,评价在普通或者特殊人群中使用的利益与风险关系以及改进给药剂量等。

2. 生物等效性试验

生物等效性试验是指用生物利用度研究的方法,以药代动力学参数为指标,比较同一种药物的相同或者不同剂型的制剂,在相同的试验条件下,其活性成分吸收程度和速度有无统计学差异的人体试验。

(二) 药物临床试验的要求(化学药品)

药物临床试验的受试例数应当符合临床试验的目的和相关统计学的要求,并且不得少于《药品注册管理办法》附件规定的最低临床试验病例数。罕见病、特殊病种等情况,要求减少临床试验病例数或者免做临床试验的,应当在申请临床试验时提出,并经国家食品药品监督管理总局审查批准。

1. 属注册分类 1 和 2 的新药

(1) 临床试验的病例数应当符合统计学要求和最低病例数要求。

(2) 临床试验的最低病例数(试验组)要求:Ⅰ期为20~30例,Ⅱ期为100例,Ⅲ期为300例,Ⅳ期为2 000例。

(3) 避孕药的Ⅱ期临床试验应当完成至少100对6个月经周期的随机对照试验;Ⅲ期临床试验完成至少1 000例12个月经周期的开放试验;Ⅳ期临床试验应当充分考虑该类药品的可变因素,完成足够样本量的研究工作。

2. 属注册分类3和4的仿制药

(1) 口服固体制剂应当进行空腹给药和进食后给药生物等效性试验,一般各为18~24例。

(2) 难以进行生物等效性试验的口服固体制剂及其他非口服固体制剂,应当进行临床试验,临床试验的病例数至少为100对。

(3) 缓释、控释制剂应当进行单次和多次给药的人体药代动力学的对比研究和必要的治疗学相关的临床试验,临床试验的病例数至少为100对。

(4) 注射剂应当进行必要的临床试验。需要进行临床试验的,单一活性成分注射剂,临床试验的病例数至少为100对;多组分注射剂,临床试验的病例数至少为300例(试验药);脂质体、微球、微乳等注射剂,应根据注册分类1和2的要求进行临床试验。

3. 属注册分类5的进口药

（1）应当进行人体药代动力学研究和至少100对随机对照临床试验。

（2）多个适应证的，每个主要适应证的病例数不少于60对。

（3）避孕药应当进行人体药代动力学研究和至少500例12个月经周期的开放试验。

（4）属于下列两种情况的，可以免予进行人体药代动力学研究：①局部用药，且仅发挥局部治疗作用的制剂；②不吸收的口服制剂。

4. 减免临床试验的申请

（1）应当在申请药品注册时一并提出，并详细列出减免临床试验的理由及相关资料。

（2）已批准进行临床试验的新药，除《药品注册管理办法》规定可以减免临床试验的情况外，一般不再批准减免试验。

（3）如完成临床试验确有困难的，申请人应当提出申请，详细说明减免临床试验的依据和方案，从临床统计学、试验入组患者情况等各个方面论证其合理性。

5. 临床试验对照药品

（1）应当是已在国内上市销售的药品。

（2）对必须要从国外购进的药品，需经国家食品药品监督管理总局批准，并经口岸药品检验所检验合格方可用于临床试验。

（3）临床试验阳性对照药品的选择，一般应按照以下顺序进行：①原开发企业的品种。②具有明确临床试验数据的同品种。③活性成分和给药途径相同，但剂型不同的品种。④作用机制相似，适应证相同的其他品种。

第二节　Ⅰ期临床试验

药物Ⅰ期临床试验是新药在人体上进行研究的开始，是新药临床试验的最初阶段，即初步的临床药理学及人体安全性评价试验（或称早期人体试验）。近年来，为适应新药研发的需要，随着临床试验的发展，早期人体试验出现了一些全新的概念与试验类型，比如0期临床试验、首次临床试验等。

（一）0期临床试验

美国食品药品监督管理局（FDA）于2006年1月发布了探索性IND研究（exploratory IND studies）的指导原则，提出在进行传统的Ⅰ期临床试验之前，开展一种名为"探索性新药临床研究"的试验（又可称为0期临床试验），这种试验涉及非常有限的暴露人数，没有治疗的意图，试验周期较短，试验内容形式多样化[如药代动力学或影像学的临床试验，研究药理学作用的临床试验，疗效相关的作用机制（mechanisms of action，MOA）的临床试验等]。

0期临床试验是一种受试者少、周期短、给药剂量低微的不以治疗为目的的临床试验新模式。通过0期临床试验，新药研发者可以实现以下目标：①初步验证非临床研究中发现的药物作用机制是否在人体上同样适用。②提供重要的药代动力学（pharmacokinetics，PK）信息。③从与人体特定治疗靶标相互作用的许多先导化合物中确定最有希望的候选药物。④探索药物在人体内的生物分布特征。⑤初步了解药物在人体的安全性情况。简而言之，0期临床试验最根本的目的就是在药物研发的最早期临床阶段，有效地筛选出可继续研发、有前景的候选药物，为药物研发节约大量的资金投入，并大大缩短研发时间，明显提高新药研发的效率。

0期试验通常有三种应用类型：①用于评价分子靶向抗肿瘤药对人体肿瘤或替代组织的药效学作用，验证非临床试验模型中发现的作用机制。②用于比较研究两种以上相同作用靶点的结构类似物的异同选择。③用于研发新型显影探针等技术，用于评价药物在人体组织内的分布、结合及靶向作用等。

在涉及药代动力学的0期临床试验中，通常采用微剂量（microdose）设计。微剂量是指剂量低于产生药理学效应（动物试验）剂量的1%，且最大剂量不超过100 μg（蛋白类受试物最大剂量不超过30 nM）。

0期临床试验涉及伦理道德方面的问题主要在于：①不以考察受试物的疗效为目的，受试者一般难以从试验中获得治疗利益。②常会给受试者带来一定的危害。③开展时，所获毒理学研究基础较少等。因此，必须考虑到有限的毒理学数据无法最大限度地保障受试者的安全。必要时，要考虑给予受试者一定的经济补偿等权益。

开展0期临床试验的基本目的是提高新药开发的效率。由此可见，0期临床试验实际上可归类为创新性药物筛选的最早期探索性临床试验。

（二）首次临床试验

首次临床试验是创新性药物研发过程中的重要里程碑之一，它是第一次在人体中探索新化合物是否可以成药，第一次验证在此之前获得的所有动物数据与人体的相关性。在物种差异尚未完全明确的情况下，它是安全性风险最高的一个临床试验。因而，在试验设计和具体实施上要格外慎重。首次临床试验一般以单次、递增的方式给药，其目的是探索人体对新化合物的耐受性，以及新化合物在人体中的药代动力学特征。有时，它也可显示新化合物在人体中的药效动力学特征。

由此可见，首次临床试验实际上可归类为创新性药物的Ⅰ期临床试验。

一、Ⅰ期临床试验的目的与内容

（一）试验目的

研究人体对新药的耐受程度，观察新药的不良反应情况，确定药物的安全剂量范围及其药代动力学特征，为Ⅱ期、Ⅲ期临床试验安全有效用药方案的制定提供科学依据。

（二）试验内容

（1）人体耐受性试验（tolerance test）。在新药经过一系列较全面的动物试验的基础上，观察人体对该药的耐受程度，也就是研究人体对新药的最大耐受剂量或最大安全剂量以及试验期间产生的不良反应，是人体的安全性试验，为Ⅱ期、Ⅲ期临床试验用药剂量以及观察指标的确定提供重要的科学依据。

(2) 人体药代动力学研究。通过给药后药物在人体体液（血浆、尿液等）浓度的动态经时变化特点，研究新药的吸收、分布、代谢和排泄等体内过程的规律，为后续相关临床用药方案的制定提供科学依据。

二、I 期临床试验的设计与方法

(一) 人体耐受性试验

1. 受试对象

选择年龄 18～40 岁的健康志愿者（必要时也可选择少量轻症患者）为受试对象；通常男女各半，试验人员应注意性别与药物耐受性有无明显差异。试验前经体检验证符合要求者方可参加试验。某些药物因毒副作用太大或药效在患者的反应与健康者差异较大（如抗癌药、抗心律失常药及降血压药等），可直接在患者进行试验。

2. 剂量设计及试验分组

这是 I 期临床试验成败的关键，必须由负责临床观察的医师与有经验的临床药理研究人员通过认真分析该药的非临床药理、毒理的研究结果，及了解已知的同类药物（或结构接近）临床用药方案的基础上，共同研究制定。

给药剂量的确定应由多部门、多专业背景的资深专家共同探讨。每一个新化合物临床试验的风险都会因其创新程度、化学结构、作用机制、给药途径、与生物靶点的结合强度、非临床研究所用的动物种属等因素而不同。因此，必须根据药物的特点具体情况具体分析。申请人和研究者应综合分析所有的非临床研究数据，充分分析其临床风险，设计出科学安全的剂量。

(1) 初始剂量的确定。初始剂量，通常也称新化合物在健康成年志愿者中开展首次临床试验的最大推荐起始剂量（maximum recommended starting dose，MRSD）。

1) 以毒理试验剂量为基础估算 MRSD。

(a) 确定未见毒性反应剂量（no observed adverse effect level，NOAEL）。从合适的动物毒理试验中确定未见毒性反应剂量已被广泛地接受用于确定健康志愿者的安全起始剂量。NOAEL 不等同于未观察到反应的剂量（no observed effect level，NOEL），NOAEL 亦不应与观察到毒性反应的最低剂量（lowest observed adverse effect level，LOAEL）或最大耐受剂量（maximum tolerated dose，MTD）相混淆。

(b) 计算人体等效剂量（human equivalent dose，HED）。可根据体表面积换算：对于动物全身性给药的毒性终点，如 MTD 或 NOAEL，如果将剂量归一化为体表面积剂量（即 mg/m^2），通常在不同种属间可呈现良好的比例关系。体表面积归一化法是从动物剂量估算 HED 普遍接受的做法。也可使用 mg/kg 换算：如考虑对某一药物按 mg/kg 换算，现有的数据应当显示不同动物种属间 NOAEL 的 mg/kg 剂量相似。当满足以下条件时，使用 mg/kg 外推至 HED 比使用 mg/m^2 法更为适宜：药物为口服给药并且剂量受局部毒性限制；药物在人体的毒性反应依赖于某暴露参数，而不同种属之间这一参数与 mg/kg 剂量密切相关；对某一药物来说，在不同种属之间其他药理学和毒理学终点，如 MTD、最低致死剂量和药理学活性剂量具有可比性；血浆药物浓度（C_{max} 和 AUC）和

mg/kg 剂量之间有显著的相关性；分子量大于 100 000 道尔顿的血管内给药的蛋白。也有其他算法：药物剂量受局部毒性反应限制的其他给药途径（例如局部用药、鼻腔内、皮下、肌内给药），应以给药部位的浓度（如 mg/使用面积）或使用部位的药物总量（mg）来换算；某些给至解剖腔室但随后很少分布至腔室外的药物。例如鞘内、膀胱内、眼内或胸膜内给药。这些药物在不同种属间应当按照腔室体积和药物的浓度换算。

(c) 最适合动物种属的选择。在没有种属相关性数据的情况下，一般默认最敏感的动物种属（即 HED 最低的种属）是推算成年健康志愿者临床试验 MRSD 最适合的动物。可不将最敏感动物种属默认为最适合动物种属的情况：动物种属间药物的吸收、分布、代谢和排泄存在差异；以往的同类药物研究提示特定动物模型可以更好地预测人体不良反应。另外，对于某些生物制品（如人体蛋白），最适合动物种属的选择需要考虑这些制品的特性，动物是否表达相关受体或表位等因素也可以影响动物的选择。

(d) 使用安全系数。临床试验的 MRSD 是用 HED 除以安全系数来确定。通常使用的安全系数是 10。当安全性风险增大时，安全系数应当加大；而有数据证明安全性风险减小时，安全系数可适当减小。需要增大安全系数的情况有：剂量反应曲线斜率很陡；严重毒性反应；不可监测的毒性反应；无先兆症状的毒性反应；生物利用度变异度大；不可逆的毒性反应；不明原因的死亡；产生效应的剂量或血浆药物浓度有很大的差异；非线性药代动力学；剂量－反应数据不足；新的治疗靶点；现实动物模型的限制性。可降低安全系数的情况有：药物毒理学试验的设计和实施均十分完善（此时安全系数可小于 10）。仅用于受试药物各项特征研究十分透彻，且按相同的途径、方案和疗程给药，具有相似的代谢特征和生物利用度，在所有试验种属（包括人）中有类似的毒性反应特征的情况下。另外，当药物引起的毒性易于监测、可逆、可以预测并显示出剂量－反应关系，且毒性反应的种类和程度在试验种属间一致时（程度上可以通过剂量和暴露量进行换算），也可以使用较小的安全系数。

(e) 考虑药理学活性剂量（pharmacologically active dose，PAD）。PAD 的选择取决于许多因素，并且因药理作用类别和临床适应证的不同而有显著的差异。如果药理学 HED 低于 MRSD，可按照实际情况或科学原降低临床起始剂量。此外，某些类别的药物或生物制品（如血管扩张剂、抗凝剂、单克隆抗体或生长因子）的毒性反应可能源于过度的药理学作用，此时 PAD 可能是一个比 NOAEL 更灵敏的提示潜在毒性的指标，需要降低 MRSD。

2）以生物暴露量为基础估算 MRSD。

(a) 根据非临床药理学模型（体内或体外模型），在考虑了物种之间的靶点结合率差异和血清蛋白结合率差异后，获得能产生药效的关键生物活性暴露量（如 C_{min}、C_{max} 或 AUC 等）。

(b) 在选定的合适动物种属中，获得 NOAEL 暴露量。

(c) 用 NOAEL 暴露量除以对应的生物活性暴露量，预测可能的安全阈值（safety margin）。需考虑物种间的靶点结合率差异和血清蛋白结合率差异。

(d) 根据毒理试验出现毒性的靶器官、严重程度、可监测性、可恢复性等和暴露量的关系，以及药效学试验中药效活性和暴露量的关系等，评估此前预测的安全阈值是否可被接受。

(e) 如果安全阈值可被接受，用一种或几种种属生理推算法[有或无相关系数的异速增长模型推算法（allometric interspecies scaling）、Detricks 等价时间曲线法（dedricks plots）、生理药动学模型法等]，估算药物在人体内的药代动力学参数。

(f) 根据上述步骤（a）中得出的生物活性暴露量和步骤（e）中得出的人体药代动力学参数，基于不同的给药方式运用到相应的药代动力学数学模型中，估算出人体的生物活性剂量。根据安全范围的大小，除以适当的安全系数，得到以暴露量为基础的人体起始剂量。基于适当的安全系数，得到的人体起始剂量下的游离药物暴露量，应该不超过 NOAEL 的游离态药物暴露量的 1/10。在估算游离药物暴露量时，应考虑物种之间的血清蛋白结合率差异。

3) 以最低预期生物效应剂量（minimal anticipated biological effect level，MABEL）推算 MRSD。对于某些作用机制和作用靶点认识有限、非临床数据预测价值低的药物，其安全性风险可能更高。可以最低预期生物效应剂量（MABEL）为其人体初始剂量。研究者必须从药理试验中，根据受体结合特点或功能特点，预测出人体最低生物活性暴露量。然后，综合暴露量、药代动力学和药效动力学特征，根据药物的具体情况采用特定的 PK/PD 模型，推算出最低预期生物效应剂量。

(2) 最大剂量的确定。一般有下列几种方法：

1) 采用临床应用的同类药（或结构接近的药物）单次最大剂量。
2) 采用非临床动物长期毒性试验中引起症状或脏器可逆性损害剂量的 1/10。
3) 采用非临床动物急性毒性试验的最大耐受剂量的 1/5～1/2。

例：某Ⅰ类新药，与其结构接近的药物常用量为每次 400 mg，最大用量为每次 600 mg，以两种动物最大耐受量换算为人的剂量是每次 571.2～701.6 mg，按以人体重 60 kg 计算，其最大剂量为每次 600 mg（9～10 mg/kg）。

(3) 试验分组及剂量递增。把受试对象分为若干组，从初始剂量开始，组间剂量距离视药物毒性大小和试验者的经验而定。一般早期剂量递增较快，剂距较大，逐步剂距缩小，总的来说药物毒性较小，剂距可稍大，而毒性较大的药物剂距应缩小，以避免出现严重不良反应。在初始剂量至最大剂量间一般设 3～5 个剂量组为宜。试验时，剂量由小到大，逐组进行；在确定前一剂量组安全耐受前提下，开始下一剂量组；每人只能接受一个剂量，不得在同一受试者中进行剂量递增的连续耐受性试验。各组受试人数，在低剂量时，每组可仅试验 2～3 例，接近治疗量时，每组 6～8 例。

一般的耐受性试验中止的判断标准是出现半数以上轻度不良反应或出现 1 例中/重度不良反应（抗肿瘤药除外），最大耐受量的判断标准为未出现不良反应的最大剂量。当试验达到最大剂量仍无不良反应时，试验即可结束。当剂量递增到出现半数以上轻度不良反应或出现 1 例中/重度不良反应（抗肿瘤药除外）时，虽未达最大剂量，亦应终止试验。

(4) 多次给药的人体耐受性试验的设计。当药品在临床上预期将连续多次应用时，一般需进行多次给药的人体耐受性试验。多次给药的人体耐受性试验可根据药品的特点在Ⅰ期临床试验时进行，也可结合Ⅱ期临床试验进行，其剂量应根据单次给药的人体耐受性试验结果来确定。通常根据单次给药耐受性试验结果及预期临床常用剂量,预做2个剂量组,观察时间一般为5~10天,观察指标(包括指标采集时间、次数)参考单次给药结果调整。如果试验中达到中止标准,应再调低剂量进行另一组试验;如果试验结束未发生明显不良反应,应再调高剂量进行另一组试验。根据结果确定多次给药的最大耐受剂量。

3. 给药途径

应与预期Ⅱ期临床试验一致。

4. 观察指标

应根据具体药物的药理作用特点,进行全面的临床(症状、体征)及实验室观察,包括神经、心血管、呼吸、消化、肝肾功能及血液系统等,并认真填写好各项记录表格。此外,尚需根据非临床动物毒性研究资料,以及同类药物或结构接近药物的临床毒副反应情况,对某些方面的毒副反应进行重点的观察。

5. 耐受性试验评价中的问题

(1) 安慰剂的设置。Ⅰ类新药的人体耐受性试验中,受试者常可受"知情同意书"等的暗示,可产生一些头晕、胃肠道不适等一些主观症状;为了排除这些偏因的干扰,在各组受试者中可少数人使用安慰剂(设盲,单盲或双盲),这样就能帮助分析判断受试者的主诉症状是否由受试药品所引起。

(2) 统计学分析应与临床实际相结合。人体耐受性试验中,观察到的症状、体征和实验室检查数据常可受试验环境、试验时间等而产生波动,试验前后的数据在统计学分析时可呈现"统计学意义",此时,应进行分析:①检测数据的变动和差异是否仍在正常参考值范围内。②进行组间比较,注意有无剂量依赖关系,如果检测数据仍在正常参考值范围内,亦未见该变异有剂量依赖关系,则可以认为这些变化可能无临床上意义。

(3) 要重视个例的检测数值异常。人体耐受性试验中,选用的剂量是预测的治疗量或治疗量以下,因此,群体产生同样的有实验指标改变的不良反应机会比较少,而个例的异常更有价值。所以试验中发现异常数值时,应立即将样本进行重复实验,以判断该结果的可靠性,并且对剂量的相关性进行分析。在充分的分析后,确定该检测结果的变化是否属该药的不良反应。

(二) 人体药代动力学研究

1. 受试对象

选用的志愿者一般男女各半,避免因性别不同而影响数据的可比性(如药物消除明显有性别差异者,可以不同性别组作比较);年龄18~45岁;按体重指数=体重(kg)/身高^2(m^2)计算,一般在19~24范围内。抗肿瘤药则在肿瘤患者(肝、肾功能仍属正常者)身上进行试验。一般要求每个剂量组例数为8~12例。按照GCP原则制订试验方案并经伦理委员会讨论批准,受试者必须自愿参加试验,并签订书面知情同意书。

2. 给药途径与剂量

给药途径应与后续临床试验及批准上市一致。试验采用单剂量给药法,剂量设在耐受性试验证明无明显不良反应及拟推荐临床应用的剂量范围内,一般选用低、中、高三

种剂量。剂量的确定主要根据Ⅰ期临床耐受性试验的结果,并参考动物药效学、药代动力学及毒理学试验的结果,以及经讨论后确定的拟在Ⅱ期临床试验时采用的治疗剂量推算。高剂量组剂量必须接近或等于人最大耐受的剂量。如该药体内转运过程具有零级动力学特征时,应通过不同剂量组试验,获得出现非线性动力学的剂量水平。根据研究结果对药物的药代动力学特性作出判断,如呈线性或非线性药代动力学特征等,为临床合理用药及药物监测提供有价值的信息。

3. 分析方法

生物样本分析方法的选择应尽量选用灵敏度高、专属性强、误差小的分析方法。目前常用的分析方法如下:①色谱法。色谱-质谱联用法(LC-MS/MS、GC-MS/MS)、气相色谱法(GC)、高效液相色谱法(HPLC)等,可用于大多数药物的检测。②免疫学方法。放射免疫分析法、酶免疫分析法、荧光免疫分析法等,多用于蛋白质多肽类物质检测。③微生物学方法。可用于抗生素药物的测定。

生物样品包含全血、血清、血浆、尿液或其他临床组织样品,具有取样量少、药物浓度低、干扰物质多(如激素、维生素、胆汁以及可能同用的其他药物)以及个体差异大等特点,因此必须根据待测物的性质、生物介质和预期的浓度范围,建立灵敏、专一、精确、可重复的定量分析方法是进行临床药代动力学研究的关键之一。为了保证分析方法可靠,必须对方法进行充分确证,一般应进行以下几方面的考察:

(1) 特异性。必须提供证明所测定物质是受试药品的原形药物或特定活性代谢物,生物样品所含内源性物质和相应代谢物、降解产物不得干扰对样品的测定,如果有几个分析物,应保证每一个分析物都不被干扰。色谱法至少要考察6个来自不同个体的空白生物样品色谱图、空白生物样品外加对照物质色谱图及用药后的生物样品色谱图,以反映分析方法的特异性。而以软电离质谱为基础的分析方法(LC-MS/MS)应注意考察分析过程中的介质效应,如离子抑制等。

(2) 标准曲线和定量范围。应提供标准曲线的线性方程和相关系数,说明其线性相关程度。必须至少用6个浓度建立标准曲线。定量范围要能覆盖全部待测的生物样品浓度范围,不得用定量范围外推的方法求算未知样品的浓度。标准曲线各浓度点的实测值与标示值之间的偏差一般规定为最低浓度点在±20%以内,其余浓度点在±15%以内。

(3) 定量下限。定量下限是标准曲线上的最低浓度点,表示测定样品中符合准确度和精密度要求的最低药物浓度。LLOQ应能满足测定3~5个消除半衰期时样品中的药物浓度或能检测出C_{max}的1/20~1/10时的药物浓度。其准确度应在真实浓度的80%~120%范围内,相对标准差(RSD)应小于20%。应至少由6个标准样品测试结果证明。

(4) 精密度与准确度。精密度是指在确定的分析条件下,相同介质中相同浓度样品的一系列测量值的分散程度。通常用质控样品的批内和批间RSD来考察方法的精确度。一般RSD应小于15%,在LLOQ附近RSD应小于20%。准确度是指在确定的分析条件下,测得的生物样品浓度与真实浓度的接近程度(即质控样品的实测浓度与真实浓度的偏差),重复测定已知浓度分析物样品可获得准确度。一般应在85%~115%范围内,在LLOQ附近应在80%~120%范围内。一般要求选择高、中、低3个浓度的质控样品同时进行方法的精密度和准确度考察。低浓度选择在 LLOQ 的 3 倍以内,高浓度接近于标准曲线的上限,中间选一个浓度。在测定批内精密度时,每一浓度至少制备并测定 5 个样品。为获得批间精密度应至少在不同天连续制备并测定 3 个合格的分析批,至少 45 个样品。

(5) 样品稳定性。根据具体情况,对含药生物样品在室温、冰冻或冻融条件下以及不同存放时间进行稳定性考察,以确定生物样品的存放条件和时间。还应注意考察储备液的稳定性以及样品处理后的溶液中分析物的稳定性。

(6) 提取回收率。从生物样本基质中回收得到分析物质的响应值除以纯标准品产生的响应值即为分析物的提取回收率。是将供试生物样品中分析物提取出来供分析的比例。应考察高、中、低 3 个浓度的提取回收率,其结果应当精密和可重现。

(7) 质控。只有在生物样本分析方法确证完成之后才能开始测定未知样品。在测定生物样品中的药物浓度时应进行质量控制。推荐由独立的人员配制不同浓度的质控样品对分析方法进行考核。每个未知样品一般测定一次,必要时可进行复测。生物等效性试验中,来自同一个体的生物样品最好在同一批中测定。每个分析批生物样品测定时应建立新的标准曲线,并随行测定高、中、低 3 个浓度的质控样品。每个浓度至少双样本,并应均匀分布在未知样品测试顺序中。当一个分析批中未知样品数目较多时,应增加各浓度质控样品数,使质控样品数大于未知样品总数的 5%。质控样品测定结果的偏差一般应小于 15%,低浓度点偏差一般应小于 20%,最多允许 1/3 的质控样品结果超过上述限度,但不能出现在同一浓度质控样品中。如质控样品测定结果不符合上述要求,则该分析批样品测试结果作废。浓度高于定量上限的样品,应采用相应的空白介质稀释后重新测定。对于浓度低于定量下限的样品,在进行药代动力学分析时,在达到 C_{max} 以前取样的样品应以零值计算,在达到 C_{max} 以后取样的样品应以无法定量(not detectable,ND)计算,以减小零值对 AUC 计算的影响。

4. 样本采集时间点的设计

(1) 血样品。采样点的确定,对药代动力学研究结果具有重大的影响。一个完整的血药浓度 - 时间曲线,应包括药物各时相的采样点,即采样点应包括给药前采空白血样品,给药后的吸收相、峰浓度附近和消除相。一般在吸收相至少需要 2～3 个采样点,峰浓度附近至少需要 3 个采样点,消除相至少需要 3～5 个采样点。一般不少于 11～12 个采样点。应有 3～5 个消除半衰期的时间,或采样持续到血药浓度为 C_{max} 的 1/20～1/10。

(2) 尿样品。如果同时收集尿样时,则应收集给药前尿样(排空膀胱)及给药后不同时间段的尿样。取样点的确定可参考动物药代动力学试验中药物排泄过程的特点,应包括开始排泄时间,排泄高峰及排泄基本结束的全过程。

(3) 预试验。为保证最佳的采样点,建议在正式试验前进行预试验工作,然后根据预试验的结果,审核并修正原设计的采样点。

5. 药代动力学参数的计算

应有效整合各项试验数据,选择科学合理的数据处理及统计方法。如用计算机处理数据,应注明所用程序的名称、版本和来源,并对其可靠性进行确认。

根据试验中测得的各受试者的血药浓度-时间数据绘制各受试者的药-时曲线及平均药-时曲线，进行药代动力学参数的估算，求得药物的主要药代动力学参数，以全面反映药物在人体内吸收、分布和消除的特点。主要药代动力学参数有：T_{max}（实测值）、C_{max}（实测值）、AUC_{0-t}、$AUC_{0-\infty}$、V_d、K_{el}、$t_{1/2}$、MRT、CL 或 CL/F。可从尿药浓度估算药物经肾排泄的速率和总量。

6. 药代动力学研究结果的分析与评价

通过人体药代动力学研究结果的分析，应对受试药品的体内过程（基本特征，是否具有非线性动力学特征、性别差异等）作出评价。主要参数（AUC）的个体差异较大者（$RSD>50\%$），提示必要时需作剂量调整或进行血药浓度监测；AUC 集中于高低两极者提示可能有快代谢型、慢代谢型的遗传性代谢差异。应对药代动力学参数进行分析，说明其临床意义，并对Ⅱ期临床试验方案提出建议。

（1）新药在人体内转运过程的特征：通过3个或3个以上剂量的人体药代动力学研究，明确该药的体内转运是属一级速率或零级速率过程，即线性动力学或非线性动力学特征。

1）线性动力学。C_{max}（或 C_0）及 AUC 值随剂量的增加而按比例地增加，而 $t_{1/2}$ 不改变。呈线性动力学特征的药物，临床上增加用药剂量时可预测可能达到的 C_{max}，能控制剂量处于安全浓度范围。

2）非线性动力学。在某剂量下，呈线性动力学特征，但超过某剂量时，其 C_{max}（或 C_0）及 AUC 呈超比例增加，而 $t_{1/2}$ 延长。具有非线性动力学特征的药物，递增用药剂量宜小，且常在血药浓度监测下调整剂量，才能达到安全用药的目的。

（2）阐明新药的吸收、分布与消除的基本情况。

1）吸收。非血管内给药时，C_{max}、T_{max} 及 AUC 可反映药物的吸收速率和吸收程度，如果以静脉注射剂作参比，可获得该新药的绝对生物利用度。

2）分布。通过试验获得的 V_d 值，可提示该新药的分布广泛程度，如仅限于血循环内（$V_d \leq 5$ L）、分布于全身体液（V_d：18～36 L）、药物在深部组织储存（$V_d > 36$ L，如地高辛 V_d 可达 600 L）。

3）消除。CL 及 $t_{1/2}$ 均可反映药物在体内的消除。CL 值大或 $t_{1/2}$ 短均表明药物消除快，反之即消除缓慢；从 24 h 或 48 h 尿中原型和代谢物的排出量，可初步阐明药物在体内的主要消除方式和速度，但详细地阐明新药的体内代谢消除过程，则有待深入研究。

（三）Ⅱ期临床试验方案的建议

根据Ⅰ期临床试验的结果，应为Ⅱ期临床试验方案（给药方案、观察指标、不良反应事项等）提出合理建议。由于Ⅱ期临床试验方案是多方面综合分析的结论，因此，Ⅰ期临床试验结束后，必须由相应适应证专科有经验的医师，以试验数据结合该类药品临床应用的经验，才能获得较合理的Ⅱ期临床试验的给药方案。

第三节 临床随机对照试验

Ⅱ期与Ⅲ期临床试验是新药评价最重要的临床试验阶段。Ⅱ期主要目的在初步评价药物对目标适应证患者的治疗作用和安全性，并与已上市药比较，找出最佳的治疗方案；Ⅲ期临床试验为扩大的临床试验，进一步验证药物对目标适应证的治疗作用和安全性。两期临床试验密切相关，常由同一临床试验单位负责牵头和设计试验方案。

Ⅱ期、Ⅲ期、Ⅳ期临床试验以及临床试验中不属于前三者的临床随机对照试验（randomized controlled trial，RCT），其目的各有不同，但其随机、盲法、对照设计的核心是一致的，因此，着重介绍临床随机对照设计的基本原则与方法。

一、临床随机对照试验设计的原则

（一）明确研究目的

Ⅱ期、Ⅲ期临床试验可以包含较广泛研究内容，但在一次随机对照研究中，仅能解决1~2个主要问题。因此，必须明确研究目的，即本次临床试验所要解决的问题，以便进行合理的设计，研究结束时能对问题作出回答。例如考察并比较新药与阳性对照药品的疗效和安全性等。

（二）临床试验设计的四性原则

（1）代表性（representativeness）。指受试对象应按统计学中样本抽样，应符合总体规律的原则。如广谱抗菌药，受试病例包括革兰氏阳性菌感染及革兰氏阴性菌感染；病情轻重的选择也要有代表性，既要结合病情的客观规律，也要考虑被测样品的作用强弱，选择相应的病例。

（2）重复性（replication）。要求试验具有重复设计，使试验结果科学可靠，经得起重复验证。

（3）随机性（randomization）。要求试验中各组受试者的分组是均衡的，不随主观意志影响。

（4）合理性（rationality）。指试验设计既要符合专业要求与统计学要求，又要切实可行。

二、临床随机对照试验设计的常用方法

（一）观察指标

观察指标是指能反映临床试验中药物有效性和安全性的观察项目。统计学中常将观察指标称为变量。观察指标分为定量指标和定性指标。观察指标必须在研究方案中有明确的定义和可靠的依据，不允许随意修改。

对于观察指标，在研究的设计阶段，首先需要根据研究目的，严格定义与区分主要

指标和次要指标，其次是根据主要指标的性质（定量或定性指标）和特征（一个或多个、单一指标或复合指标、临床获益或替代指标、客观/主观指标或全局评价指标等），调整研究的统计设计策略，以达到研究的预期目的。

（二）偏倚的控制

偏倚又称偏性，是临床试验在设计、执行、测量、分析过程中产生的、可干扰疗效和安全性评价的系统误差。在临床试验中，偏倚包括各种类型的对研究方案的违背与偏离。由于偏倚会影响疗效、安全性评价结果，甚至影响临床试验结论的正确性，因此在临床试验的全过程中均须控制偏倚的发生。随机化和盲法是控制偏倚的重要措施。

1. 随机化

临床试验中随机化原则是指每位受试者均有同等的机会被分配到试验组或对照组中的实施过程或措施，随机化过程不受研究者和/或受试者主观意愿的影响。受试者被随机分配到试验组和对照组，以排除分组中的偏性，均衡组间影响预后的因素。当然，只有在相当例数的情况下，随机才有意义。一般采用区组随机化法和/或分层随机化法。

（1）区组随机。如果受试者的入组时间较长，区组随机化是临床试验所必需的，这样有助于减少季节、疾病流行等客观因素对疗效评价的影响，也可减少因方案修订（如入选标准的修订）所造成的组间受试者的差异。

（2）分层随机。如果药物的效应会受到一些预后因素（如受试者的病理诊断、年龄、性别、疾病的严重程度、生物标记物等）的影响时，可采用分层随机化，以保持层内的组间均衡性。如分别把男性和女性随机分到两组去，使两组的性别比例均等。分层的因素是那些对预后有影响的，如性别、年龄、病情、分期等。为使两组的例数相等，可用分段随机，如每10例受试者中，即保证有5例分到试验组，5例分到对照组。（表14-1）

表14-1　分层分段均衡随机的样例

分层均衡		分段随机（每6例为一段，以下号码是就诊序号）																							
病情	性别	区号	1	2	3	4	5	6	7	8	9	10	11	12	13	14	15	16	17	18	19	20	21	22	23	24
轻症	男	1-	A	A	B	A	B	B	A	A	B	B	B	A	A	B	B	B	A	A	B	A	B	A	A	A
	女	2-	B	A	A	B	B	A	B	A	B	A	A	B	A	B	B	A	A	B	B	B	A	A	A	A
重症	男	3-	A	A	B	B	A	B	A	A	B	B	B	A	B	A	A	B	A	A	B	B	A	B	B	A
	女	4-	A	B	B	A	B	A	B	B	A	A	B	A	A	B	A	B	A	B	A	A	B	A	B	B

（3）动态随机。当需要考虑多个分层因素，如肿瘤类临床试验，需考虑年龄、病理类型、基线水平等因素，采用分层随机化，可能导致试验无法进行，此时可采用"动态随机"，使被控制的预后因素组间有良好的均衡性。

随机化的方法和过程包括随机分配表的产生方法、随机分配遮蔽的措施、随机分配执行的人员分工等，应在试验方案中阐明。

随机的方法常用随机数字表，也可利用计算机产生随机数字，或抽签。

随机对照设计原理简单，但在临床做好一个随机对照研究并非易事，特别是大规模、长时间的研究，关键在于质量控制和质量保证。数据分析、计数资料采用卡方检验；分布正态的计量资料可选用t检验、方差分析；非参数方法有秩和检验、中位数比较等；根据需要，还可进行生存分析、多因素分析、决策分析等。缺点是要求较多的病例数，如果是双盲对照时，依从性更难保证。

2. 盲法

盲法是控制临床试验中因"知晓随机化分组信息"而产生的偏倚的重要措施之一，目的是达到临床试验中的各方人员对随机化处理分组的不可预测性。盲法分为双盲、单盲和非盲（开放）。

（1）非盲。所有人员都可能知道处理分组、用药信息。其优点是简单、易行，依从性好；缺点是可能产生偏性，受试者对干预的反应及其描述受主观感觉和心理因素影响；研究者在观察病情、判断结果、收集和评价资料时，也可产生偏性，特别是面对主观指标时。有些临床试验无法采用盲法。另外，不设盲时，对照组的患者有可能出于对新疗法的兴趣而改变治疗方法或退出试验，相反，试验组的患者如果不信任新疗法也可能改变主意。

（2）单盲。仅受试者或研究者一方对处理分组处于盲态，未盲者的偏性依然可能产生。

（3）双盲。受试者、研究者（对受试者进行筛选的人员、终点评价人员以及对方案依从性评价人员）、与临床有关的申办方人员对处理分组均应处于盲态。相关各方均不知道分组、用药情况，以保证资料的获取和评价不偏不倚，客观地进行。缺点是临床不容易开展，依从性受影响，增加临床管理的难度。由于研究者对不良反应产生的原因也不清楚，必要时应解盲，也可让另外的不参与结果观察的医生不盲，以便于对不良反应的判断和及时处理。

盲态的执行（随机化分配表的产生、保存以及释放）应该有标准操作程序进行规范，且明确规定破盲人员的范围。即使是开放性临床试验，研究相关人员也应尽可能保持盲态。方案中应该规定随机分配表的释放条件与流程。随机分配表释放的基本条件为：已完成数据库的锁定和分析人群及统计分析计划的确定工作。

（三）试验设计类型

1. 平行组设计

平行组设计是最常用的临床试验设计类型，可为试验药设置一个或多个对照组，试验药也可设多个剂量组。对照组可分为阳性或阴性对照。阳性对照一般采用按所选适应证的当前公认的有效药物，阴性对照一般采用安慰剂，但必须符合伦理学要求。试验药设一个或多个剂量组完全取决于试验的目的。

2. 配对设计

（1）异体配对。以预后因素作为配对条件，如把同年龄段（如相差<5岁）、同性别、同病型或分期的受试者配成对，使一些重要的预后因素在组间的差异减低到最少。如果候选的病例不多或配对因素太多，则不容易找"门当户对"的病例，配对就会比较困难。

（2）自身配对。可以是同一受试者先后接受两种不同的处理（也称为自身前后对照);也可以是同一受试者不同部位(如左右对称部位)、不同器官接受不同的处理,前后或左右由随机决定;同一标本不同检测方法的比较。可避免个体间的差异,而且每个受试者都有机会接受新的疗法,研究例数可减少一半。但因前后分两个阶段,易受随时间而变化的因素如环境、气候、心理等的影响,故仅适合病情相对稳定的慢性疾病,且要求前段用药的效果、副反应不应影响到后段。前后两个阶段期间就要有一个间歇期,它的长短取决于药物的半衰期,一般认为需要5~7个半衰期。但间歇期过长,也可能对患者不利。

3. 交叉设计

交叉设计是按事先设计好的试验次序,在各个时期对受试者逐一实施各种处理,以比较各处理间的差异。交叉设计是将自身比较和组间比较设计思路综合应用的一种设计方法,它可以较好地控制个体间的差异,以减少受试者人数。

交叉设计是同时期随机对照和自身前后对照结合的特殊形式,兼有两者的优点及缺点。最简单的形式是两时段(two period)交叉设计,即每个受试者在两个时段先后接受两种干预,如受试药和对照药,是先服受试药还是对照药,由随机决定。这样,即可作同时期比较,又可进行前后比较,由于每个受试者都接受了两种干预方法的治疗,结果分析时,可统计分析每个受试者对两种干预的反应差异。统计方法根据资料类型,可选择配对卡方检验、配对 t 检验或方差分析等(图 14-1)。

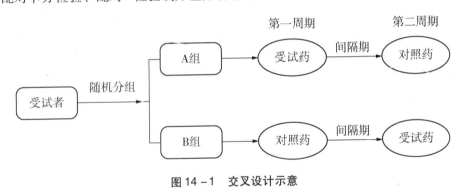

图 14-1 交叉设计示意

4. 撤药研究

主要是用来观察长期用药的患者,在停药或减量后对效果的影响和反应,评价药物的有效持续时间、是否必要长期用药、确定并排除致病因素等。例如,把绝经后长期服用雌激素的妇女随机分为两组,一组继续常规服药,另一组停药,观察一段时间后,分析两组的预期效果、不良反应等。又如在 20 世纪 70 年代后期,美国出现一种称为中毒休克综合征的致命性疾病,多发生于年轻妇女的月经期,表现为发热、脱屑性皮疹、低血压及黏膜炎症,当时病因不明,直到 1980 年秋,有人发现该病的发生与一种填塞阴道的新棉垫有关,当此产品从市场撤下后,该病发病率呈戏剧性下降。

长期用药的患者,往往效果较好、不良反应较轻,因此在撤药研究中,需要高度严格选择进入研究的患者。在评价该药的效果时,不应遗漏那些未能坚持长期用药的患者,并分析其原因,是否存在以下因素:效果不佳、不良反较重、费用昂贵、依从性差等(图 14-2)。

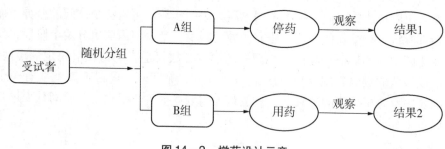

图14-2 撤药设计示意

5. 多中心研究

多中心试验是由多位研究者按同一试验方案在不同地点和单位同时进行的临床试验。各中心同期开始与结束试验。多中心试验由一位主要研究者总负责，并作为临床试验各中心间的协调研究者。试验方案由各单位研究者共同讨论、制定；各单位的受试者例数应符合统计学要求并统一随机分组；建立标准化的诊断、治疗、判断等标准，以及质量控制和保证体系，制订统一的标准操作规程（SOP）；各中心试验组和对照组病例数的比例应与总样本的比例相同，以保证各中心齐同可比。多中心试验要求各中心的研究人员采用相同的试验方法，试验前对人员统一培训，试验过程要有监控措施。当主要指标可能受主观影响时，必要时需进行一致性检验；研究资料集中管理，数据按照统计学要求进行合并与分析。

当各中心的实验室的检验结果有较大差异或参考值范围不同时，应采取相应的措施，如统一由中心实验室检验、进行检验方法和步骤的统一培训和一致性测定等。在双盲多中心临床试验中，盲底是一次产生的。当中心数不多时，应按中心分层随机；当中心数很多且每个中心的病例数不多时，可不按中心分层随机。

多中心试验可在较短的时间内获得所需的病例数，且病例范围广，临床试验的结果更具代表性。目前，多中心的随机对照临床试验已成为公认的新药Ⅱ期、Ⅲ期临床试验的基本方法。

（四）临床试验比较的类型

临床试验中比较的类型，按统计学中的假设检验可分为优效性检验、等效性检验和非劣效性检验。在临床试验方案中，需要明确试验的目的和比较的类型。

（1）优效性试验。优效性检验的目的是显示试验药的治疗效果优于对照药，包括：试验药是否优于安慰剂，试验药是否优于阳性对照药，或剂量间效应的比较。

（2）等效性试验。等效性检验的目的是确证两种或多种治疗的效果差别大小在临床上并无重要意义，即试验药与阳性对照药在疗效上相当。

（3）非劣效性试验。非劣效性检验目的是确证试验药的疗效如果在临床上低于阳性对照药，其差异也是在临床可接受范围内。

进行等效性检验或非劣效性检验时，需预先确定一个等效界值（上限和下限）或非劣效界值（上限或下限），这个界值应不超过临床上能接受的最大差别范围，并且应当小于阳性对照药与安慰剂的优效性试验所观察到的差异。

三、临床试验方案主要项目及其要求

（一）受试者的选择

一般按以下5个标准来选择合适的受试者，但标准的制定应符合专业要求，并充分考虑受试者的安全性。标准的内容要准确、特异，并具有可操作性。

（1）诊断标准。一般要求进入研究的受试者应得到那些"金标准"方法的确诊。

（2）入选标准。除抗肿瘤药和计划生育药等特殊药外，Ⅰ期临床试验一般只选择健康受试者。在其他期的试验中，最可能获益或出现假设结果的患者是当然的候选人。

（3）排除标准。一般有心肝肾等器质性病变者、高血压、糖尿病和消化道溃疡病史者等患者、孕妇、年龄太小或太大应排除在外，不依从或可能退出者不应选择。

（4）退出标准。在试验期间受试者出现重要器官功能异常、药物过敏反应、依从性差、病情加重或出现不良反应需要停药者，应退出试验。

（5）剔除标准。试验中纳入不符合"入选标准"的受试者；未用药或用药极少（如<10%）即退出试验的受试者，即不列入疗效分析中，但后者因药品不良反应而退出者应纳入不良反应的分析中。

（二）试验例数的估算

临床试验中所需的样本量应具有足够大的统计学检验把握度，以确保对所提出的问题给予一个可靠的回答，同时也应综合考虑监管部门对样本量的最低要求。样本的大小通常以试验的主要疗效指标来确定，如果需要同时考虑主要疗效指标外的其他指标时（如安全性指标或重要的次要指标），应明确说明其合理性。

（1）按统计学方法计算各组所需例数。当新药与对照药之间存在一定差异，试验结果欲证明二药之间差异具有统计学意义，就必须使受试病例数适当，才能达到目的。

（2）按新药审批要求完成病例数。按我国药品注册管理办法规定，试验组临床试验的最低例数，Ⅱ期为100例，Ⅲ期为300例，Ⅳ期为2 000例；一般药品进行随机对照临床试验不少于100对，多个适应证的，每个主要适应证的病例数不少于60对。

（三）对照组的设置

由于有些疾病有很高的自愈率，有些疾病病情可有自然波动，可有长短不等的缓解期；有些疾病的症状在很大程度受自身情绪、休息、营养、环境等因素的影响而有所波动，患者的精神状态、心理因素也可能影响疗效；甚至住院、给药本身的暗示与安慰作用，也可能产生疗效。因此，要确切评价药物的疗效，必须设置对照组。对照的设置可有几种不同情况。

（1）空白对照。对照组不施加任何处理因素。如观察药物治疗轻度普通感冒的效果，试验组服药，而对照组不服药，也不接受其他治疗。采用此对照的前提是对照组不接受处理，不影响预后。

（2）安慰对照。安慰剂是一种不含活性药物的制剂，本身不具有药理活性，其被加工成大小、形状、颜色等均与试验药品一样。针剂常用生理盐水作为安慰剂。患者不能辨认出安慰剂与试验药品，以消除心理因素的影响，也便于盲法的进行。安慰剂对患者来说，本身没有效能，但可能产生效果或副作用。应用的前提是目前尚无比安慰剂更好的标准疗法。安慰剂对照的设计具有一定的争议。一般主张对治疗慢性病、功能性疾病可设安慰剂对照；对疗效不确切、作用较弱的药物也有必要设安慰剂对照；但对急性重患者不能设安慰剂对照，以免延误治疗。

双模拟（double-dummy）：是指在临床试验中当两种处理（如治疗）不能做到完全相同时，使试验处理（或治疗）仍能保持盲态的一种方法。先准备处理 A（活性药和不能区分的安慰剂）和处理 B（活性药和不能区分的安慰剂），然后受试者接受两套处理：活性药处理 A 和安慰剂处理 B，或者安慰剂处理 A 和活性药处理 B。如果两组的剂型不同，但又要双盲，这时可采用双模拟对照的方法。实际上是同时使用不同制剂的标准对照和安慰对照。如试验药为片剂，对照药为针剂，这样就不能直接做到双盲；如果试验组为新药片剂加安慰剂注射，对照组为安慰剂片加对照药注射，这样，每组的受试者均接受了口服和注射两种给药方法，便于双盲的进行。

试验组：受试药（片剂）＋安慰剂（针剂）

对照组：对照药（针剂）＋安慰剂（片剂）

（3）标准对照。也称阳性对照。目前临床对于绝大多数疾病都有效果确切的治疗方法，所以在设立对照时，必须选择公认的、效果好的方法作为标准对照。如果与效果较差的疗法或安慰剂比较，其"好"的结果并不说明新疗法在临床上有使用价值，对照组的患者也失去接受较好疗法的机会，这不符合伦理学的要求。

（四）试验组和对照组的干预措施及安排

药品的临床试验，应详细说明给药途径、剂量、次数、疗程等。还包括试验用药、对照药或安慰剂的登记、使用记录等。

（五）临床检查、实验室检查

检查项目的设置要与试验的目的相关，数量不一定太多，特别是创伤性检查，同时还要考虑费用和时间的问题。

（1）检查项目选择。应考虑：①关联性，应与试验目的相一致；②普遍性，应能观察所有受试者的有关变化；③真实性，应能客观地反映各种现象，而且灵敏度高；④依从性，受试者和医务人员容易接受，可操作性好。

（2）临床检查指标。一般包括症状、体征、心电图等，有时需要测量生存质量一类的定性指标（如注意力、独立性、行动能力等）。不要忽略这些"软指标"，有时定性指标比定量指标更重要。

（3）要重视基线检查。基线检查反映了受试者接受干预之前的状态，可以是计量也可以是计数资料。以主要预后因素和判断结果需分析的项目为主，过多、毫无目的的基线检查，既浪费时间和费用，又降低了受试者的依从性和增加不必要的干扰因素。基线检查与干预的间隔时间尽量缩短。基线检查的意义主要有：①查清病情。分析干预前后的病情变化，也有助于阐明干预的反应原理，减少医疗纠纷。②评价可比性。当样本量较小时，即使是随机分组的临床试验，也不能保证组间的均衡。③有利于"双重比较"。计算每例受试者干预前后的"差值"或"变化率"，然后对其进行组间比较，提高统计分析的针对性；可同时进行前后比较。④有助于分层分析。帮助确定得益或受害的特异人群。⑤便于历史对照研究。⑥可能检出一些不清楚的毒副反应。

（4）如何开展检查项目。要明确并陈述各项检查的项目名称、具体时间、次数，以及随访内容、安排等。必要时，绘制流程图。另外，还要设计实用、明了、便于填写和输入数据的病例报告表（case report form，CRF）和电子病例报告表（electronic case report form，e-CRF）。

（六）疗效判断标准

可以用某一项重要指标，如治愈率作为疗效判断标准；也可采用几项指标反映疗效的，如生存率、复发率、远处转移率；或者采用多因素分析，对结果进行判断；还可综合多项指标，如症状、体征、实验室检查、病因学指标等，形成一项最终判断结果，如痊愈、显效、好转、无效。任何标准应科学、专业、合理，易被同行专家接受。

由于临床试验的时间长、费用高，因此有些研究指标往往采用一些生化测量指标或近期疗效来取代，使得评价结果往往容易获得，而且成本低，样本量也可减少。但在选用这些"替代"指标时，要考虑以下几个问题：①能否真实、客观地反映试验结果？与原设计检查项目是否呈高度相关？②能否准确地被测定？③是否具有较好的可行性？会不会增加太大的样本及成本？④其结果能否被同行专家所接受？

（七）不良事件/反应的处理、记录及判断

试验期间与试验后，出现任何有害或非所期望的事件，称为不良事件，它不一定与研究的干预措施有关，但均要及时处理并记录。严重不良事件/反应在及时处理并记录后，必须按规定及时地向有关部门反映，同时积极寻找原因。药物临床试验的不良事件/反应必须按我国《药品不良反应报告和监测管理办法》有关要求，在"药品不良反应/事件报告表"进行记录，并判断不良事件/反应的程度、起止时间、与药品的相关性等。

（八）期中分析

期中分析是指正式完成临床试验前，按事先制订的分析计划，比较处理组间的有效性和/或安全性所作的分析。其分析目的是为后续试验是否能继续执行提供决策依据。基于期中分析结果中止试验无外乎两种情况，其一是可以预见即使试验继续执行至试验结束也不可能得出试验药物有效的结论，或者是发现试验药物的安全性存在隐患；另一种是得出试验药物有效的结论。

（九）质量控制和质量保证

严格遵循临床试验方案；统一各种标准、仪器、操作；制定各种制度与标准操作规程（SOP）并严格遵照执行；对主要参与人员进行专门培训，关键操作应进行一致性检查；对重要标签、数据、参数加强核对；控制或尽量减少各种偏性、误差；配合与接受管理部门的检察、专家的稽查、申报单位的监察；定期进行单位间的协调与单位内自我检查；必要时进行预试验。以保证临床试验的质量控制和质量保证系统的实施。

严格按照药品研究记录的有关规定进行各项记录，以加强对药品研究的监督管理，临床试验中有关所有观察结果和发现都应加以核实，在数据处理的每一阶段必须进行质量控制，以保证数据完整、准确、真实、可靠，提高药物临床试验的质量。例如，记录不得随意删除、修改或增减数据。如必须修改，须在修改处画一斜线，不可完全涂黑，

保证修改前记录能够辨认，并应由修改人签字，注明修改时间及原因等。

(十) 试验的数据管理

数据管理的目的是确保数据的可靠、完整和准确。数据管理全过程的实施，从数据采集到数据库的最终建立，都必须符合我国 GCP 的规定和监管部门的相应技术规范要求。

1. 数据管理计划（data management plan，DMP）

是由数据管理人员依据临床试验方案书写的一份动态文件，它详细、全面地规定并记录某一特定临床试验的数据管理任务，包括人员角色、工作内容、操作规范等。数据管理计划应在试验方案确定之后、第一位受试者筛选之前定稿，经批准后方可执行。通常数据管理计划需要根据实际操作及时更新与修订。

2. 数据管理流程

应包含数据采集/管理系统建立、病例报告表（case report form，CRF）及数据库的设计、数据接收与录入、数据核查与质疑、医学编码、外部数据管理、盲态审核、数据库锁定、解锁及再锁定、数据导出及传输、数据及数据管理文档的归档等数据管理过程。无论是采用纸质化或电子化的数据管理，其各阶段均应在一个完整、可靠的临床试验数据质量管理体系（QMS）下运行，对可能影响数据质量结果的各种因素和环节进行全面控制和管理，使临床试验数据始终保持在可控和可靠的水平。另外，在数据管理运行过程中应该建立和实施质量保证、质量控制和质量评估等措施。

3. 数据流程

应包含临床试验中所有类型数据的生成、采集、传输、导入、导出、存档等的位置、负责单位/人、期限等。详细列出每一种类型的试验数据流程，便于明确各种类型和介质的数据的管理，如 CRF 数据、中心实验室检测数据、药代动力学检测数据、电子的患者报告结果（electronic patient reported outcome，ePRO）数据、影像学数据等。

4. 数据采集/管理系统

临床试验的数据管理系统（CDMS）必须满足三个基本要求：①经过基于风险考虑的系统验证，具备可靠性；②具备数据可溯源性的性能；③具备完善的权限管理功能。临床试验中用于数据管理和统计分析的计算机及其软件系统均应经过验证且有验证记录可查。数据采集/管理系统应具备稽查轨迹、安全管理、权限控制及数据备份的功能，并通过完整的系统验证。

为达到试验数据共享和信息互通目的，临床试验过程中数据的采集、分析、交换、提交等环节，可考虑采用统一的标准化格式，如 CDISC 临床数据交换标准体系（clinical data interchange standards consortium，CDISC）。

临床试验完成后，应对试验的数据管理工作和过程进行总结并形成数据管理总结报告。数据管理计划和总结报告应作为药物注册上市的申请材料之一提交给监管部门。

5. 质量控制

数据管理计划需确定数据及数据管理操作过程的质控项目、质控方式（如质控频率、样本选取方式及样本量等）、质量要求及达标标准、对未达到预期质量标准的补救措施等。

(十一) 统计分析

1. 统计分析计划 (Statistical Analysis Plan, SAP)

统计分析计划是比试验方案中描述的分析要点更加技术性和有更多实际操作细节的一份独立文件,包括对主要和次要评价指标及其他数据进行统计分析的详细过程。统计分析计划的内容包括设计的类型、比较的类型、随机化与盲法、主要指标和次要指标的定义与测量、检验假设、数据集的定义、疗效及安全性统计分析的详细细节。确证性试验要求提供详细分析原则及预期分析方法。探索性试验通常描述概括性的分析原则和方法。

2. 统计分析集

一般情况下,临床试验的分析数据集包括全分析集(FAS)、符合方案集(per protocol set, PPS)和安全集(safety set, SS)。

进行结果分析时,分析统计人员要对对数据类型、分布有正常认识,严格按统计学要求对数据进行处理,选择正确的方法分析。必要时进行分层分析,根据需要计算 P 值、Power、可信限范围等。分析内容包括效果、不良反应,有时还要进行依从性、一致性、经济学分析等。

Ⅱ期、Ⅲ期临床试验往往需要咨询统计学专家,或邀请统计学家参与试验。①对所有经随机分组进入研究、开始治疗的病例采用意向性治疗的原则(intention to treat principle, ITT) 分析集,以评价总的效果;理论上遵循 ITT 原则需要对所有随机化受试者的研究结局进行完整的随访,但实际中这种理想很难实现,因而也常采用全分析集(FAS)来描述尽可能的完整且尽可能的接近于包括所有随机化的受试者的分析集。②只对依从性好,基本完成治疗计划的病例采用符合方案集(PPS,亦称为"可评价病例"样本),以评价(治疗)的效能(efficacy)。③退出病例分析。④可比性分析。⑤一致性分析。⑥各单项指标分析。⑦总的结果分析。⑧不良反应分析:采用安全集(SS),通常应包括所有随机化后至少接受一次治疗且有安全性评价的受试者。⑨所有病例的总分析。⑩各单位的分组分析(多中心研究时)。⑪分层分析。⑫依从性分析。⑬成本-效果分析。

3. 统计分析方法

统计分析应建立在真实、可靠、准确、完整的数据基础上,采用的统计方法应根据研究目的、试验方案和观察指标来选择。一般可概括为以下几个方面:①描述性统计分析;②参数估计、置信区间和假设检验;③基线与协变量分析;④中心效应;⑤亚组分析;⑥多重性问题等。

第四节 以药动学参数为终点评价指标的化学药物仿制药人体生物等效性研究

一、生物等效性研究的意义

(一) 概述

1. 仿制药

仿制药是指与被仿制药(原研药品)具有相同的活性成分、剂型、给药途径和治疗作用的药品;是原研药(又叫专利药)专利到期后原研制药企业之外的企业仿制该原研药而生产出的仿制品,又称非专利药;具有降低医疗支出、提高药品可及性、提升医疗服务水平等重要经济和社会效益。

能够获得 FDA 批准的仿制药必须满足以下条件:①和被仿制产品含有相同的活性成分,其中非活性成分可以不同;②和被仿制产品的适应证、剂型、规格、给药途径一致;③生物等效;④质量符合相同的要求;⑤生产的 GMP 标准和被仿制产品同样严格。

2. 参比制剂

参比制剂是指用于仿制药质量和疗效一致性评价的对照药品,通常为被仿制的对象,如原研药品或国际公认的同种药物。参比制剂应为处方工艺合理、质量稳定、疗效确切的药品。

(1) 原研药品。是指境内外首个获准上市,且具有完整和充分的安全性、有效性数据作为上市依据的药品。

(2) 国际公认的同种药物。是指在欧盟、美国、日本获准上市并获得参比制剂地位的仿制药。

3. 生物等效性 (bioequivalency, BE)

生物等效性研究是以药代动力学参数为指标,比较同一种药物的相同或者不同剂型的制剂,在相同的试验条件下,其活性成分吸收程度和速度有无统计学差异的人体试验。生物等效性评价的重点在于以预先确定的等效标准和限度进行的比较,它是保证含同一药物活性成分的不同制剂体内行为一致性的依据,也是判断后研发产品是否可替换已上市药品使用的依据。

生物等效性试验在药物研究开发的不同阶段,其作用可能稍有差别,但究其根本,生物等效性试验的目的都是通过测定血药浓度的方法,来比较不同的制剂对药物吸收的影响,以及药物不同制剂之间的差异,以此来推测其临床治疗效果差异的可接受性,即不同制剂之间的可替换性。

在相似的试验条件下单次或多次给予相同剂量的试验药物后,受试制剂中药物的吸收速度和吸收程度与参比制剂的差异在可接受范围内。生物等效性研究方法按照研究方法评价效力,其优先顺序为药代动力学研究、药效动力学研究、临床研究和体外研究。

以药代动力学参数为终点指标的研究方法是目前普遍采用的生物等效性研究方法。在药代动力学方法确实不可行时,也可以考虑以临床综合疗效、药效学指标或体外试验指标等进行比较性研究,但需充分证实所采用的方法具有科学性和可行性。

另外,基于国际公认的生物药剂学分类系统(biopharmaceutics classification system,BCS),当口服固体常释制剂在体内的溶出相对于胃排空时间快或非常快,且具有高水溶性和肠道渗透性时,药物的吸收速率和吸收程度不依赖于药物的溶出时间或在胃肠道的通过时间。此时,对于 BCS 分类 1 类和 3 类的药物,只要处方中的其他辅料成分不显著影响活性药物成分(active pharmaceutical ingredient,API)的吸收,则不必证明其在体内生物等效的可能性,即生物等效性豁免。

4. 仿制药一致性评价

即仿制药质量和疗效一致性评价,包括原料药及制剂稳定性试验、固体制剂体外溶出度试验和生物等效性研究。其中,生物等效性研究有以药动学参数为终点评价指标的生物等效性研究、药效动力学研究、临床研究、体外研究等类型。

(1) 以药动学参数为终点评价指标的生物等效性研究。指通过测定可获得的生物基质(如血液、血浆、血清)中的药物浓度,取得药代动力学参数作为终点指标,以反映药物释放并被吸收进入循环系统的速度和程度。通常采用药代动力学终点指标 C_{max} 和 AUC 进行评价。如果血液、血浆、血清等生物基质中的目标物质难以测定,也可通过测定尿液中的药物浓度进行生物等效性研究。体内药物浓度能够准确测定并可用于生物等效性评价的口服及部分非口服给药制剂(如透皮吸收制剂、部分直肠给药和鼻腔给药的制剂等),可进行此研究。

(2) 药效动力学研究。在药动学研究方法不适用的情况下,可采用经过验证的药效动力学研究方法进行生物等效性研究。

(3) 临床研究。当上述方法均不适用时,可采用以患者临床疗效为终点评价指标的临床研究方法验证等效性。

(4) 体外研究。体外研究仅适用于特殊情况,例如在肠道内结合胆汁酸的药物等。对于进入循环系统起效的药物,不推荐采用体外研究的方法评价等效性。

(二) 以药动学参数为终点评价指标的生物等效性研究的特点

以药动学参数为终点评价指标的生物等效性研究是药物临床研究中的一种类型,是评价仿制药与被仿制药是否生物等效的常用方法,开展时必须遵循药物临床研究的各项要求,并应在具备医疗条件的 I 期临床试验室在医务人员监护下进行。与临床随机对照试验比较,该研究有下列特点:

(1) 评价指标的不同。通过与仿制药与参比制剂的药动学参数比较,获得二者是否生物等效(疗效与不良反应)的结论,这种比较是间接的,而临床随机对照试验是直接观察受试药和参比药的疗效和不良反应进行比较。

(2) 适用的范围较窄。主要用于同一种药物的血管外制剂的评价,而临床随机对照试验可用于各种给药途径的制剂(包括局部用药及全身用药)或不同用药方案和不同药物间比较。

(3) 方法简便、易行,能大量节省人力、时间和经济。但其缺点是:适用范围有一定的限制；有些药物在生物等效性容许的范围内还可出现临床疗效和不良反应的差异，尚需进行临床随机对照试验。

二、以药动学参数为终点评价指标的化学药物仿制药人体生物等效性研究

（一）基本要求

1. 研究总体设计

根据药物特点，以药动学参数为终点评价指标的化学药物仿制药人体生物等效性研究的设计有如下选择：

（1）两制剂、单次给药、交叉试验设计。对于一般药物，推荐选用。纳入健康志愿者参与研究，每位受试者依照随机顺序接受受试制剂和参比制剂。

（2）两制剂、单次给药、平行试验设计。适合半衰期较长的药物。每个制剂分别在具有相似人口学特征的两组受试者中进行试验。

（3）重复试验设计。是前两种的备选方案，是指将同一制剂重复给予同一受试者，可设计为部分重复（单制剂重复，即3周期）或完全重复（两制剂均重复，即四周期）。重复试验设计适用于部分高变异药物（个体内变异≥30%），优势在于可以入选较少数量的受试者进行试验。对于高变异药物，可根据参比制剂的个体内变异，将等效性评价标准作适当比例的调整，但调整应有充分的依据。

2. 受试者选择

试者的选择一般应符合以下要求：①年龄在18周岁以上（含18周岁）。②应涵盖一般人群的特征，包括年龄、性别等。③如果研究药物拟用于两种性别的人群，一般情况下，研究入选的受试者应有适当的性别比例。④如果研究药物主要拟用于老年人群，应尽可能多地入选60岁以上的受试者。⑤入选受试者的例数应使生物等效性评价具有足够的统计学效力。

另外，筛选受试者时的排除标准应主要基于安全性方面的考虑。当入选健康受试者参与试验可能面临安全性方面的风险时，则建议入选试验药物拟适用的患者人群，并且在试验期间应保证患者病情稳定。

3. 参比制剂选择

（1）参比制剂首选国内上市的原研药品。作为参比制剂的进口原研药品应与其原产国上市药品一致。若原研企业能证明其地产化药品与原研药品一致，地产化药品也可作为参比制剂使用。

（2）若原研药品未在国内上市或有证据证明原研药品不符合参比制剂的条件，也可以选用在国内上市国际公认的同种药物作为参比制剂，其产品应与被列为参比制剂国家的上市药品一致。

（3）若原研药品和国际公认的同种药物均未在国内上市，可选择在欧盟、美国、日本上市并被列为参比制剂的药品。

4. 单次给药研究

通常推荐采用单次给药药代动力学研究方法评价生物等效性，因为单次给药在评价

药物释放的速度和程度方面比多次给药稳态药代研究的方法更敏感，更易发现制剂释药行为的差异。

5. 稳态研究

若出于安全性考虑，需入选正在进行药物治疗且治疗不可间断的患者时，可在多次给药达稳态后进行生物等效性研究。

6. 餐后生物等效性研究

食物与药物同服，可能影响药物的生物利用度，因此通常需进行餐后生物等效性研究来评价进食对受试制剂和参比制剂生物利用度影响的差异。①口服常释制剂，通常需进行空腹和餐后生物等效性研究。但如果参比制剂说明书中明确该药物仅可空腹服用（饭前1小时或饭后2小时服用）时，则可不进行餐后研究。②仅能与食物同服的口服常释制剂，除了空腹服用可能有严重安全性方面风险的情况外，均建议进行空腹和餐后研究。如有资料充分说明空腹服药可能有严重安全性风险，则仅需进行餐后研究。③口服调释制剂，建议进行空腹和餐后研究。

7. 生物样品分析

用于生物等效性研究的生物样品分析方法在选择性、灵敏度、精密度、准确度、重现性等方面应符合要求。具体要求可参见相关的技术指导原则。

8. 用于评价生物等效性的药动学参数

（1）吸收速度。推荐采用 $C_{\max}$，$T_{\max}$ 也是评价吸收速度的重要参考信息。

（2）吸收程度/总暴露量。单次给药研究采用 AUC_{0-t}、$AUC_{0-\infty}$、C_t；多次给药研究采用 $AUC_{0-\tau}$。

（3）部分暴露量。特定情况下，可能需要增加部分暴露量指标来观测早期暴露值。部分暴露量测定的时间设置应符合临床疗效评价要求。应采集足够数目的可定量生物样品，以便充分估计部分暴露量。

9. 生物等效性试验实施过程及数据统计分析的具体要求（一般试验设计和数据处理原则）

（1）试验的实施。正式试验开始之前，可在少数志愿者中进行预试验，用以验证分析方法、评估变异程度、优化采样时间，以及获得其他相关信息。预试验的数据不能纳入最终统计分析。

1）空腹试验。试验前夜至少空腹10 h。一般情况下，在空腹状态下用240 mL水送服受试制剂和参比制剂。口腔崩解片等特殊剂型应参考说明书规定服药。

2）餐后试验。试验前夜至少空腹10 h。受试者试验当日给药前30 min时开始进食标准餐，并在30 min内用餐完毕，在开始进餐后30 min时准时服用试验药，用240 mL水送服。

3）服药前1 h至服药后1 h内禁止饮水，其他时间可自由饮水。服药后4 h内禁食。每个试验周期受试者应在相同的预定时间点用标准餐。

4）通常最高规格的制剂可以一个单位（单片或单粒）服用，如生物样品分析方法灵敏度不足，则可在安全性允许的条件下，在说明书单次服药剂量范围内同时服用多片/粒最高规格制剂。

5）试验给药之间应有足够长的清洗期（一般为待测物7倍半衰期以上）。

6）应说明受试制剂和参比制剂的批号、参比制剂的有效期等信息。建议受试制剂与参比制剂药物含量的差值小于5%。试验机构应对试验制剂及参比制剂按相关要求留样。试验药物应留样保存至药品获准上市后2年。

（2）餐后生物等效性研究标准餐的组成。建议采用对胃肠道生理功能和药物生物利用度影响大的餐饮进行餐后生物等效性研究，如高脂（提供食物中约50%的热量）高热（800～1 000 kcal）饮食。其中蛋白质约提供150 kcal热量，碳水化合物约提供250 kcal热量，脂肪提供500～600 kcal热量。报告中应提供试验标准餐的热量组成说明。

（3）样品采集。通常建议采集血液样品，多数情况下检测血浆或血清中的药物或其代谢产物浓度，有时分析全血样品。建议恰当地设定样品采集时间，使其包含吸收、分布、消除相。一般建议每位受试者每个试验周期采集12～18个样品，其中包括给药前的样品。采样时间不短于3个末端消除半衰期。根据药物和制剂特性确定样品采集的具体时间，要求应能准确估计药物峰浓度（C_{max}）和消除速率常数（λ_z）。末端消除相应至少采集3～4个样品以确保准确估算末端消除相斜率。除可用AUC_{0-72h}来代替AUC_{0-t}或$AUC_{0-\infty}$的长半衰期药物外，AUC_{0-t}至少应覆盖$AUC_{0-\infty}$的80%。实际给药和采样时间与计划时间可能有偏差，建议采用实际时间进行药动学参数计算。

（4）给药前血药浓度不为零的情况。如果给药前血药浓度小于C_{max}的5%，则该受试者的数据可以不经校正而直接参与药动学参数计算和统计分析。如果给药前血药浓度大于C_{max}的5%，则该受试者的数据不应纳入等效性评价。

（5）因呕吐而需剔除数据的情况。如果受试者服用常释制剂后，在T_{max}中位数值两倍的时间以内发生呕吐，则该受试者的数据不应纳入等效性评价。对于服用调释制剂的受试者，如果在服药后短于说明书规定的服药间隔时间内发生呕吐，则该受试者的数据不应纳入等效性评价。

（6）应提交的信息。①受试者编号、给药周期、给药顺序、制剂种类。②血药浓度和采血时间点。③单次给药：AUC_{0-t}、$AUC_{0-\infty}$、C_{max}，以及T_{max}、λ_z和$t_{1/2}$。④稳态研究：$AUC_{0-\tau}$、$C_{max,ss}$、$C_{min,ss}$、$C_{av,ss}$、$T_{max,ss}$，以及波动系数［$(C_{max,ss}-C_{min,ss})/C_{av,ss}$］和波动幅度［$(C_{max,ss}-C_{min,ss})/C_{min,ss}$］。⑤药动学参数的个体间、个体内和/或总的变异。

（7）有关数据统计计算的要求。建议提供AUC_{0-t}、$AUC_{0-\infty}$、C_{max}（稳态研究提供$AUC_{0-\tau}$、$C_{max,ss}$）几何均值、算术均值、几何均值比值及其90%置信区间（CI）等。不应基于统计分析结果，或者单纯的药动学理由剔除数据。生物等效的接受标准：一般情况下，上述参数几何均值比值的90%置信区间数值应不低于80.00%，且不超过125.00%。对于窄治疗窗药物，应根据药物的特性适当缩小90%置信区间范围。

临床案例

2006年3月13日，8名健康志愿者在伦敦Northwick Park医院接受了TGN1412 I期临床试验。TGN1412属于单抗药物。与多数单抗拮抗某一生理反应相反，其与T细胞上

CD28 受体结合,并单独激活 T 细胞,使 T 细胞增殖分化,进一步激活体内免疫系统。拟应用于类风湿性关节炎和多发性硬化等自身免疫性疾病及白血病的治疗。6 名接受药物志愿者注射后 90 min 内都出现严重全身炎症反应,12～16 h 内出现多器官功能衰竭和弥散性血管内凝血。24 h 内,出现淋巴细胞和单核细胞耗竭。无 1 例死亡,最严重的住院 3 个多月,全部足趾切除和 3 个手指部分切除。安慰剂组 2 名志愿者无任何不良反应。

问题:TGN1412 事件发生的原因是什么?从中应吸取什么教训?

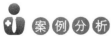

TGN1412 是 TeGenero 的首个产品,从生产到进入临床试验才 2 年多时间,从英国药物和保健品管理局(MHRA)批准 TGN1412 进入临床试验到试验开始总共才 45 天。2007 年 1 月,英国伦敦帝国学院、伦敦国王学院和 Babraham 研究所的学者提出,人体记忆 T 细胞(实验动物体内不存在)可能是造成 TGN1412 I 期临床试验志愿者多器官功能衰竭的关键因素。给予 TGN1412 后,多种前炎性细胞因子水平显著上升,淋巴细胞被异常激活,攻击体内的各个系统和器官,导致受试者出现多器官功能衰竭。

本事件引起深远影响。独立专家小组(ESG)根据调查结果并广泛征询专家意见后,提出关于如何改善首次用于人体药物的 I 期临床试验安全性建议。主要关注如何计算首次应用的药物剂量、如何给药;不同研究组织和医药公司应共享有关药物临床试验不良反应(特别是未发表的)、失败的药物试验等资料;特殊药物,如作用于人体生理过程的生物药物,在进行研究之前应征求独立专家的意见等。随后,各国相继出台首次用于人体药物的 I 期临床试验的相应指南和建议。

【思考题】

1. 药物临床试验有哪些分期?各期的研究目的是什么?不同注册分类的新药进行药物临床试验有什么要求?
2. I 期临床耐受性试验设计时,如何确定初始剂量和最大剂量?
3. 试述仿制药一致性评价的内容与要求。

【推荐阅读】

[1] KUMMAR S, KINDERS R, GUTIERREZ M E, et al. Phase 0 clinical trial of the poly (ADP-ribose) polymerase inhibitor ABT-888 in patients with advanced malignancies [J]. J Clin Oncol, 2009, 27 (16): 2705 – 2711.

[2] ATTARD G, REID A H, YAP T A, et al. Phase I clinical trial of a selective inhibitor of CYP17, abiraterone acetate, confirms that castration-resistant prostate cancer commonly remains hormone driven [J]. J Clin Oncol, 2008, 26 (28): 4563 – 4571.

[3] KHATRI P, YEATTS S D, MAZIGHI M, et al. IMS III Trialists. Time to angiographic reperfusion and clinical outcome after acute ischaemic stroke: an analysis of data from the

Interventional Management of Stroke (IMS Ⅲ) phase 3 trial [J]. Lancet Neurol, 2014, 13 (6): 567-574.

(钟国平 黄民)

第十五章 临床合理用药的基本原则

临床医师的职责在于对疾病的预防和治疗，要使患者迅速痊愈，关键在于对疾病正确的诊断和治疗。因此，临床医师对疾病的诊断是十分重视的，诊断的技术也日新月异，如CT扫描仪、β型超声诊断仪等的应用，临床检验指标的更新等，都是提高医疗质量所必需的。然而，疾病的诊断仅仅是治病的基础，如果忽视了治疗或治疗不当，许多疾病都可能加重、恶化，甚至导致患者的死亡。因此，选择正确的治疗措施也是临床医师的职责。临床合理用药的问题也受到广大医药界人士的重视。

合理用药的标准：一般认为：在对患者全面了解及掌握药理作用的基础上，安全有效地选用药物，使者在风险最小的情况下，获得最大的治疗效益。

WTO曾提出过药物合理应用的定义，指出："药物合理应用即患者所用的药物适合其临床需要，所用剂量及疗程符合患者个体情况，所耗经费对患者和社会均属最低"。合理用药主要包括四要素：有效性（efficacy）、安全性（safety）、适当性（suitability）和经济性（cost）。本章主要讨论用药的有效性、安全性和适当性问题，经济性问题已在本书第十三章中讨论。

第一节 临床合理用药的必要性

一、临床不合理用药的种种表现

（一）有效药物使用不充分

为了追求用药的"新"与"贵"，临床上常忽视一些已经循证医学证明有价值的药物疗法，使其得不到充分应用，如急性心肌梗死患者（acute myocardial infarction，AMI）选用β受体阻断药防止病情恶化，急性支气管哮喘患者（acute bronchial asthma）选用吸入性糖皮质激素（glucocorticoid）治疗，儿童急性腹泻（acute diarrhea）时使用有效安全、经济的口服补盐液防治失水等。

（二）用药指征不强或无用药指征

这方面的不合理用药在抗生素及激素类药物的使用最为突出。据调查，国内抗生素的合理使用率只有40%，滥用抗生素的情况主要表现在：①无细菌或抗生素敏感病原体感染的疾病，如发热未明的患者，或已明确为病毒感染而又无加什细菌感染的患者，都使用抗生素治疗。②无感染指征的预防性应用抗生素。例如，外科病例几乎常规地把抗生素用于无菌手术前,甚至开始于手术前的好几天,这是不合理的。根据国内外研究表明,无指征地滥用抗生素并不能达到预防感染的目的,而且还会造成不良反应及细菌耐药性的发生,给患者带来经济上和健康上的损失。

(三) 应用药物种类过多或过杂

目前,国内医疗单位在住院或门诊治疗中合并应用多种药物日益普遍。合并用药的目的应该是提高疗效,扩大治疗范围或减少不良反应。然而,合并用药不当,可使药效减弱、毒性增高或出现严重反应,甚至引起药源性死亡。例如,磺酰脲类降糖药(甲苯磺丁脲(tolbutamide)与氯噻酮(chlortalidone)合用时,可使降血糖的效果降低。然而,临床上合并用药引起的不良相互作用更常见的是药物不良反应的增加。据调查,合并应用药物的种类愈多,不良反应的发生率也愈高。国外报道,合用 5 种或 5 种以内的发生率为 4.2%,6~10 种为 7.4%,11~15 种为 24.2%,16~20 种为 40%,21 种以上高达 45%。国内几个单位近年的调查报告也均有类似的结果。用药种类过多的类型很多,包括:①同一作用的药物过多。例如:复方新诺明(trimethoprim + sulfamethoxazole)+ 甲氧苄啶(trimethoprim,TMP),庆大霉素(gentamicin)+ 卡那霉素(kanamycin)。②盲目地增加新药,认为新品种总比旧品种好。例如,不考虑感染的具体情况增加第三代头孢菌素就是最常见的例子。③不论病情需要,多给"补药"。临床上常不恰当地加用维生素类、酶或辅酶类制剂,如辅酶 Q10(coenzyme Q10)、细胞色素 C(cytochrome C)及三磷酸腺苷(ATP)等。④不辨因果,对症大包围等。

(四) 选药对患者缺乏安全性

医师选用药物时,不仅要考虑用药的适应证,同时也要注意药物的禁忌证及易引起不良反应的生理或病理因素等。例如:新生儿易发生药物性溶血性贫血(hemolytic anemia),因而不宜使用磺胺(sulfonamide)及呋喃类(furan)抗菌药;老年人因生理性肾功能减退,肾小球滤过率减少,连续反复应用氨基糖苷类(aminoglycosides)或与一代头孢菌素合用,则易发生听损害及肾功能衰竭;妊娠妇女如选药不当可导致畸胎;等等。这些都是因年龄的不同或生理上变化选药不当导致的结果。病态状态下,特别是肝、肾疾患时的选药问题,更不容忽视。此外,患者的用药史、药物过敏史等,都是选药时必须注意的问题,否则将会引起药物的过敏反应或其他不良反应。

(五) 给药方案的不合理

给药方案是指确定给药途径、给药剂量和用药的间隔时间的方案。许多医师认为,疾病一旦确诊,治疗用药那就是"按章"办事而已,因此,"协定处方"等就应运而生。据了解,不合理用药产生的不良后果中,不合理的用药方案仍占重要的比例。①不恰当的药物配伍,产生体外的药物相互作用,使药物产生生理化性质的变化或疗效降低[称为药物配伍禁忌(pharmaceutical incompatibility)],如庆大霉素与青霉素类(penicillins)药物混合作静脉滴注时,庆大霉素可被灭活。②缺乏剂量个体化。患者的生理或病理状态不同,药物在体内的药动学参数可能发生变化,医师必需根据患者的情况调整剂量或用药间隔时间,这对于一些治疗范围较窄的药物来说尤为重要,如地高辛(digoxin)、苯妥英钠(sodium phenytoin)等,否则,将会出现药理作用过强,甚至严重中毒。③忽视用药途径的药动学特征。不同的给药途径能把剂量相同的药物达到不同的血药浓度，甚至完全不同的治疗目的，如硫酸镁（magnesium sulfate）口服给药时，因为不吸收而仅作为容积性泻剂（bulk-forming laxative）使用，但注射用药时，则可使神经肌肉传导阻滞而具有抗惊厥效果。因此，给药途径的正确选择，对保证疗效是非常重要的。临床上使用抗生素采用静脉滴注给药，该法具有吸收完全，生物利用度好，血药浓度波动小，减少频繁的注射等优点，然而，这种滴注方法往往使药物处于平缓的状态，缺乏"冲击量"，因此，改用静脉快速滴入方法，但又忽视了静滴速度的标准化，往往因患者而异，这是医护人员忽视了药物浓度与滴速决定血药峰浓度，而不是剂量决定血药峰浓度这一规律，所以，同一剂量同一浓度的药物给予患者，滴速过快可以出现血药峰浓度过高而产生毒性，而滴速过慢（临床较常见）则可因血药浓度过低而药效减弱，甚至无效等。

二、不合理用药导致的不良后果

（一）得不到预期的治疗效果

药物的疗效一般取决于三种因素：药物质量、合理的用药和患者机体反应状态。而医师的合理用药是取得良好疗效的关键，因此，临床医师确定患者需要药物治疗时，必需正确地解决"应该选择什么药才具有这种疗效"和"制定什么治疗方案"（剂量、给药途径、疗程）等问题，才能达到预期的治疗目的，真正做到药到病除的效果。

（二）引起药物不良反应，甚至药源性疾病

据报道，因药物不良反应而住院的患者占住院患者的0.5%～5.0%，有10%～20%的住院患者易患药源性疾病，有0.24%～2.9%住院患者死亡原因是由药物不良反应造成的。1990年，北京、上海的10家医院的监测结果表明，住院患者不良反应发生率达10%～30%。当然，合理的用药也不能完全避免不良反应的发生，然而，不合理的用药，如选药不当，滥用药物（包括多药联用）、剂量及用药途径的错误等，都大大地增加药物不良反应的发生率，给患者带来痛苦，严重者可导致死亡。

（三）增加医药消费、浪费医药资源

合理用药的经济性并不单指用药费用的高低，而是强调临床治疗效果与费用的关系比较，因此，用贵重药、开大处方固然是增加医药费用，但用药不当治愈时间延长或因药物不良反应而延长住院时间等，均会导致增加医药消费、浪费医药资源的不良后果。

第二节　药物的有效性与安全性

医药科学迅猛发展，药物品种繁多，20世纪50年代以来，新药上市率不断增加。据报道，国外1946—1956年的10年间约有4 000种化学合成药上市。到1959年，1年内就有400种新化学药品。1961—1973年，6个国家上市新药约为152种。目前，我国上市的原料药有 3 600 多种，其中，1949—1985 年生产原料药 26 类 1 000 多种，制剂 3 000 多种。1985 年以后，各种新药陆续上市。因此，临床上能供使用的药品不仅种类多，而且，许多新药是在新的基础理论指导下发展起来的，具有较强的药理活性和作用特点，因此，合理用药并非易事。WHO 于 1975 年提出了基本药物政策。每个国家的基本药物政策主要用以指导该国的药品研究、生产、流通和使用，并且与临床合理用药相结合。我国政府十分重视 WHO 倡导的药物行动计划（Action Program on Essential Drugs），1992 年即开始制定国家基本药物目录，列入目录中的药物遴选原则是"临床必要、安全有效、价格合理、使用方便、择优选定、中西药并重"，同时，为了适应发展的需要，还规定了根据遴选原则每两年对基本药物目录进行一次修订，以保证基本药物目录的适时性。目前，我国已收载于国家基本药物目录（2004 年版）的药品达 2 033 种，这是临床上选用有效、安全药物的基础。在此基础上，用药上尚应考虑下列问题。

一、正确选用药物，充分发挥疗效

（一）确定患者临床问题、明确用药目的

确定患者的临床问题是实现合理治疗的基础，患者就诊时，常诉以某种症状或体征，而不能真正认识问题的所在，因此，医生应根据病史、体格检查、实验室检查等结果进行明确诊断，然后有的放矢地选用药物。同时，疾病是一个复杂的综合病理变化过程，在治疗上常分为对因治疗（etiological treatment）及对症治疗（symptomatic treatment）两类。例如，一个高热患者，首先要确定是否感染性疾病，进而分析感染的病因，经确认为细菌性感染者选用抗菌药；同时还应进一步分析致病菌的类型（菌种、是否耐药株等），才能明确选用对因治疗的抗菌药。除对因治疗外，使用退热药（antipyretic）作对症治疗也是非常必要的，因为高热可以引起头痛等不适，小儿尚可引起惊厥，此时还要用抗惊厥药作对症治疗，这样才能达到良好的疗效。对于一些对症治疗的药物，除明确选用药物目的外，并应权衡药物对疾病过程影响的利弊，以及应用注意。如严重急性感染性疾病时选用短期激素治疗，目的在于抑制炎症反应、抗毒和退热作用，可迅速缓解症状，但由于激素有抑制免疫反应的不利因素，因此，一般应在足量而有效的抗菌药同用情况下应用。

（二）掌握不同药物的作用特点，针对病情选药

近 20 多年来，国际上科学发展迅速，上市的新药往往基于新的理论研究成果，根据作用机理定向筛选出来的，具有更强的药理活性和作用特点，分别适用于一种疾病的不同阶段或状态。

治疗消化性溃疡（peptic ulcer，PU）药物，过去主要是应用抗酸药（antiacid）和解痉药（antispasmodic），因此，应用起来比较简单。然而，根据消化性溃疡发病机制的研究，特别是壁细胞分泌胃酸机制的认识，治疗消化性溃疡药已分为抑制胃酸分泌药及胃肠黏膜保护药两类：抑制胃酸分泌药包括胃泌素受体阻断药[丙谷胺（proglumide）、胆碱能神经 M 受体阻断药[哌仑西平（pirenzepine）]及 H_2 受体阻断药[西咪替丁（cimetidine）、雷尼替丁（ranitidine）及法莫替丁（famotidine）等]，以及作用强大的 H^+/K^+-ATP 酶抑制剂[质子泵抑制剂（proton pump inhibitor）]奥美拉唑

(omeprazole)、兰索拉唑（lansoprazole）等；胃肠黏膜保护药则有枸橼酸铋钾（bismuth potassium citrate，胶体次枸橼酸铋）及前列腺素 E（prostaglandin E）衍化物等。其中，H_2 受体阻断剂、H^+/K^+-ATP 酶抑制剂和胶体次枸橼酸铋等已成为治疗消化性溃疡的重要手段，改变了传统的用药习惯。然而，这些药物都因其作用机理不同，在适应证、不良反应和用药注意上而各有差异。例如，H_2 受体阻断药作用强疗效高，为消化性溃疡的首选药。H^+/K^+-ATP 酶抑制剂因作用过于强大而主要适用于难治性溃疡，次枸橼酸铋可减少溃疡复发率，前列腺素 E 衍化物能防治非甾体类抗炎药（non-steroid anti-inflammatory drug，NSAID）引起的胃肠黏膜损伤等。

抗菌药物的发展速度更快，不仅有沿用的青霉素类（penicillins）和氨基糖苷类抗生素［链霉素（streptomycin）、庆大霉素（gentamicin）、阿米卡星（amikacin）等］，还增加了不少新品种，如耐青霉素酶的双氯西林（dicloxacillin）和氟氯西林（flucloxacillin），广谱的吡氨西林（pivampicillin），作用强、毒性低的超广谱青霉素［哌拉西林（piperacillin）］，以及作用点不同于青霉素 G 的美西林（mecillinam）等。这些新品种在抗菌谱上都与青霉素 G 有明显差异，因而适应证上也不相同。头孢菌素类（cephalosporins，CEPs）和氟喹酮（fluquazone）类抗菌药更是异军突起。第一、第二、第三代头孢菌素在国内已广泛用于临床，第四代头孢菌素也已上市，它们的抗菌谱、体内过程和不良反应都各具特点，特别是抗菌谱的差异是划分"代"的标准，但临床医师们对它们的特点并不非常了解，新一代比老一代好的思想仍占有相当的位置，革兰氏阳性菌感染也选用三代头孢菌素导致三代头孢菌素的滥用。氟喹酮类的诺氟沙星（norfloxacin，氟哌酸）仅上市几年，但新的品种如环丙沙星（ciprofloxacin）、依诺沙星（enoxacin，氟啶酸）、氧氟沙星（ofloxacin）、洛美沙星（lomefloxacin，罗氟酸）、左氧氟沙星（levofloxacin）、氟罗沙星（fleroxacin）、司帕沙星（sparfloxacin）、莫西沙星（moxifloxacin）及加替沙星（gatifloxacin）等相继上市，它们在抗菌谱、体内过程等方面与诺氟沙星有明显差异，因而适应证也不尽相同。因此，新药品种的增加对广大患者带来了福音，但对临床医师来说无疑需要一个认识新药的过程，只有认识它们、掌握它们才能更好地应用它们。

（三）熟悉药物体内过程与患者病理状态的关系

治疗全身性疾病的药物大都需要吸收到体内，分布到作用部分，然后发挥治疗效应，有的药物（前体药）进入体内还需要经过活化，转变为具有药理作用的代谢物才能起效。因此，必须熟悉药物的体内过程，结合患者的病理状态才能选好药物。

1. 吸收

药物制剂可分为注射和口服两大类，它们的适应证一般大都相同。注射剂因起效快，常供急性或较重患者使用，对于严重胃肠功能不全的患者，可能对药物的吸收有影响，此时，应采用注射剂。然而，有些药物的注射剂和口服制剂用途完全不同。例如，氨基糖苷类抗生素治疗全身性革兰氏阴性菌细菌感染时必需注射给药，口服制剂仅供肠道消毒或肠道感染用，因为氨基糖苷类抗生素几乎不能从肠道吸收之故；老药硫酸镁也是一个典型例子。

2. 分布

药物进入体循环后大都能分布到体液及组织脏器中去，但一般不易通过血脑屏障到达脑部，因此，颅内疾病需要药物进入脑脊液时应注意选用脑脊液浓度较高的药物。例如，抗生素中，氯霉素（chloromycin）、氨苄西林（ampicillin）、利福平（rifampicin）及第三代头孢素等在普通给药途径下，即可达到治疗细菌性脑膜炎（bacterial meningitis）的目的，不必作鞘内注射。抗肿瘤药烷化剂（alkylating agent）中的卡莫司汀（carmustine，BCNU，卡氮芥）因脂溶性高，能透过血脑屏障，故对原发性脑瘤（cerebroma）、脑转移瘤等有效。

3. 活化

有些原型药物无药理活性，进入体内经肠道或肝脏活化后转变为活化代谢物才能起效。例如，常用的可的松（cortisone）及泼尼松（prednisone，强的松）都必须通过肝脏分别转化为氢化可的松（hydrocortisone）及强的松龙（dehydrocortisol）后方生效，因此，严重肝功能不全（hepatic inadequacy）的患者，只宜选用氢化可的松或强的松龙。目前，许多新的血管紧张素Ⅰ转换酶抑制剂（angiotensin-converting enzyme inhibitor，ACEI）如伊那普利（enalapril）、阿拉普利（alacepril）等都属于前体药，阿拉普利在体内转化为卡托普利（captopril）后才产生降压作用，依那普利则转化为依那普利拉（enalaprilat）而起效，严重肝功能不全患者不宜选用前体药，以保证药效作用。地西泮（diazepam）要在肝脏加羟基才能活化，肝病患者应选用硝西泮（nitrazepam）或氯硝西泮（clonazepam）才能奏效。

4. 消除

肝、肾是主要消除药物的器官，肝肾功能不良时，将影响药物的消除、血药浓度升高，从而增加药物毒性。例如，肝功能不全时选用强心苷（cardiotonic glycoside），应选用以肾排出为主的地高辛（digoxin），而不选用肝代谢为主要消除方式的洋地黄毒苷（digitoxin）；而肾功能不全的患者，则宜选用洋地黄毒苷，如确需选用地高辛则应减量或进行血药浓度监测。又如第三代头孢菌素，本类药物在体内大多不代谢，主要以原型在尿或胆汁中排出，因此，肝功能不全时对药物消除影响不大，但肾功能不全时，药物消除半衰期将会明显延长，只有头孢哌酮（cefoperazone）因主要通过胆汁排泄，仅在严重肾功能不全时，半衰期才延长，因此，肾功能不全患者，临床上常选用头孢哌酮。

二、掌握患者对药物反应的特殊性、安全用药

药品不良反应主要是指合格药品在正常用法用量下出现的与用药目无关的或以外的有害反应。也就是说药品在发挥其治疗作用时，也常可产生不良反应。为了避免或减轻药品的不良反应，保证患者用药安全，药品使用说明书中，都应明确指出该药的禁忌证和用药注意。前者是绝对禁用该药的，包括对该药过敏的患者或因患者病情不能使用者，如青霉素过敏患者不能用青霉素类抗生素，硝苯地平（nifedipine）禁用于心源性休克（cardiac shock，CGS）等；后者则包括患者年龄、性别、种类、病理状态及社会环境等因素的差异影响药物的敏感性或体内过程，以至出现药品不良反应，因此，国际上都明确规定，药品使用说明书中对一些特殊人群，如小儿、老年人、妊娠和哺乳妇女等

使用该药的安全性都要列项说明。

药品不良反应的特殊性，常发生于下列情况。

(一) 过敏或特异性体质

1. 过敏反应（allergic reaction）

过敏反应是机体受药物刺激后发生异常免疫反应，故亦称为变态反应，对药物具有过敏反应的患者应禁用该药。

2. 特异质反应（idiosyncratic reaction）

特异质反应是某些患者对药物产生异常反应的统称，如应用帕马喹（pamaquine）而产生"黑尿热"（blackwater fever）。现已证明，"特异质"实质上是患者遗传上的缺陷而对药物产生的异常反应，它可导致药效学或药物代谢动力学两个方面的异常。例如，G6PD 缺陷者，对呋喃类药、磺胺类药、伯氨喹（primaquine，PQ）、水杨酸类（salicylic acid）、非那西丁（phenacetin）、安替比林（antipyrine）、氯喹（chloroquine）、奎宁（quinine）、氯霉素、奎尼丁（quinidine）、人工合成维生素 K 等，都可能发生急性溶血现象。遗传因素对药代动力学的影响更为多见，研究较多的有乙酰化多态性与氧化多态性，前者对异烟肼（isoniazid）、肼屈嗪（hydralazine）、普鲁卡因胺（procainamide）、硝西泮和氯硝西泮等药物的体内代谢过程有明显的差异；而氧化多态性更广泛地对药物的代谢具有影响，如降压药（hypotensive drug）异喹胍（debrisoqui）、胍生（guanoxan）、硝苯地平、抗心律失常药（antiarrhythic drugs）金雀花碱（baptitoxine）、哌克昔林（perhexiline）、恩卡尼（encainide）、β 受体阻断药普萘洛尔（propranolol）、美托洛尔（metoprolol）、噻吗洛尔（timolol）、H_2 受体阻断剂西咪替丁，解热镇痛药（antipyretic analgesic）非那西丁、安替比林，三环类抗抑郁药（tricyclic antidepressant）去甲替林（nortriptyline）、阿米替林（amitriptyline）、丙米嗪（imipramine，米帕明）、地昔帕明（desipramine，去甲丙咪嗪）、降血糖药（hypoglycemic agent）苯乙双胍（phenformin）、甲苯磺丁脲（tolbutamide），抗癫痫药苯妥英（phenytoin）、美芬妥英（mephenytoin）等。用药时应注意调整剂量，以免药效不佳或相反地出现不良反应。

但临床上指的特异质反应主要是药效学方面的异常反应，具有遗传缺陷的患者不宜使用该类药物时，均列为禁忌证。如果遗传缺陷患者的反应主要在药物代谢方面，慢代谢型（或缺乏型）患者应减少用量，以免出现药品不良反应（详见本书第十章相关内容）。

(二) 年龄与性别

1. 年龄

不同年龄，特别新生儿和老年人对药物的处置和效应往往与成年人有差别。新生儿体内药物处置有如下特点：①体表面积比较大，皮肤用药吸收量较大。②体液比例与成人不同，细胞外液较高（4%～50%）。③血浆白蛋白水平和结合力较低，血浆中游离药物较成人高。④血脑屏障发育尚未完善，全麻药、镇静催眠药（sedative hypnotics）及镇痛药（pain-kille）等易进入脑内。⑤肝代谢能力较差，药物与葡萄糖醛酸结合少，地西泮、水杨酸、苯巴比妥（phenobarbital）等药物消除减慢，新生儿特别是早产儿应用氯霉素可产生灰婴综合征（graybaby syndrome）。⑥肾功能发育未完善，药物消除能力较差。新生儿及儿童对药效反应也有一定的特殊性，例如，迷走神经兴奋性较弱、要用较大的剂量才能发生心动过缓（bradycardia），相反，迷走神经阻断剂如阿托品（atropine）则易导致心率加快；此外，长期应用激素制剂及中枢抑制药（central depressant）对体格和智力的发育都有影响。近年，临床上较多应用的氟喹酮类（fluquazone）抗菌药，对新生儿、婴幼儿及儿童的软骨及关节均可能有损害，应引起临床医师的注意（详见本书第六章相关内容）。

老年人的合理用药问题受到了人们的重视。据报道，老年人对药物的吸收（减少）、分布（脂溶性药物分布容积增加，水溶性高药物分布容积减少，血浆白蛋白减少，结合力降低，药物游离浓度增加等）和消除（肝血流量和肝药酶活性降低，肾小球过滤和肾小管功能减弱）都会改变，导致药物血药浓度过高，产生过强的药效作用或毒性反应。老年人在药效反应上也与成年人有差异，如对中枢神经系统药物敏感，β受体的反应减弱。WHO 专家小组提出老年人会有严重反应及尽可能不用的药物有：巴比妥类（barbiturates）（神志模糊）、二甲苄胍（bethanidine）［严重体位性低血压（postural hypotension）］、生胃酮（biogastrone）［液体潴留（fluid retention，FR）与心力衰竭（cardia failure）］、氯磺丙脲（chlorpropamide）（血糖过低）、氯噻酮（chlortalidone）［利尿过长、失禁（incontinence）］、异喹胍（debrisoquin，DB）、胍乙啶（ismelin）（体位性低血压）、呋喃妥因（furantoin）［周围神经病变（peripheral neuropathy，PNP）］、喷他佐辛（pentazocine）（神志模糊、疗效不定）、保泰松（butazone）［再生障碍性贫血（aplastic anemia）］；应慎用的药物有：苯海索（trihexyphenidyl）（视听幻觉）、强心苷（cardiac glycoside）（行为异常（behavior disorde）、腹痛（abdominal pain）、疲乏（lassitude））、氯丙嗪（chlorpromazine）（体位性低血压、低温（hypothermy））、利尿酸（acidum ethacrynicum，EA）［耳聋（deafness）］、异烟肼［肝毒性（hepatotoxicity）］、甲灭酸（mefenamic acid）［腹泻（diarrhea）］、甲基多巴（methyldopa）［倦怠、抑郁（depression）］、雌激素（estrogen）（体液潴留、心力衰竭）及四环素（tetracycline）（肾功能不全时血尿素氮增高等）。（详见本书第七章相关内容）

2. 性别

临床上一般情况下，性别对药效及药代动力学影响不大。但女性患者在月经、妊娠、分娩及哺乳期对某些药物具有特殊的反应，用药时应注意。如月经期妇女应避免使用抗凝药（anticoagulant drug）和刺激胃肠道药物，以防出血过多，妊娠期间忌用具有致畸作用和流产的药物，性激素药物也应慎用和合理应用，哺乳期妇女要注意药物通过乳汁排出及可能对乳婴的影响，必要时，暂停哺乳，以免对乳婴产生不良反应（详见本书第五章）。

（三）疾病因素

疾病对药物体内过程的影响已如前述，但除影响药动学外，疾病对机体对药物的反应性（药效学）也可以产生影响。如众所周知，疾病状态下，机体的调节功能状态与正常人有一定的差异。例如：治疗量下，退热药（antipyretic）能使发热患者体温降至正常，但对正常体温者影响不大；降血压药能使高血压患者血压下降，但对正常血压者作用不明显；强心苷对正常心脏和慢性心功能不全（chronic cardiac insufficiency）者的心脏都有加强心收缩力的作用,但其最终药效却不相同,对正常心脏,输出量不增加,但心机耗氧量因心收缩加强而增多,而对功能不全的心脏,在增加心收缩力的同时增加回心血量,显著增加心输出量,而耗氧量不增加甚至能降低达到治疗慢性心功能不全的效果。相反地,疾病所致机体的某些病变或因素,可以增加药品不良反应的发生率或程度。例如:消化性溃疡(peptic ulcer,PU)患者口服刺激性药物或非甾体类抗炎药,可加强溃疡病变,甚至导致消化道大出血;结核病(bacillary phthisis,TB)患者使用糖皮质激素(glucocorticoid,GC)时,有结核感染扩散的危险;血 K^+ 水平偏低或甲状腺功能下降,能增加强心苷毒性等。

(四) 生活习惯因素

吸烟和饮酒对药物代谢均有明显的影响。长期吸烟者可诱导肝药酶,加速药物的消除,使茶碱、非那西丁及咖啡因(caffeine)等的血药水平降低而影响疗效。长期饮酒亦可诱导肝药酶,促进药物代谢,如苯妥英、甲磺丁脲(tolbutone)及双香豆素类(bishydroxycoumarin)抗凝药血中水平下降,疗效降低,但急性酒精中毒(acute alcoholism)因改变肝血流量或酶活性而呈抑制药物代谢,而且对多种中枢神经系统抑制药(central nervous system depressants)具有协同作用,甚至出现致死。

最后,要指出的是,用药的安全性并非单纯指药物的毒性大小,而是指药物治疗的效果与不良反应风险比。例如肿瘤患者应用抗肿瘤药物(antitumor drug),艾滋病患者应用抗逆转录酶药物,都因药物毒性大具有不良反应的较大风险,然而,只有使用这些药物才能获得一定的治疗效果,因此,这样的临床用药也是合理的。

第三节 治疗方案的合理性

一、联合用药

(一) 联合用药的目的

临床上要达到合理配伍用药就必须有明确的目的。

1. 增强疗效

临床上联合用药的最主要目的是增强疗效。例如,抗菌药中磺胺加 TMP(在细菌叶酸代谢过程中呈双重阻断,抗菌力增强,抗菌谱扩大)、青霉素类加氨基糖苷类抗生素(青霉素类妨碍细菌细胞壁合成,增加氨基糖苷类进入细菌胞内,增强杀菌作用)、克拉维酸(clavulanic acid,棒酸)加阿莫西林(amoxicillin)(棒酸抑制 β 内酰胺酶,使阿莫西林对耐药株仍有效)、亚氨硫霉素加脱氢肽酶抑制剂而保持亚氨硫霉素强大的抗菌力等都是突出的例子。在高血压治疗中,降压药的联合应用也常可增强疗效,如血管紧张素转换酶抑制剂(angiotensin converting enzyme inhibitor,ACEI)加 β 受体阻断剂。此外,增强疗效的联合用药尚很多,如急性哮喘(asthma)时,β 受体激动药与茶碱类合用也可以收到相加的效果;抗癌药物只有在联合应用时才能获得一定疗效。

2. 降低毒性

联合用药以减少药物不良反应也是较常见的例子。例如：异烟肼与维生素 B_6 合用可减少异烟肼引起的神经系统毒性；氨茶碱（aminophylline）与镇静催眠药合用以减少氨茶碱的中枢兴奋作用。临床上有些联合用药既可增加疗效（常为相加）又可减少不良反应，如降压药与利尿药（diuretics）合用治疗高血压，既增强降压作用，又减少降压药引起水钠潴留（water-sodium retention）的不良反应；氢氯噻嗪（hydrochlorothiazide）与氨苯喋啶（triamterene）合用既可增加利尿效果，又可防止低血钾（hypokalemic）的不良反应。

3. 延缓耐药性的发生

抗结核病治疗的联合用药是典型的例子。结核菌对单药治疗时易产生耐药性，联合用药则可延缓细菌产生耐药性，所以，临床上常采用异烟肼加链霉素（streptomycin）加 PAS 或利福平加乙胺丁醇（ethambutol）等联合应用。长期应用胍乙啶、长压定（minoxidil）、二氮嗪（diazoxide）或肼屈嗪等降压药可产生水钠潴留，降压作用减弱，此时，加入利尿药伍用，可增强降压药的治疗效果。

（二）药物的相互作用

联合用药对患者可以有益，也可以有害。药物相互作用通常是指两种或两种以上的药物在患者体内相遇而产生的不良影响，可以是药效降低或失效，也可以是毒性增加，而这种不良影响是单独应用一种药物时所没有的。

药物相互作用机制可分为三类。

（1）体外药物相互作用。指药物进入人体前，相互配伍可能引起的理化反应，从而使药效降低或失效。例如，青霉素类与氨基糖苷类抗生素混合配伍，可使氨基糖苷类效价降低或失效等。

（2）药效学相互作用。临床上主要表现为药效降低或毒性增加。例如：使用排钾利尿药，糖皮质激素及二性霉素（amphotercin B）时患者可导致钾丢失，心脏对强心苷更敏感，易引起心律失常（arhythmia）；癫痫（epilepsy）患者用抗癫痫药（anti-epileptic drug）期间，如加用利血平（reserpine），可因利血平降低惊厥阈，使癫痫发作。

（3）药代动力学相互作用。是体内药物相互作用的主要类型，常为临床医师所忽略，而实际上临床上出现的机会最多，最常见。药代动力学相互的结果可表现为血药游离浓度升高，药效及或毒性增加和血药游离浓度下降，药效下降或无效两个方面。

产生上述相互作用结果的因素可概括如表 15-1。

表 15-1 药代动力学相互作用

因素	血药浓度升高	血药浓度下降
吸收	吸收增加	吸收减少
分布	竞争血浆白蛋白的结合	
代谢	肝药酶活性降低（酶抑制剂）	肝药酶活性增加（酶诱导剂）
排泄	减少肾小管排泌增加肾小管重吸收	减少肾小管重吸收

上述各因素中，尤以酶诱导剂及酶抑制剂引起的药物相互作用更值得注意。不少药物均具有酶诱导作用，例如，巴比妥类特别是苯巴比妥、水合氯醛（chloral hydrate）、甲丙氨酯（meprobamate）、苯妥英、扑米酮（primidone）、卡马西平（carbamazepine）、保泰松、尼可刹米（nikethamide）、灰黄霉素（griseofulvin）、利福平和螺内酯（spironolactone，安体舒通）等，药酶诱导的结果可促使一些在肝内生物转化的药物加速代谢失活，使药物的作用减弱或缩短。癫痫病儿童长期服用苯巴比妥或苯妥英而易出现佝偻病（rhachitis）（提高维生素 D 代谢率）；服用皮质激素已控制哮喘发作的患者，加服苯巴妥后，哮喘发作增加（激素代谢增加）以及服用利福平的女患者，可导致用药避孕失败。酶抑制剂则相反地使另一药物的代谢减少，因而作用加强或延长，甚于出现毒性反应。例如，氯霉素可使苯妥英、磺酰脲类（sulfonylurea）降血糖药及双香豆素等代谢减慢，导致药效增加或出现毒性；红霉素（erythromycin）与氨茶碱合用，可使治疗量下氨茶碱出现中毒；西咪替丁因具有较强的药酶抑制作用，可影响华法林（warfarin）等抗凝剂、茶碱、苯妥英、苯巴比妥、卡马西平、普萘洛尔、地西泮、利福平、氯氮卓（clorazepate，CZP）等的代谢，使它们的作用延长，因此，近年已渐被酶抑制作用较弱的雷尼替丁（ranitidine）所取代。

二、用药方案的选择

用药方案包括给药途径、剂量、用药间隔时间及疗程。

（一）常用给药途径的药代动力学特征

1. 口服给药

口服给药药物的吸收速度和生物利用度较注射方法略差，且易受制剂和机体等方面多种因素的影响。但本法便于患者执行，用费较廉，适用于慢性或轻症患者。

2. 肌内及皮下注射

肌内及皮下注射生物利用度比口服好，但略低于血管内给药，用药后要经过一定的吸收时间才能达到较高的血药浓度，其血药浓度受注射部位血流速度、PH 及附加剂的影响较大，但能维持有效血药浓度时间较静脉注射长。

3. 静脉注射

静脉注射能迅速将药物直接输入血循环，生物利用度100%，起效快，起始浓度高，但血药浓度落差较大，多次用药时血药浓度波动大、对治疗范围较窄的药物不宜选用。

4. 静脉滴注

静脉滴注为临床上较常选用的给药方式，它具有生物利用度高（100%）的优点，且可通过控制滴注速率（浓度及滴速）而达到临床用药所需的血药浓度。因为药物血中浓度与滴注速率成正比（单位为 mg/h），在滴注未达稳态浓度前，药物血中浓度 $C = K_0/VK(1-e^{-kt})$，达到稳态时，$C_{SS} = K_0/VK$（K_0 为滴注速率），这表明滴注用药时，其最高血药浓度与总剂量无关，因此，临床上虽然用药剂量相同，但单位时间滴入的药量不同，就可以产生不同的药理效果。临床静脉滴注又分为快速滴注和恒速滴注，各有优缺点，临床上可根据治疗的需要而选用。

（1）静脉快速滴注法。把药物单次剂量溶于较少量溶液中（常用 100 mL），在 0.5～1 h 内滴完。本法优点是：生物利度好，既可避免静脉推注时的血药浓度过高而产生的不良反应，但仍保留一定的冲击峰浓度，适用于抗菌药治疗应用。缺点是每天常需多次给药（2～3 次）。

（2）静脉恒速滴注法。本法是指把全日量药物置于 500～1 000 mL 溶液中，恒速一次滴完。本法优点是生物利用度好，能较长时间维持一定的血药水平，不会因一时性血药浓度而出现不良反应，也不必每天给药多次。缺点是，滴注开始的一段时间内，血药浓度过低，不能迅速发挥疗效，对急性危重患者，必需辅以负荷剂量；此外，滴注时间过长，易导致药物破坏失效等。

（二）选择给药途径的依据

（1）药物的理化性质及药物的剂型。

（2）药物生物利用度稳定性，给药后血或组织的药物浓度能保持治疗范围，不应过高或过低；

（3）疾病疗效与血药浓度关系，如具有后效作用（post antibiotic effect）的抗菌药如氨基糖苷类抗生素及氟喹酮类抗菌药应选用快速滴注法，而哮喘时的氨茶碱维持治疗则需要静脉恒速滴注等。

（4）患者的疾病状态，如急或慢性疾病，病情的轻重等。

（5）价廉、方便、易行。

（三）剂量

一般患者可在常用量下选择剂量，但是，在某些生理和病理情况下（特别肝、肾功能）药物的体内过程（吸收、分布、代谢和消除）发生改变，一些治疗范围较窄，安全度较低的药物。或者一些药物代谢个体差异大的药物，要做到有效而又安全用药，就必须进行剂量个体化（即不同的患者有不同的剂量）（具体计算方法见本书第二、第三章相关内容），有条件的单位应进行治疗药物监测（therapeutic drug monitoring，TDM）。

（黄民）